La Gran Mentira De La Nutrición

Carlos Abehsera

Este libro expresa las opiniones personales del autor y no pretende ser utilizado como tratamiento o remedio de ninguna enfermedad ni condición médica, ni siquiera de manera preventiva. Si sufre o sospecha que puede sufrir cualquier tipo de enfermedad o condición médica, debe visitar a su médico para recibir ayuda especializada y obtener su visto bueno antes de poner en práctica cualquiera de los consejos personales que el autor relata en este libro. Los consejos del autor están basados en su experiencia personal, en su investigación y en lo que ha podido observar en otras personas y los resultados pueden variar en función de los sujetos y de sus circunstancias personales y sociales. Las opiniones vertidas en este libro acerca de los diversos alimentos, medicamentos, empresas, marcas comerciales y en general, cualquier tema, representan únicamente el punto de vista del autor y su opinión personal al respecto de cada uno. Todas las marcas comerciales mencionadas son propiedad de sus respectivos dueños. Los datos aportados acerca de los distintos alimentos que se mencionan en el libro proceden de las webs españolas de los fabricantes de dichos alimentos o directamente del empaquetado de los productos que el autor ha comprado personalmente en supermercados de España. En otros países, estos datos y valores nutricionales pueden variar, así como la lista de ingredientes de cada producto.

La Gran Mentira de la Nutrición

Primera Edición: Septiembre de 2014

ISBN: 978-84-617-1725-5

Depósito Legal: MA 1536-2014

Para mi mujer y mis hijos,

que son silenciosos testigos de las horas que dedico

a escribir en los sitios, situaciones y horarios más insospechados.

Sin su apoyo y comprensión me sería imposible compaginar la escritura

con mi trabajo y mi vida familiar y por tanto no podría leer,

investigar, escribir y publicar mis libros.

CONTENIDO

Estoy tremendamente agradecido a todas las personas que me prestan su ayuda desinteresadamente cada vez que me pongo a trabajar en algún proyecto nuevo. En el caso de este libro, agradezco a mi padre que sea siempre el primero en leer en tiempo record los manuscritos que escribo, en corregirlos y en comentar sus inquietudes conmigo. Estoy igualmente agradecido a Jaime Brugos por sus consejos, charlas y espíritu servicial y a su hijo Roberto, que ha heredado esas virtudes de su padre. Gracias a Eduardo Agudo por sus comentarios sobre la nutrición y el deporte, al doctor Antonio Moreno por su valiosa información acerca de la prevención de la enfermedad cardiovascular, a Antonio Portero por las charlas que tenemos sobre nutrición que siempre me crean nuevas inquietudes, y en general a todas las personas que directa o indirectamente me ayudan, me apoyan y me estimulan para seguir trabajando en este campo.

INTRODUCCIÓN

Cuando en septiembre de 2013 publiqué mi libro *Adelgazar sin Milagros*, lo hice convencido de que ayudaría a muchas personas a adelgazar de manera sana, rápida y permanente. Yo había pasado por un proceso tanto físico como mental que me había permitido perder 35 kilos en 4 meses para recuperar mi salud y tenía muy claro que la experiencia era fácilmente replicable por cualquier persona que tuviese el suficiente interés en perder la grasa acumulada y mejorar notablemente su salud. El libro comenzó a venderse bien desde el principio y las críticas que recibía eran, en su mayoría, bastante buenas. Los lectores, además de publicar comentarios acerca del libro en todo tipo de sitios web comenzaron a mandarme correos electrónicos de agradecimiento por haber cambiado su percepción de la alimentación y haberles ayudado a adelgazar.

Desde su publicación, muchísimas personas han comprado el libro y la gran mayoría ha conseguido perder mucho peso y cambiar sus hábitos alimenticios con excelentes resultados. Tengo que decir antes de nada que estoy tremendamente agradecido por todos los correos electrónicos de reconocimiento que recibo a diario y que me llenan de energía para comenzar nuevos proyectos como este libro. Hace unos meses me preguntaba una periodista, en una entrevista en una cadena de televisión local, si las ventas del libro me reportaban muchos ingresos. Lo cierto es que para ganar mucho dinero hay que vender una cantidad ingente de libros todos los días, y eso es algo que está sólo al alcance de un puñado de personas que cuentan con el respaldo de grandes editoriales. Sin embargo, en mi respuesta le dije lo que pensaba de corazón, y es que la satisfacción que me producía recibir tantas muestras de agradecimiento y conocer de primera mano los casos de tantas personas que han mejorado su vida gracias a mi libro me está haciendo inmensamente rico en el interior.

Como iba diciendo, cuando publiqué el libro tenía el convencimiento de que ayudaría a muchas personas a adelgazar, y por eso creé el blog (www.adelgazarsinmilagros.com/blog), por un lado para que las personas pudieran compartir su experiencia y por otro para que yo pudiese mantener el contacto con los lectores, aclarándoles cualquier aspecto que no les hubiese quedado claro en el libro. Lo que jamás pude imaginar es que el blog tendría la repercusión que está teniendo, con miles de visitas semanales y una cantidad elevadísima de interacciones, ya sea como comentarios a los distintos artículos que allí se publican o como acciones que quedan registradas en las estadísticas de la web tales como enviar artículos por correo electrónico a otras personas, compartir los artículos en las redes sociales, o marcar artículos como favoritos en los perfiles de los lectores.

En esencia, mi libro está sirviendo –además de para ayudar a los lectores a adelgazar- para generarles interés por la nutrición y promover un verdadero cambio de hábitos de consumo que mejore significativamente su salud. Puedo afirmar con orgullo que la cantidad de seguidores que tiene el blog es realmente alta para tratarse de un blog de un libro auto editado del que ninguna editorial ha hecho campaña de publicidad alguna. Esto para mí es muy significativo, dado que la difusión del libro es reducida. El libro está disponible en algunas librerías de España pero sólo porque las propias librerías me han llamado para tenerlo allí, y por supuesto está disponible para comprarlo online tanto en formato papel como electrónico. Sin embargo, soy consciente de que no llego al público masivo que compra libros ocasionalmente en otro tipo de establecimientos muy transitados como grandes superficies, estancos y papelerías, tiendas de aeropuerto y estaciones, etc.

De todos modos, y pese a la reducida capacidad de distribución del libro que tengo, he conseguido que el blog funcione realmente bien, muy por encima de mis expectativas. Y es precisamente de ese blog de donde nace la idea de escribir este libro.

Cuando alguien lee mi libro *Adelgazar sin Milagros* yo no recibo información sobre qué es lo que más le ha gustado y qué es lo que menos ha disfrutado del libro. De hecho, ni siquiera tengo información acerca de las personas que lo compran. Con la excepción hecha de aquellos lectores que en sus comentarios escriben algo al respecto de sus gustos personales, el libro es un medio de información de una sola dirección: yo le ofrezco información a los lectores, pero no recibo a cambio información de ellos. El blog, sin embargo, me proporciona una comunicación bidireccional con los lectores en la que el intercambio de información es permanente. Esto quizás suene un poco al informático que llevo dentro, pero debo decir que esa comunicación bidireccional es la que realmente enriquece el mensaje y hace que prospere.

En este intercambio de información, yo sé qué artículos han gustado más, cuales se han compartido en Facebook, Twitter, Google+, LinkedIn o cualquier otra red social. Conozco la cantidad de visitas que cada artículo recibe y veo cuantos comentarios genera. También puedo saber de dónde proceden esas visitas e incluso en algunos casos, puedo saber lo que las personas estaban buscando en Internet cuando dieron con mi blog. Aunque escribí mi libro pensando en que fuese un producto interesante en España, lo cierto es que la experiencia me ha demostrado que España es sólo la punta del iceberg del mercado hispanohablante y mi libro se vende bien en Estados Unidos, y todo Latinoamérica gracias a la capilaridad que me ofrece Amazon con sus distintos sitios web de distribución de libros y esto me está permitiendo conocer también, de primera mano, las diferencias que existen en la alimentación de las personas en los distintos países. Curiosamente, no son tan grandes como cabría imaginarse por motivos que muy pronto comprenderá.

Pues bien, no me ha hecho falta hacer un master de análisis de datos y estadísticas para darme cuenta, casi de inmediato, que los artículos del blog que más interés suscitan entre todos aquellos que publico semanalmente son precisamente los que atacan los mismísimos cimientos de la nutrición tradicional. Los artículos en los que desmonto los mitos de la nutrición, aquellos en los que hablo específicamente de alimentos que tradicionalmente se han considerado sanos y que ahora sabemos que no lo son tanto, son los que reciben más visitas, los que más comentarios suscitan y los que más veces se comparten con otras personas.

Resulta obvio que existe un interés general de las personas por conocer la verdad acerca de la nutrición y no –como yo mismo pensaba- un único interés por perder peso siguiendo una dieta concreta. Creo sinceramente, y así lo expreso de manera permanente en todo lo que escribo sobre este tema, que la clave para acabar con esta epidemia de obesidad, diabetes y enfermedades degenerativas, que crece sin cesar en prácticamente todos los rincones del mundo, no está en imponer dietas, sino más bien en educar a las personas para que estas sean capaces de confeccionar sus propios planes nutricionales, con unos principios basados en la ciencia y no en las creencias populares, que les ayuden a conseguir sus objetivos, sean estos cuales sean.

Para lograr que una persona sea capaz de elegir qué comer y sobre todo qué comprar, es necesario proporcionarle información veraz acerca de la nutrición, pero desafortunadamente esta no es la información que le llega a diario al grueso de la población. El marketing y la publicidad atacan sin piedad a una población que es esclava de los miedos que le han inculcado, que tiene pánico a las grasas, al colesterol y a morir de un infarto. Una población que sigue creyendo que desayunar un tazón de cereales con leche desnatada es más saludable que desayunar huevos o carnes o que piensa que necesita correr 10 kilómetros diarios para no engordar o, peor aún, convertirse en herbívora para no enfermar.

He mantenido discusiones constructivas con muchas personas acerca de la nutrición en los últimos años. Es precisamente con los profesionales de la salud con los que más me he sorprendido en estas conversaciones. He podido comprobar que médicos de reconocido prestigio en sus respectivas especialidades –algunos incluso realmente jóvenes- tienen unos conceptos absolutamente erróneos acerca de la nutrición. Y aquí es donde reside precisamente el origen del problema. Si los propios médicos, que son los responsables de prescribir hábitos de vida saludable a la población, tienen dificultad para distinguir entre los principios científicos de la nutrición y el marketing impuesto por los fabricantes de alimentos y las grandes farmacéuticas, ¿cómo van a poder educar correctamente a sus pacientes para que estos puedan nutrirse adecuadamente?

Digo que me ha sorprendido que incluso los jóvenes tengan ideas erróneas porque estas creencias tienen habitualmente un origen anticuado y pese a que puedo entender que un médico que lleve diez, veinte o treinta años ejerciendo esté confundido porque se quedó con lo que aprendió en la facultad con respecto a la nutrición, no me entra en la cabeza que un recién licenciado siga creyendo en los mismos principios erróneos que se publicaron a mediados del siglo pasado y que está demostrado en todo tipo de estudios que son erróneos. Pero lo cierto es que siguen estudiando lo que estudiaban sus padres treinta o cuarenta años atrás.

Afortunadamente, el panorama no es tan desolador como pueda parecer. También existe un creciente número de médicos y nutricionistas, tanto jóvenes como no tan jóvenes, que abogan por hacer un borrón y cuenta nueva y desterrar todos los mitos aprendidos durante décadas para, centrándose exclusivamente en los resultados de los estudios científicos rigurosos y recientes, admitir que estamos engañados y manipulados y que debemos educar a la población para que diferencie claramente entre su interés legítimo y el interés de la empresa farmacéutica o el gigante de la alimentación que pone anuncios en televisión.

Este libro lo he escrito precisamente para aportar mi granito de arena en este sentido. Lo que encontrará en estas páginas es una denuncia clara y explícita de las grandes mentiras acerca de la nutrición. Algunas ya las habrá oído antes o incluso las habrá leído de pasada en mi libro *Adelgazar sin Milagros*, y otras serán completamente nuevas para usted, pero estoy convencido que muchas de las cosas que leerá en los próximos capítulos le van a sorprender. Si ya ha leído mi libro o cualquiera de los artículos que he escrito, sabrá que siempre le pido a todo el mundo que desconfíe de todo lo que lee, incluso de lo que yo mismo escribo. Tome lo que le digo, investíguelo por su cuenta, y compruebe que algunos de los pilares de la nutrición humana no son más que montañas de humo creadas con intereses comerciales multimillonarios. Aquí hago mía la célebre frase del filósofo Ortega y Gasset: "Además de enseñar, enseña a dudar de lo que has enseñado".

No quiero terminar esta introducción sin antes aclarar -para quien no lo sepa- que ni soy nutricionista, ni médico, ni nada parecido. Estudié informática y me dedico, sobre todo, al marketing. Todo lo que le voy a contar lo he aprendido leyendo otros libros, revisando artículos científicos, siguiendo blogs de personas que investigan a diario y publican sus conocimientos sin interés comercial alguno. Mi visión de la nutrición es diagonalmente opuesta a la nutrición tradicional. Ni creo en la pirámide nutricional, ni creo que las grasas y el colesterol sean la base del problema de nuestra alimentación, ni creo que las frutas y las verduras sean la panacea que muchos pretenden y, desde luego, no creo que sea necesario pasarse la vida corriendo o montando en bicicleta para no engordar.

Por el contrario y como pronto descubrirá, creo que si aplicamos el sentido común y dejamos de hacer caso a las cosas que nos cuentan en los anuncios de televisión, nuestra salud mejora a un ritmo de vértigo y sostengo que si fuésemos capaces de explicar la realidad llegando al grueso de la población, se originaría una revolución nutricional sin precedentes que ninguna empresa ni gobierno podría parar por más intereses comerciales que hubiese. Si la información termina por llegar al ciudadano de a pie, no habría forma de parar este giro radical en la nutrición que estoy convencido que va a darse en los próximos años, probablemente más pronto que tarde.

Este giro radical en la nutrición del que voy a hablarle en este libro no es algo nuevo ni que haya inventado yo. De hecho, como pronto descubrirá, hay países que ya han abandonado la pirámide nutricional y buscan solucionar las epidemias de obesidad, diabetes y enfermedades degenerativas implantando un sistema nutricional distinto, diametralmente opuesto. Como leerá a continuación, tampoco estoy muy de acuerdo con esto. Como acabo de decir, creo que la clave está en educar y no en imponer. De nada sirve adoctrinar a la población a que coma de un modo u otro si no comprende los motivos ni entiende los beneficios directos de apuntarse a este cambio del que le hablo.

Este libro representa mi humilde intento de explicar, de manera sencilla y fácilmente comprensible por todo el mundo, las grandes mentiras acerca de la nutrición. No voy a bajar al detalle científico de cada pequeño dato que aporte, porque mi interés no es aburrirle ni dormirle, sino explicarle lo que realmente necesita saber para tomar las riendas de su nutrición y, por ende, de su salud. Tampoco voy a abrumarle con decenas de páginas de referencias bibliográficas. Creo que cualquier persona con el suficiente interés puede encontrar los estudios científicos de los que hablo con la misma facilidad que los he encontrado yo. Hoy en día, con el acceso a la información que nos brinda Internet, no comparto que sea necesario rellenar páginas y páginas con referencias bibliográficas.

Carlos Abehsera

Septiembre de 2014

Entonces dijo Dios: Hagamos al hombre a nuestra imagen, conforme a nuestra semejanza; y señoree en los peces del mar, en las aves de los cielos, en las bestias, en toda la tierra, y en todo animal que se arrastra sobre la tierra.

Génesis, 1:26

EL SER HUMANO

Independientemente de que crea en Dios, que profese una religión u otra, que crea que el ser humano proviene de alienígenas que lo depositaron en nuestro planeta o que simplemente apareció en La Tierra merced a un cúmulo de coincidencias, lo que parece a todas luces innegable es que los homínidos poblamos el planeta desde hace unos 2,5 millones de años. Si nos ponemos quisquillosos, nuestra especie originaria, el homo (homínido), existe desde hace unos 200.000 años y la especie concreta a la que pertenecemos, el homo sapiens desde hace unos 50.000 años.

A grandes rasgos, el ser humano es un animal omnívoro que lleva poblando este planeta desde hace unos dos millones y medio de años. En estos dos millones y medio de años, hemos evolucionado y nuestra genética se ha ido adaptando al medio y a las necesidades de la especie. Es difícil conocer con exactitud cuánto tarda nuestra especie en introducir un cambio genético que altere de manera significativa nuestras funciones vitales. La información que hay publicada al respecto difiere de un estudio a otro. De manera general, puedo decir que se sugiere que los cambios severos en el genoma humano tardan en producirse entre 5.000 y 50.000 años, en función de la fuente que uno lea o del estudio concreto que revise.

No faltan los estudios que dicen, por el contrario, que el genoma humano puede cambiar mucho más rápido, pero cuando uno rasca en la superficie se da cuenta que, para llegar a estas conclusiones, los investigadores han analizado animales como ranas o serpientes, que lógicamente tienen un genoma distinto al nuestro, así que cuando leo el típico ejemplo del sapo del Amazonas que ha modificado su secuencia genética para tener unas patas más grandes y poder colonizar tierras vírgenes en muy poco tiempo, pues simplemente le doy la importancia que tiene con respecto a nuestro genoma: ninguna. Además de la importante diferencia de tamaño de un genoma a otro, la cantidad de cromosomas de esta especie es casi la mitad que la nuestra. Y aquí no se trata de tener un genoma más o menos complejo, con más o menos cromosomas o con más o menos pares de genes, sino de ser distinto. De hecho, si lo comparamos con ciertos peces o incluso con algunas especies de amoeba, nuestro genoma es muy, pero que muy simple. No se trata de tener un genoma más o menos complejo o grande, sino de lo que está codificado en él y en el modo de evolucionar de dicho genoma.

Según indican diversos estudios, el genoma humano ha sufrido grandes cambios en los últimos 100.000 años, cambios que afectan a la pigmentación de la piel o a la tolerancia a la lactosa por ejemplo. A donde quiero llegar es que, incluso para los más atrevidos, los cambios en el genoma humano requieren de cientos o tal vez miles de años para producirse.

¿Por qué es esto importante en el campo de la nutrición? Pues porque nuestra alimentación ha cambiado sustancialmente en los últimos 60 o 70 años y no es posible que nuestro cuerpo pueda adaptarse a estos cambios a tanta velocidad, lo que sin duda explica una serie de problemas que sufrimos como especie y que más adelante analizaremos con detalle. Si resumimos la antigüedad del hombre en la tierra, desde nuestros antepasados homínidos hasta hoy, y la concentramos en un día de 24 horas, nos hemos alimentado de un modo concreto durante 23 horas, 59 minutos y 58 segundos y sólo hemos cambiado nuestra alimentación en los últimos 2 segundos. Insignificante, ¿verdad?

El ser humano primitivo era un animal cazador. Así lo ponen de manifiesto las armas que se han encontrado en los restos arqueológicos descubiertos a lo largo del planeta y las pinturas rupestres que aparecen en las cuevas de multitud de lugares. Nuestro cuerpo es un modelo claro de un mamífero depredador. No hace falta que nadie me recuerde que somos una especie omnívora y que también podemos comer plantas, pero nuestra base nutricional histórica, mal que le pese a muchos, son los animales. Esto resulta bastante evidente al comparar como funciona nuestro sistema digestivo y como lo hace, por ejemplo, el de un herbívoro.

El modo en que procesamos los alimentos y los nutrientes que estos contienen es absolutamente distinto al de los herbívoros. Uno de los estudios que se usó hace bastantes años para afirmar que el consumo de huevos elevaba el colesterol se realizó con conejos, eminentes herbívoros con doble ciclo de digestión. En este estudio experimental, se suministró huevo en la alimentación de los conejos de laboratorio y se observó que su nivel de colesterol en sangre subía, algo que llevó a los investigadores a afirmar erróneamente que el consumo de huevos elevaba el colesterol. En los herbívoros, la digestión es distinta a los omnívoros y carnívoros. En concreto, el conejo realiza una doble digestión: primero digiere las plantas que ingiere convirtiendo la celulosa de dichas plantas en una mezcla de bacterias que generan grasas y proteínas que luego excreta... para volver a comérsela y así digerir y asimilar los ácidos grasos y los aminoácidos contenidos en la mezcla lípido-proteica que previamente ha excretado.

El sistema digestivo del ser humano no funciona así. Nosotros no tenemos que predigerir los alimentos, excretarlos y comernos nuestros excrementos para obtener aminoácidos y ácidos grasos. Al contrario, podemos extraerlos directamente de los alimentos que ingerimos, principalmente de la carne y el pescado y sus respectivas grasas. Por ello, entre otras cosas, nuestro organismo ajusta la producción de colesterol al que ingerimos. Si ingerimos más colesterol producimos menos, y si ingerimos menos producimos más. Nuestro organismo es capaz de mantener los niveles de colesterol que necesita usando este sistema de producción bajo demanda, aunque los anuncios de televisión le digan lo contrario. Es así de simple. Lo más probable es que usted no necesite tomar ningún yogur, suplemento o margarina que le baje el colesterol. Ya puede ir desechando la manida frase que utilizan los fabricantes de alimentos para hacerle creer que sus productos le ayudan a regular el nivel de colesterol. Estos productos no regulan nada, sino que inhiben su absorción, que no es lo mismo. De hecho, si toma estos alimentos con asiduidad las consecuencias podrían ser desastrosas como veremos más adelante, algo que el propio fabricante le advierte en la letra pequeña.

Volviendo al conejo usado en el experimento de los huevos, este no puede ajustar su sistema del modo que hacemos los humanos y siempre produce cantidades similares de colesterol porque no espera ingerir nada de colesterol en su ración diaria de vegetales. El resultado obtenido en aquel experimento era lógico, teniendo en cuenta que se trataba de conejos y no de seres humanos. Los conejos empezaron a ingerir colesterol procedente del huevo, circunstancia que su genoma no estaba preparado para manejar, y por lo tanto no dejaron de producir el suyo, de modo que les subió la concentración de colesterol en sangre. Pero esto es algo que –además de no tener que preocuparnos- veremos con más detalle cuando hablemos del colesterol y de las estatinas y los esteroles más adelante. Sin embargo sirvió como base para establecer el mito que reza que no se deben comer demasiados huevos a la semana porque elevan el colesterol y que desde ahora le digo no tiene ninguna base científica sólida, salvo que sea usted un conejo.

Bien, volviendo al origen del ser humano y a cómo funciona nuestro organismo, es de suma importancia conocer someramente el funcionamiento de nuestro cuerpo para entender cómo nos afectan los distintos alimentos que ingerimos. Como le dije al principio del capítulo, el ser humano era históricamente un cazador, un depredador. Tenía que salir a cazar para conseguir nutrientes y el resultado de esta caza era incierto. A veces lograba cazar y otras veces no. Si, como también le he dicho, somos omnívoros, ¿por qué nos empeñábamos en salir a cazar animalitos en lugar de alimentarnos de la primera planta que se pusiese por delante? El motivo es que las plantas nos aportan energía y ciertos micronutrientes, como las vitaminas y los minerales, pero las proteínas y las grasas que necesitamos, a diferencia de los conejos, tenemos que obtenerlas de la fauna del planeta, entre otras cosas porque en nuestra dilatada historia no siempre había plantas disponibles en nuestro entorno, de modo que la caza es precisamente lo que nuestro organismo espera que sigamos haciendo ahora, aunque la practiquemos con una tarjeta de crédito en lugar de con una lanza.

Una vaca, por poner un ejemplo concreto de una especie claramente distinta al conejo que acabamos de ver, también tiene una digestión de varias etapas. En este caso es una digestión de rumiante, pero quiero hablar de ello aunque sólo sea por encima porque a veces, cuando digo que los humanos necesitamos proteína animal para generar músculo con facilidad, algunas personas me ponen el ejemplo de las vacas, que siendo herbívoras generan una importante masa muscular a partir de los carbohidratos sin ingerir proteína animal.

Sin entrar en excesivo detalle para hacerlo fácilmente comprensible para todo el mundo, la vaca es un rumiante que pasa unas ocho horas al día dedicadas a la ingesta de alimentos, que mastica unas 40.000 veces diarias, 10.000 durante la ingesta y 30.000 durante la rumia. En la primera etapa de su digestión, las vacas consumen los alimentos y durante la segunda los rumian, o sea, los regurgitan en condiciones semidigeridas y los vuelven a masticar para deshacerlos y poder asimilarlos. Para ello, disponen de un aparato digestivo poligástrico compuesto por tres preestómagos y un estómago, lo que les permite aprovechar los carbohidratos estructurales (celulosa, hemicelulosa y pectina) presentes en las plantas para formar ácidos grasos volátiles y aminoácidos sintetizados a partir de las materias nitrogenadas ingeridas. Como comprenderá, si recuerda lo aprendido en el colegio, este proceso y la digestión humana se parecen tanto como un huevo a una castaña.

El ser humano, por el contrario, tiene una facilidad pasmosa para convertir los carbohidratos en energía, pero no es capaz de convertir esos carbohidratos en aminoácidos ni en proteínas dado que no puede digerir ciertos carbohidratos estructurales como la celulosa, algo que para los rumiantes es el pan nuestro de cada día o más bien la paja suya de cada día en su caso.

Dicho esto, quiero dejar claro que nuestras necesidades vitales son los aminoácidos presentes en las proteínas y los ácidos grasos presentes en las grasas. Además, existen una serie de aminoácidos necesarios que el organismo no puede producir, los llamados aminoácidos esenciales, y una serie de grasas igualmente necesarias que el organismo tampoco puede producir llamadas ácidos grasos esenciales. Ambos son necesarios para el correcto funcionamiento de nuestro cuerpo y tenemos que ingerirlos en nuestra dieta. Por el contrario, no existe ningún tipo de carbohidrato esencial que estemos obligados a consumir en la dieta para el correcto funcionamiento del organismo. Podemos ingerir carbohidratos, que utilizaremos como energía, o podemos no ingerirlos y producir energía a partir de las proteínas y las grasas, pero no podemos dejar de ingerir los aminoácidos esenciales y los ácidos grasos esenciales sin tener problemas de salud que desemboquen irremediablemente en la muerte prematura.

Para asegurarse un flujo estable de energía, el cuerpo humano desarrolló un ingenioso sistema de utilización y almacenamiento de combustible, algo a lo que nos referimos genéricamente como metabolismo, y que concretamente incluye todos los procesos físico-químicos y reacciones químicas que ocurren en cada célula y en el organismo. El metabolismo se divide en dos procesos, las reacciones catabólicas, que liberan energía y las reacciones anabólicas, que utilizan esta energía.

Por ponerlo de manera sencilla, el cuerpo humano tiene procesos destinados a obtener energía a partir de los alimentos que ingiere. En concreto, existen tres tipos de nutrientes de los que podemos obtener energía, y que se denominan comúnmente macronutrientes, y estos son los carbohidratos, las proteínas y las grasas. Por otro lado, existen otros nutrientes que tienen otras funciones en el cuerpo humano y de los que no podemos obtener energía, pero que son igualmente necesarios para la vida, como las vitaminas y los minerales, y que habitualmente llamamos micronutrientes.

Nuestro antepasado, el cazador depredador de lanza, tenía un consumo predominante de proteínas y grasas obtenidas de la caza y la pesca. También tomaba plantas de manera ocasional pero su sustento principal era la carne y el pescado. Su organismo estaba acostumbrado a la ingesta de proteínas y grasas con un aporte esporádico de vegetales. Por eso, nuestro genoma nos facilita la digestión y aprovechamiento de la proteína animal y tiene más dificultad para beneficiarse, de manera genérica, de la proteína vegetal.

Soy consciente de que para muchos lo que estoy diciendo es prácticamente un pecado, pero es absolutamente cierto. Le pondré un ejemplo cercano para demostrarlo: el gluten. ¿Se ha fijado como proliferan por todos lados los alimentos "libres de gluten"? Aunque hasta hace poco se pensaba que el gluten afectaba únicamente a un grupo de la población que era intolerante al gluten, los llamados celíacos, ahora sabemos que el problema tiene una dimensión mucho mayor, casi universal.

El gluten, por si no lo sabía, es una proteína. De hecho, es más bien un conjunto de proteínas. Y no se trata de cualquier proteína, es una proteína de origen vegetal que está presente, entre otros, en la mayoría de los cereales de secano combinada con el almidón. Se trata de una glicoproteína compuesta por un 90% de proteínas, un 8% de grasas y un 2% de carbohidratos. La mayoría de nosotros tenemos, en mayor o menor medida, sensibilidad al gluten. Sin embargo, por todos lados nos recomiendan que consumamos cereales. ¿Qué le parece a idea de ser sensible como especie a un alimento que nos recomiendan tomar en cantidades industriales? Si, lo ha adivinado, se trata de un interés comercial de proporciones desmesuradas que pronto abordaremos.

Es cierto que también hay personas sensibles o incluso alérgicas a la proteína de la vaca, al huevo, al pescado, al marisco, etc., pero es que con el tema del gluten se trata de una cosa generalizada en la población. Ojo, no estoy diciendo que todos seamos celíacos, sino que la mayoría somos sensibles al gluten o a alguna de las proteínas que lo forman, que es algo bien distinto. En cada vegetal que contiene gluten, este está compuesto por unas proteínas vegetales concretas, y son algunas de esas proteínas las que nos producen sensibilidad. El problema de los celíacos no es sensibilidad, sino intolerancia. Pero volveremos al tema del gluten con más detenimiento más adelante. Por ahora, sigamos viendo cómo funciona el organismo.

Estaba comentando que nuestro organismo es afín a la proteína de origen animal y marino, la carne, los huevos, los lácteos, el pescado y los mariscos básicamente. Pero esto no es fruto de la casualidad sino de la evolución y de nuestra composición. Nuestro cuerpo es capaz de sintetizar una buena parte de los aminoácidos que necesita pero hay nueve aminoácidos, los aminoácidos esenciales, que necesita introducir en el sistema mediante la alimentación. Para nosotros, las proteínas se dividen en dos grupos, las que denominamos completas, que suelen ser de origen animal y contienen todos los aminoácidos esenciales y las que denominamos incompletas, que suelen ser de origen vegetal y a las que les faltan uno o varios de los aminoácidos esenciales. Como somos un animal, la proteína de origen animal es más parecida a la nuestra, por eso la consideramos completa y su valor biológico para los humanos es mayor que el de la proteína vegetal en general.

Pero no quiero concentrarme en este primer capítulo en el tema de las proteínas, que abordaremos próximamente con más detenimiento y sí quiero concluir con algunas pinceladas más la información que creo que es de capital importancia acerca de nuestro cuerpo, que es sin duda la base del conocimiento en el campo de la nutrición.

Antes he dicho que podemos obtener energía de los denominados macronutrientes, que son las proteínas, las grasas y los carbohidratos. Pero, por explicarlo con sencillez, la combustión y almacenamiento de estos combustibles que nuestro organismo puede utilizar es distinto según cada caso.

Voy a explicarlo con una analogía automovilística para que sea sencillo de visualizar. Supongamos que tenemos un coche que puede funcionar con gasolina, gasoil y gas natural. Ese es nuestro cuerpo. Como verá, se trata de un automóvil muy versátil pues nos permite que pongamos cualquier tipo de combustible de los que hay en las gasolineras para que funcione. Ahora bien, el rendimiento del vehículo dependerá del tipo de combustible que le pongamos, y algo parecido ocurre con nuestro organismo.

El ser humano puede almacenar una reserva de combustible. Esto es algo que también heredamos de nuestra época de cazador depredador. Nuestro antepasado alternaba épocas de abundancia alimenticia con épocas de hambruna, cuando la comida escaseaba. Para subsistir, el organismo creó un curioso método de almacenamiento de energía, algo así como el depósito de combustible de su automóvil. Lo que ocurre es que nuestro organismo no puede almacenar los distintos combustibles del mismo modo. En efecto, podemos almacenar una cantidad importante de proteínas, en forma de masa muscular. También podemos almacenar una cantidad tremenda de grasas en el tejido adiposo, los famosos michelines. Sin embargo, no podemos almacenar una cantidad significativa de carbohidratos.

Mientras que podemos almacenar miles y miles de calorías como músculo o grasa, sólo podemos almacenar el equivalente a unas 900 calorías[1] como carbohidrato o, más concretamente, como glucosa en forma de glucógeno muscular y hepático.

Ya le he dicho que las proteínas están formadas por aminoácidos y las grasas por ácidos grasos, pero todavía no hemos hablado de la composición de los carbohidratos, así que veamos por encima su composición. Los carbohidratos son cadenas de glucosa enlazadas. Si ha leído mi libro *Adelgazar sin Milagros* ya sabe que a efectos prácticos los carbohidratos son azúcar, aunque cabe reseñar que los hay de distinto tipo. Al ingerirlos, estos se convierten rápidamente en azúcares monosacáridos como la glucosa y la fructosa en nuestro sistema digestivo. La glucosa es el combustible rápido y universal del cuerpo, que prácticamente todas las células pueden utilizar para obtener energía pero que sin embargo no podemos almacenar con facilidad.

Nuestro organismo trata de mantener un nivel constante de glucosa en la sangre. Esta glucosa en la sangre llega a todas las partes del cuerpo y por eso las células pueden obtener energía a partir de ella. Ahora bien, un exceso de glucosa en sangre o una falta de glucosa en sangre acarrean malas consecuencias para el sistema. Estoy hablando de las famosas hipoglucemias (o bajadas de azúcar) e hiperglucemias (subidas de azúcar). Para mantener estable esos niveles de azúcar estables en la sangre, el cuerpo humano utiliza principalmente dos hormonas que produce, la insulina y el glucagón.

Lo que hace nuestro organismo es asegurar suficientes reservas de combustible para que siempre haya glucosa en la sangre en su cantidad justa y por tanto garantizar nuestra supervivencia. Sin embargo, no somos capaces de almacenar cantidades significativas de glucosa así que, cuando se produce un exceso, el organismo la convierte en grasa y la almacena de este modo. Luego, cuando hay un déficit energético, o sea, cuando no hay suficiente glucosa en la sangre para suministrar energía a todas las células, esta grasa se libera al torrente sanguíneo y posteriormente una parte de la grasa se convierte de

---

[1] Nota del Autor: Aunque en el transcurso del libro hablo continuamente de calorías, me estoy refiriendo a la medida apropiada de energía, las kilocalorías, que verá en todas partes abreviadas como “kcal”.

nuevo en glucosa para proporcionar de nuevo energía. Otra parte se usa directamente como grasa para producir energía en ciertos tejidos y una tercera parte se convierte en otras sustancias que también sirven como combustible para producir energía a muchas células del organismo, entre ellas el corazón y el cerebro, y que se llaman cuerpos cetónicos.

Esto ha sido así desde los orígenes de nuestra especie y es un sistema bastante avanzado que nos ha permitido subsistir y desarrollarnos en este planeta. Nuestro antepasado comía todo lo que podía cuando podía, o sea, cuando conseguía cazar o cuando encontraba plantas comestibles. El exceso de alimentos que ingería lo convertía en grasa y músculo, que luego utilizaba como sustento energético en los momentos en que no disponía de alimentos.

¿Qué ha ocurrido con ese sistema para que nuestra especie sufra una epidemia tan tremenda de enfermedades relacionadas con la nutrición, como la obesidad, la diabetes y muchas de las enfermedades degenerativas? Pues básicamente que hemos cambiado nuestra alimentación más rápidamente de lo que nuestro organismo es capaz de ajustarse a las nuevas condiciones y, por lo tanto, sufrimos una serie de problemas que por otro lado y en su mayoría, son fácilmente solucionables si se aplican las medidas correctivas adecuadas a través de la nutrición. Desgraciadamente, lo que ocurre es que la mayoría de las personas buscan la solución a sus problemas de salud en una pastilla mágica que les permita seguir haciendo lo que están haciendo mal.

La Gran Mentira de la Nutrición que denuncio en este libro es precisamente esa, que a sabiendas de que podemos mejorar nuestra salud significativamente cambiando nuestra alimentación, seguimos comiendo de la misma manera equivocada que más adelante abordaremos y comprando remedios milagrosos en forma de pastillas que nos permiten, al menos en teoría, seguir comiendo mal. De este modo, los diabéticos tipo II prefieren comer del mismo modo que les ha llevado en muchos casos a padecer esa diabetes y tomarse una pastilla o incluso inyectarse insulina a diario antes que aprender a comer de un modo distinto que les permita abandonar la pastilla o las inyecciones.

La mayoría de los alimentos que ingerimos se convierten en glucosa por nuestro sistema digestivo. Los alimentos que ingería nuestro antepasado también. ¿Cuál es la principal diferencia entonces? Para hacer la historia corta, la diferencia radica en la velocidad en que se convierte un alimento en glucosa, algo que conocemos como el índice glucémico de los alimentos. A mayor índice glucémico, más velocidad de conversión en glucosa. La glucosa tiene un índice glucémico de 100, o sea, no hace falta convertirla en nada cuando la ingerimos. Técnicamente ese es el máximo, aunque sorprendentemente hay alimentos con índice glucémico superior a 100. En el extremo opuesto de la balanza tenemos algunos ácidos grasos de cadena media que no se convierten en glucosa y se metabolizan en energía directamente y por tanto tienen un índice glucémico de 0. En el medio se encuentran todos los demás alimentos que usamos en nuestra dieta.

Nuestro antepasado consumía alimentos que tenían un índice glucémico entre 5 y 40. Nosotros consumimos mayoritariamente alimentos con un índice glucémico entre 50 y 100. O sea, mientras que nuestro antepasado comía alimentos que tardaban en convertirse en glucosa y le aportaban dosis de energía constante, cuyos ligeros excesos convertía en músculo y eventualmente en algo de grasa, nosotros como sociedad comemos alimentos que se convierten en glucosa de inmediato, generando picos constantes de glucosa en sangre y por lo tanto convirtiendo todos los excesos en grasa a un ritmo de vértigo, sin generar apenas masa muscular y sobrecargando todo el sistema.

No quiero acabar este capítulo sin comentar un tema que es foco de continua controversia en el mundo de la nutrición. No cabe duda que nuestros antepasados se pasaban horas subidos a sus bicicletas, a sus cintas de correr, practicando step, spinning, aerobic, crossfit y natación, ¿verdad? ¡Claro que no! De hecho, si lo comparamos con la mayoría de animales que comía, el hombre es más lento en carrera que la mayoría de ellos y bastante menos ágil. La forma de caza y pesca de nuestros antepasados no incluía carreras de cuarenta o más minutos persiguiendo gacelas, no requería luchar en el agua durante media hora con un cocodrilo y desde luego no requería hacerse una maratón cada fin de semana en una ciudad distinta.

Yo estoy en contra del sedentarismo y practico deporte a diario siempre que puedo, pero desde luego tengo claro que la culpa de nuestros problemas de salud reside en la nutrición y el sobrepeso que acumulamos, y esto se combate con la alimentación y no con el deporte. Para mí, el deporte cumple otros papeles de igual importancia en la vida, pero no es la solución al sobrepeso, ni a la diabetes, ni al Alzheimer, ni a nada parecido. La nutrición, por el contrario, sí lo es.

Nuestros antepasados realizaban un ejercicio intenso y concentrado. Acechaban sus presas y, en arranques por sorpresa explosivos de muy corta duración, les daban caza. Ese es el deporte que nuestro organismo agradece más porque es el que nos ha hecho progresar. Ese es el deporte que genera masa muscular y que nos permite tener un corazón sano. Y desde luego ese es el tipo de deporte que debemos seguir practicando, sobre todo si nuestra vida es sedentaria.

Por último, una de las controversias continuadas de la nutrición por parte de los defensores del consumo masivo de carbohidratos y que propone la nutrición tradicional contemporánea, reside en que la agricultura tiene unos 10.000 años de antigüedad y se cree que los egipcios hace 7.000 años ya consumían carbohidratos refinados como los contenidos en el pan.

Esto es un disparate porque no hay prueba alguna de que los egipcios refinasen la harina –o el azúcar- del modo que lo hacemos nosotros, eliminando la cáscara y facilitando la asimilación inmediata del carbohidrato, pero en cualquier caso, hay un motivo de peso para incluso si esto fuese cierto, despreciarlo. Si antes le resumí nuestra evolución en un día de 24 horas para mostrarle que hemos cambiado nuestra alimentación en los últimos 2 segundos, en el caso de la agricultura y suponiendo generosamente esos 10.000 años de antigüedad, pues el ser humano introdujo la agricultura hace menos de 6 minutos. O sea, 23 horas y 54 minutos comiendo animales y plantas silvestres y 6 minutos comiendo a base de vegetales producidos masivamente mediante la agricultura. Juzgue usted, en términos de evolución biológica, la importancia de la agricultura para el ser humano.

Sin embargo, debo admitir que es el propio desarrollo de la agricultura el que ha propiciado el crecimiento de las grandes civilizaciones. No es comprensible un Egipto, una Roma o una China sin el desarrollo de la agricultura y en especial de los cereales. Pero una cosa es el desarrollo económico y social de una población –que no es de lo que hablo en este libro ni pongo en duda- y otra muy distinta su desarrollo biológico y evolutivo, que es lo que me preocupa. El hecho de que seamos más no implica que seamos mejores.

Como es lógico, alimentar a una población a base de cereales es infinitamente más barato que hacerlo a base de proteínas y grasas, especialmente si estas son de origen animal. ¿Sería económicamente sostenible el masivo crecimiento de la población de China o Indú sin la base de carbohidratos que proporcionan los cereales? Probablemente no. Ahora bien, la calidad y esperanza de vida está ligada directamente al tipo de alimentación que siguen, a su nutrición. En concreto, en China, con esa gran base de carbohidratos que tiene su alimentación, la esperanza de vida es casi 10 años menor que en Japón, donde en la dieta han crecido enormemente las proteínas en detrimento de los carbohidratos, algo que por cierto, ha hecho que la altura media de su población crezca significativamente en los últimos 10 años. En India, la esperanza de vida también es corta, y además la tasa de muertes por enfermedad cardiovascular, como pronto analizaremos, es realmente alta.

Para resumir este capítulo, quiero recordarle algunos conceptos fundamentales cuya comprensión será crucial a lo largo del libro:

- El ser humano es un omnívoro que utiliza los animales y las plantas para obtener nutrientes y energía.
- Los nutrientes que consume el ser humano se clasifican en Macronutrientes y Micronutrientes.
- Los Macronutrientes son las proteínas, las grasas y los hidratos de carbono, y todos ellos proporcionan energía.
- Los Micronutrientes como las vitaminas y los minerales son necesarios para el organismo pero no proporcionan energía.
- Las proteínas están formadas por aminoácidos.
- El cuerpo humano necesita unos 20 aminoácidos distintos. 9 de estos aminoácidos no los puede sintetizar, así que necesita obtenerlos de la alimentación que recibe. Esos nueve aminoácidos se llaman aminoácidos esenciales.
- La mayoría de la proteína animal contiene los 9 aminoácidos esenciales que necesitamos y se denomina proteína completa. La mayoría de la proteína vegetal no los contiene y se denomina proteína incompleta.
- Las grasas se componen de ácidos grasos. Muchos de los ácidos grasos los puede sintetizar el cuerpo humano. Otros necesita ingerirlos con los alimentos. Estos ácidos grasos que necesita ingerir se llaman ácidos grasos esenciales.
- Para una correcta nutrición, es necesario ingerir los tres tipos habituales de grasa natural: saturada, mono insaturada y poli insaturada.

- Si midiésemos la evolución del ser humano en un lapso de 24 horas, habríamos introducido la agricultura hace seis minutos y habríamos cambiado severamente nuestra alimentación hace menos de 2 segundos.

Creo que con este breve resumen tenemos la base suficiente para afrontar el resto de capítulos dedicados a desvelar las grandes mentiras de la nutrición. No pretendo ser políticamente correcto ni contentar a nadie con lo que voy a contarle, así que no se asombre si en los próximos capítulos le cuento cosas contrarias a las que ha aprendido en el colegio o en la facultad. Que alguien le haya contado algo distinto antes que yo no tiene porqué significar que estuviese en lo cierto. Como pronto verá, existen intereses importantes que han manejado nuestra nutrición en los últimos 60 o 70 años y que están detrás de esta desinformación.

Basta con leer un puñado de libros especializados, revisar datos de salud pública, estudios publicados en revistas científicas en los que no intervengan empresas farmacéuticas ni de alimentación, y usar un poco de sentido común para desvelar estas grandes mentiras que a continuación le voy a explicar. Estoy convencido que si las lee con objetividad, borrando los prejuicios de su mente y olvidando, aunque sea de manera momentánea, lo que ha aprendido hasta ahora acerca de la nutrición, cuando acabe este libro verá su dieta, los alimentos y su lista de la compra de manera radicalmente distinta a como la ve ahora, especialmente si tiene niños a los que alimentar. Y si alcanza ese nivel de clarividencia, que es la meta que me pongo con este libro, notará como su salud mejora, incluso si ya piensa que su salud es buena. Como sabe, lo bueno es enemigo de lo mejor.

Tomad un buen desayuno, puesto que hoy cenaremos en el Hades

Leónidas I, rey de Esparta, 480 a.C.

LA GRAN MENTIRA DEL DESAYUNO

¿Cuántas veces habrá escuchado en su vida que el desayuno es la comida más importante del día? Probablemente también conozca el dicho que reza "desayuna como un rey, come como un príncipe y cena como un mendigo". Pues bien, ya le anticipo que ambas afirmaciones son mitos con bastante poca base científica. Vamos a empezar por desmontar estos mitos explicando, aunque sea por encima, como funciona nuestro cuerpo.

Los trillones de células que forman nuestro cuerpo se encuentran en constante proceso de degeneración y regeneración. Se trata de un proceso constante que ocurre durante las 24 horas del día. Debe saber que la mayoría de su cuerpo se regenera íntegramente en aproximadamente 6 meses. Estas células que forman su cuerpo están a su vez formadas por aminoácidos y ácidos grasos, los componentes de las proteínas y las grasas respectivamente. Para despejar cualquier tipo de duda que pueda tener: nuestras células no están formadas por carbohidratos. Ni una sola de esos trillones de células está formada por carbohidratos. Somos, en esencia, además de agua, proteína y grasa.

Pues bien, para que estas células compuestas de aminoácidos y ácidos grasos puedan regenerarse adecuadamente, ¿qué macronutrientes cree usted que serán necesarios? En efecto, para regenerar células compuestas de proteína y grasa necesitamos las proteínas y las grasas que las forman. En concreto, las proteínas son el nutriente plástico por excelencia del organismo, el que permite construir diversas estructuras y las grasas son, por decirlo de un modo sencillo, lo que permite las uniones de esos materiales aportando, entre otras cosas, elasticidad a los tejidos. Lógicamente, nuestra estructura es infinitamente más compleja que lo que le acabo de explicar, pero pretendo que entienda el concepto, no que acabe con una diplomatura de anatomía.

Otro tema absolutamente distinto es el de la energía que nuestras células necesitan para funcionar. Como hemos visto en el capítulo anterior, el organismo humano puede obtener energía de los tres llamados macronutrientes, que le recuerdo, a riesgo de parecer pesado, que son las proteínas, las grasas y los carbohidratos. Sin embargo, como acabamos de ver, nuestro organismo solo puede regenerarse a partir de los dos primeros, las proteínas y las grasas, que son los macronutrientes que contienen los elementos necesarios para llevar a cabo esa regeneración.

Se supone –o al menos así se lo han hecho creer durante mucho tiempo- que el desayuno es la comida más importante del día porque es necesario recargar mucha energía para empezar el día. Por eso, siempre nos han recomendado desayunos hipercalóricos llenos de carbohidratos, muchos de ellos carbohidratos sencillos de rápida asimilación, o sea, con un índice glucémico alto, que se conviertan en energía de manera inmediata. El famoso concepto de recargar las pilas al levantarse que verá que muchos fabricantes de alimentos utilizan en su publicidad.

El desayuno tipo de muchos nutricionistas es un vaso de leche desnatada, acompañado por cereales de desayuno o por pan, y amenizado con su infusión favorita y un gran zumo de naranja. Este desayuno, nutricionalmente hablando, es un disparate. Tenemos por un lado leche desnatada, o sea, baja en grasas y rica en carbohidratos. Luego tenemos cereales de desayuno, que son puro azúcar, o bien una pieza de pan, que es harina refinada y se convierte en azúcar en cuanto llega al estómago. Para regar esta importante cantidad de azúcar, le añadimos un gran zumo de naranja, que es básicamente agua con más azúcar.

Antes de que me crucifique por lo que acabo de escribir, déjeme que se lo explique con rigor. Un zumo de naranja medio tiene aproximadamente la misma cantidad de azúcar que un refresco de cola, o sea, entre 10 y 13 gramos de azúcar por cada 100 ml de producto. Una lata de su refresco de cola favorito contiene entre 36 y 39 gramos de azúcar. Un gran vaso de zumo de naranja de 330 ml también contiene aproximadamente la misma cantidad de azúcar. Si no me cree, sólo tiene que comprobarlo en la etiqueta de su marca de zumo y refresco favorita. Si su zumo es natural en lugar de embotellado, no se crea que contiene mucho menos azúcar, ni que este azúcar es muy distinta al del refresco, como pronto le demostraré.

Si lo que toma es zumo natural, recién exprimido, pues entonces además del azúcar, ese gran vaso de zumo llevará también algunos micronutrientes, pero esto dependerá de la procedencia de la naranja, de su forma de siembra y cosecha y del tiempo transcurrido desde su recolección a su ingesta. De hecho, si comprueba la etiqueta de cualquier zumo envasado verá que le tienen que añadir vitamina C porque la naranja, días después de su recolección, prácticamente no contiene ya cantidades significativas de vitamina C. De hecho, le sorprenderá saber que la naranja no es ni mucho menos el alimento que más vitamina C contiene. La fresa, el caqui, las coles de Bruselas, la grosella, el brécol, el kiwi, el perejil o el pimiento rojo, por mencionar algunos, tienen mayores concentraciones de vitamina C que la naranja. La guayaba contiene 300mg de Vitamina C por cada 100 gramos de fruto, seis veces más que la naranja, así que si decide tomar un zumo de fruta para ingerir vitamina C por la mañana, le iría mejor con un zumo de guayaba, pues con menor cantidad de fruta (y por ende de azúcar) conseguiría un mayor aporte de vitamina C.

Si necesitásemos una buena inyección de energía por las mañanas, este desayuno que hemos comentado, aunque poco nutritivo, sería un buen comienzo, pero lo cierto es que por las mañanas no necesitamos nada de energía porque durante la noche hemos recargado nuestras reservas. Si, como lo oye. Piénselo y verá como no es un disparate. ¿De verdad cree que el ser humano, después de 8 horas descansando no tiene energía acumulada de sobra? ¿Y para qué cree que descansamos entonces?

Como recordará, en el primer capítulo le dije que el cuerpo humano tiene dificultad para almacenar glucosa. Sin embargo, sí podemos almacenar algo de energía en forma de glucosa como glucógeno muscular y glucógeno hepático. En total, podemos almacenar de media unas 900 calorías. Las personas con mayor masa muscular pueden almacenar más y las personas con menor masa muscular pueden almacenar menos, pero la media viene a ser de unas 900 calorías.

Pues bien, durante la noche, como estamos en ayunas, una de las cosas que hace nuestro cuerpo es recargar esas reservas de glucosa. Para ello, utiliza las grasas que tenemos acumuladas, convirtiendo una parte de ellas en glucógeno y depositándolo en el lugar adecuado, ya sea en el hígado o en la masa muscular. De ahí que las personas con mayor masa muscular puedan almacenar más glucosa en forma de glucógeno muscular. De este modo, cuando nos levantamos tenemos nuestras reservas de energía inmediata en los músculos y el hígado intactas y llenas. ¿Necesita una prueba de que lo que le estoy diciendo es cierto? Piense en esto. Cuando se levanta en ayunas y se hace una analítica de sangre, ¿su nivel de glucosa en sangre es menor? No, salvo que tenga un problema de salud, es el mismo, se mantiene estable, porque al dormir ha seguido produciendo glucosa pese a que no estaba ingiriendo alimentos y su cuerpo ha seguido necesitando energía para mantenerse vivo.

¿Para qué necesitamos desayunar entonces? La respuesta no está en la energía, sino en los nutrientes.

La noche supone, en la mayoría de las personas, un ayuno de entre 7 y 10 horas de duración. Durante este ayuno, el organismo utiliza los aminoácidos y los ácidos grasos circulantes en sangre para diversos procesos regenerativos y, como es lógico, llega a agotar sus existencias. Por eso, desde un punto de vista estrictamente nutricional, el desayuno es importante porque hay que volver a aportar esas grasas y esas proteínas que nuestro cuerpo necesita. Es más, resulta de vital importancia ingerir todos los aminoácidos esenciales y todos los ácidos grasos esenciales para que todo tipo de procesos que se han podido interrumpir por su falta continúen.

En el ejemplo de desayuno que hemos visto al principio del capítulo, la única grasa que aportamos puede venir de la mantequilla o el aceite que usemos si es que desayunamos pan, porque si desayunamos cereales, entonces el aporte de grasas a nuestro desayuno es nulo. Eso no hace falta que se lo demuestre yo, porque ya se encargan de recordárselo los fabricantes de cereales en cada anuncio que hacen diciendo que son bajos en grasas y recomendándoles estúpidamente que los ingiera con leche desnatada. Resulta asombroso comprobar como le dicen descaradamente algo realmente negativo acerca del producto que producen y venden –en este caso que no contiene la grasa que su organismo necesita al despertarse- y sin embargo nos hacen creer que esta característica nutricional es algo bueno para nosotros que de alguna forma misteriosa beneficiará nuestra salud.

En cuanto a la proteína, la única fuente de proteína útil para nosotros en ese desayuno que hemos visto es la de la leche desnatada, que tampoco es mucha. Para colmo, muchas personas utilizan leches vegetales, cuya proteína es de muy bajo valor biológico, por lo que tampoco son suficientes para cubrir las necesidades de nuestro organismo al no tratarse de proteínas completas, como vimos al principio o que, incluso llegando a ser completas, tienen concentraciones muy bajas de ciertos aminoácidos esenciales.

Este verano charlaba sobre este tema con un matrimonio británico que nos visitaba en casa y, después de escuchar estas explicaciones, me decían con cierta sorna que, tras haber conseguido convencerles de que cambiasen su dieta ancestral, al final resulta que ellos tenían razón al realizar su desayuno tradicional a base de huevos y bacon, por el que tanto hemos criticado a las sociedades anglosajonas, imponiéndoles la idea de comer productos desnatados, cereales y y zumos de frutas.

La realidad es que un desayuno a base de huevos y bacon –o de cualquier otro alimento rico en proteínas completas y grasas de calidad- es infinitamente más nutritivo que un desayuno a base de cereales de desayuno o incluso de pan. ¿Qué le parece este tema hasta ahora? ¿Está meditando abandonar los cereales o el pan en el desayuno? Bueno, si todavía no le he convencido seguramente lo haré a lo largo del libro y, cuando realice este cambio en su alimentación, notará los efectos casi de inmediato. Deme un poco de tiempo y unas cuantas páginas más y verá que la evidencia científica es poderosa en este sentido.

De modo que hasta ahora hemos establecido que por la mañana, al levantarnos después de un ayuno prolongado, lo que necesitamos no es una gran cantidad de energía, que ya tenemos acumulada, sino un aporte completo de proteínas y grasas. Pero, ¿qué ocurre durante el resto del día? ¿Necesitamos realmente comer menos conforme el día avanza conforme rezan los dichos populares? Rotundamente no.

El aporte de energía que hagamos irá dependiendo del desgaste físico que vayamos teniendo. Por ejemplo, yo suelo ir al gimnasio al mediodía, justo después de comer. Es precisamente en esa comida en la que me permito ingerir mayores cantidades de macronutrientes porque sé que media hora después de comer voy a estar quemando mucha energía en lugar de estar sentado delante de mi ordenador, donde paso muchísimas horas a lo largo del día en otros momentos. De modo que en mi caso, la comida que más energía me aporta es la que hago antes de ir al gimnasio. Pero si en su rutina diaria no existe ese gasto energético fuera de lo común, lo lógico sería que todas y cada una de las comidas lleven las mismas cantidades de macronutrientes, o sea, de energía y nutrientes. Este es un concepto que explico con mayor detalle en mi libro *Adelgazar sin Milagros* y que aprendí de Jaime Brugos al estudiar y poner en práctica La Isodieta, pero que le explicaré brevemente aquí.

El motivo de hacer comidas repartidas a lo largo del día que aporten las mismas cantidades de nutrientes es bastante razonable: las necesidades de nutrientes que tienen sus células son las mismas a las doce de la mañana que a las diez de la noche. Ojo, no hablo de energía, sino de nutrientes. Por lo tanto, lo lógico es aportar precisamente la cantidad exacta de nutrientes que nuestro organismo necesita en cada momento. Ahora bien, la segunda pregunta que cabe hacerse es ¿Cuántas comidas debo hacer al día? La respuesta a esta pregunta es muy sencilla si miramos a la ciencia en busca de respuesta.

Si hemos establecido que los trillones de células que componen su cuerpo están en continuo proceso de degeneración y regeneración, ¿en qué momento del día necesitarán el aporte de aminoácidos y ácidos grasos para poder regenerarse adecuadamente? Pues básicamente, durante todo el día y, si me apura, incluso con más importancia durante la noche.

Ahora sabemos que el organismo utiliza ciertas fases del sueño REM[2] para regenerar tejidos complejos, como las neuronas. En efecto, hasta hace muy poco se pensaba que las neuronas no se podían regenerar. Sin embargo, se ha demostrado que las neuronas se pueden regenerar durante el sueño REM siempre y cuando existan los nutrientes apropiados en la sangre que, si se lo está preguntando, son principalmente las grasas y las proteínas, o más concretamente sus ácidos grasos y sus aminoácidos.

Dicho esto, no hace falta ser demasiado perspicaz para entender que necesitamos un flujo constante de nutrientes en nuestra sangre para retrasar el envejecimiento y prevenir ciertas enfermedades degenerativas propiciando una correcta regeneración celular. Ahora bien, la siguiente pregunta que hay que hacerse es ¿cuánto tiempo podemos conservar los nutrientes circulando en la sangre desde que los ingerimos o sintetizamos?

La respuesta, en la mayoría de los casos, es que somos capaces de mantener un buen flujo de nutrientes en la sangre durante unas tres horas después de la ingesta. Pasadas esas tres horas, una gran parte de los nutrientes esenciales que necesitamos ya no estarán disponibles en el plasma sanguíneo. Si pasamos ocho horas al día durmiendo y 16 horas despiertos, y hacemos tres comidas diarias que suponemos estén divididas entre esas horas de vigilia, ¿cada cuánto tiempo comemos? Pues la mayoría de las personas ingiere alimentos cada 5-6 horas aproximadamente, o sea, que su sangre puede carecer durante 2-3 horas, tres o cuatro veces al día, de los nutrientes esenciales que sus células necesitan para regenerarse adecuadamente.

---

[2] El sueño REM (Rapid Eye Movement) o MOR en castellano (Movimientos Oculares Rápidos) es una fase del sueño profundo que el organismo utiliza para realizar diversas funciones de interés.

Si se para un momento a meditar sobre esto comprenderá porqué los bebés tienen que comer cada 3 horas aproximadamente. Si no lo hacen, además de poder llegar a estar desnutridos con mucha facilidad, nos deleitarán con un auténtico concierto de llantos reclamando su comida, o sea, los nutrientes y la energía que su cuerpo necesita para seguir creciendo y desarrollándose, incluso de noche. Sin embargo, por algún motivo que escapa a mi comprensión y desde luego a cualquier razonamiento científico, los adultos nos empeñamos en ir paulatinamente estirando esas tres horas, tratando de hacer que pase cada vez más tiempo entre las comidas. ¿Por qué hacemos esto? Yo diría que básicamente por comodidad. Sin embargo, no hay ningún razonamiento científico para modificar el modo de alimentarse que el ser humano tiene codificado en su ADN. Una vez más, ¿Cuánto tiempo llevamos haciendo esto en nuestros 2'5 millones de años de evolución? Yo creo que más bien poco, o ¿acaso debemos suponer que nuestros antepasados no comían cuando tenían hambre si tenían comida disponible porque todavía no era la hora de comer o la de cenar viendo el telediario?

Una vez que abandonan la lactancia, ofrecemos a nuestros niños el desayuno, la comida, la merienda y la cena, o sea, cuatro comidas, y conforme van creciendo la mayoría de ellos reduce sus ingestas a tres diarias, el desayuno, la comida y la cena. Esto es si tenemos suerte y seguimos una dieta medianamente ordenada, porque otras personas, como hacía yo cuando pesaba 113 Kg hace unos años, comen una o dos veces al día pensando que así lograrán no engordar tanto.

Como comprenderá, si nuestro cuerpo necesita constantemente nutrientes circulando en la sangre y algunos de esos nutrientes, los llamados aminoácidos esenciales y las grasas esenciales, sólo podemos obtenerlos a partir de la alimentación, le hacemos un flaco favor a nuestra salud si cambiamos la forma en que comemos y estos es, precisamente, lo primero que le enseñamos erróneamente a un niño. Antes incluso de enseñarle a andar, a hablar o a ir al servicio, ya le estamos enseñando a un niño que debe pasar más tiempo entre cada comida. ¿Por qué? Insisto, yo creo que por nuestra propia comodidad. Después de todo, ¿quién quiere estar preparando biberones o dando el pecho cada dos horas y media o tres horas?

Ya que hablamos de preparar biberones y dar el pecho, ¿se ha preguntado alguna vez cuanta grasa hay en la leche materna? Quiero decir, si nos empeñamos en tomar leche desnatada será por algún tipo de condicionamiento científico, ¿no? Pues en realidad no. Yo sí me preocupé de entender la composición de la leche materna, y la cantidad de grasa que este alimento natural del ser humano contiene es posible que le parezca chocante. La leche materna humana cambia durante los primeros 15 días de vida del bebé, pero su composición se mantiene más o menos estable después de esos primeros quince días. Podemos afirmar que más de un tercio en peso de los componentes nutritivos de la leche materna, que corresponden a la mitad del aporte energético son grasas, de las cuales, aproximadamente la mitad son grasas saturadas. Esas mismas grasas que muchos médicos, nutricionistas y, sobre todo, los fabricantes de alimentos insisten en que son malísimas para su salud. ¿Cómo es que no hacemos nada contra esos millones de madres asesinas que alimentan a sus bebés con grasas saturadas que tratan deliberadamente que sus bebés mueran de un infarto producido por la ingesta continuada de grasa saturada? Interesante, ¿no le parece? La naturaleza nos dice una cosa y, sin embargo, nosotros le hacemos más caso a los fabricantes de alimentos que a la propia naturaleza. Admita que somos bastante borregos en este sentido.

Nuestro organismo, o más concretamente el de las mujeres, produce una leche creada específicamente para garantizar la supervivencia y el crecimiento de los recién nacidos y, al contrario que hacen los fabricantes de alimentos que inundan los supermercados con sus productos light, la llena de grasas, concretamente de grasas saturadas, y le incluye un gran aporte de colesterol. ¿No será que en realidad las grasas y el colesterol son necesarios para la vida y el desarrollo del ser humano? Por supuesto que lo son, y lo veremos con detalle más adelante, pero me pareció interesante adelantarle esta información ahora que hablamos sobre la forma en que desayunamos y comemos en general. De hecho, como veremos más adelante también, la grasa juega un papel crucial en la sensación de saciedad que el organismo necesita para saber cuándo debe dejar de comer, y al eliminarla de nuestra dieta modificamos esa sensación.

De modo que la naturaleza nos diseñó para alimentarnos de grasa saturada y nosotros reducimos incesantemente el consumo de grasa, especialmente de grasa saturada, y por alguna extraña razón pensamos que esto nos va a generar algún beneficio para nuestra salud. Curioso cómo piensa el ser humano, ¿verdad? En realidad creo que el problema es que a veces no pensamos. Simplemente damos por bueno lo que vemos en la televisión. Si un señor con muy buena pinta aparece en la televisión y nos dice que los productos que representa son muy buenos para nuestra salud porque no contienen grasa saturada, pues simplemente lo creemos y tratamos de evitar la grasa saturada, especialmente si al actor de turno le ponen una bata blanca lo graban en un decorado que emula un hospital o un laboratorio. Volveremos sobre esto con más detalle en el próximo capítulo.

Sigamos ahora con el tema de la importancia que tiene el desayuno en nuestra dieta. Ya hemos establecido que las necesidades energéticas al levantarnos por la mañana son más bien reducidas mientras que las necesidades nutritivas son importantes. Por eso debemos hacer un desayuno rico en nutrientes de calidad, compuesto por proteínas y grasas completas, que nos permitan obtener los aminoácidos y ácidos grasos esenciales que nuestro organismo necesita, justo lo contrario de lo que desayunamos habitualmente.

También hemos establecido que, dado que la regeneración celular se produce de manera constante en nuestro organismo a lo largo del día –y de la noche-, necesitamos aportar periódicamente estas proteínas y grasas de calidad a nuestra dieta con cierta regularidad, concretamente cada tres horas aproximadamente. También hemos visto que si alguna comida necesita ser especialmente energética esa será la que preceda a la actividad física y no, como muchas personas piensan, la que la sucede. En efecto, después de la actividad física lo que necesitamos no es un aporte extraordinario de energía, sino de nutrientes, que nuestro organismo utilizará para reparar todo el tejido conjuntivo que hayamos dañado durante la práctica deportiva, incluyendo músculos, tendones, huesos, articulaciones, y otras partes del cuerpo que se ven afectadas con la práctica deportiva especialmente si esta se ha realizado con cierta intensidad y concentración. O sea, para aclararlo definitivamente, energía antes del ejercicio físico y nutrientes después y no al contrario como le indicarán en algunos gimnasios de manera errónea.

Por último, hemos visto que la mayoría de los nutrientes esenciales puede que se mantengan en la sangre durante unas tres horas después de su ingesta. Pasado este tiempo es probable que siga habiendo aminoácidos y ácidos grasos en la sangre, pero puede que los esenciales, los que nuestro organismo no puede sintetizar, los que tenemos que ingerir con la dieta, se hayan agotado, y por eso necesitamos comer proteínas y grasas de calidad para reponerlos.

Llegados a este punto, permítame que le haga una pregunta: si tuviésemos que escoger una comida en cuestión, ¿qué comida, de todas las que hacemos en el transcurso del día, diríamos que es la más importante? ¿Cuál sería aquella en la que deberíamos preocuparnos más por ingerir las cantidades adecuadas de nutrientes? ¿Cuál sería la que no deberíamos saltarnos bajo ningún concepto? Tómese unos segundos para darle una vuelta a estas preguntas y probablemente llegue a la misma conclusión que hemos llegado muchísimas personas ya.

En mi opinión –compartida con muchísimos expertos que saben mucho más que yo de este tema-, la comida que no debemos saltarnos bajo ningún concepto, la que debe ser más completa en nutrientes y la que es probable que podamos definir como la más importante del día es precisamente la que mucha gente evita hacer o hace de manera más ligera: la cena.

En efecto, si cenamos a las 9 o 10 de la noche y nos vamos a la cama sobre las 11 o las 12 para levantarnos entre las 7 y las 8 de la mañana, en la mayoría de los casos, aplicando unas matemáticas básicas, comprobaremos que realizamos a diario un ayuno de unas 10 horas cada día. Bueno, en realidad no lo "realizamos". Yo en particular rara vez ayuno más de 6 o 7 horas. Sin embargo, la mayoría de las personas privan a su organismo de los nutrientes esenciales que necesita para retrasar el envejecimiento y regenerarse adecuadamente. Es más, muchas personas que evitan hacer la cena o hacen una cena más ligera, probablemente sufran esa privación de nutrientes esenciales durante mucho más tiempo cada día. Y esto, a la larga, les pasa factura. Una vez más, obtienen el resultado contrario al esperado. Creen que cenando menos o no cenando obtienen una mejor salud, cuando lo único que hacen es acelerar el envejecimiento.

Quiero decir, antes de continuar, que hay bastantes estudios científicos que avalan la idoneidad de realizar un ayuno completo de 24 horas de vez en cuando, y de esto hablaremos más adelante cuando abordemos el azúcar y cómo evitar los productos de la glicación avanzada, que es uno de los grandes retos de la nutrición hoy en día. Sin embargo, una cosa es realizar un ayuno una vez al mes, o incluso si me apuran, una vez cada dos semanas, y otra cosa distinta es realizar un ayuno diario.

Yo recuerdo perfectamente que cuando pesaba 113 kg, muchos días comía una sola vez. Nunca me ha entusiasmado comer al levantarme, de modo que en mi vida y antes de cambiar mis hábitos hace unos años, casi nunca he desayunado. Mi primera comida del día solía ser el almuerzo a mediodía y, en muchas ocasiones no cenaba porque aún estaba pesado con la abundante comida que había ingerido al mediodía o, peor aún, no lo hacía por miedo a pasar una mala noche con reflujo gastroesofágico, que es una de las patologías que presentaba en aquella época. En efecto, yo realizaba un ayuno diario de 23 horas prácticamente todos los días y me sobraban 35 Kg de grasa principalmente, tomaba seis o siete pastillas a diario y sufría todo tipo de problemas de salud. Aun así, creía que irme a la cama con el estómago vacío contribuía de algún modo a beneficiar mi salud.

Ahora, años después, como al menos cinco veces al día, aunque hay veces que como seis o incluso siete, en función de la actividad y las horas de trabajo y deporte que realice. No sufro ningún tipo de patología, no tomo ninguna medicación, y mi sobrepeso se limita a unos pocos kilos que, además, no son todos de grasa dado que he podido desarrollar bastante mi masa muscular en estos años gracias al deporte. Tenía un principio de síndrome metabólico, del que hablaremos en breve y el hígado graso. En la mayoría de las personas, estos problemas evolucionan hasta convertirse en enfermedades serias como la diabetes o diversas enfermedades hepáticas. En mi caso, ambos problemas han desaparecido por completo. Para mí, esta es la diferencia entre comer una vez al día sin controlar lo que se come y comer muchas veces al día prestando un poquito de atención a los nutrientes que comemos.

Conozco a muchas personas que no cenan o se limitan a cenar una pieza de fruta. Yo mismo cometí durante mucho tiempo ese error en mi alimentación. Curiosamente, este tipo de ayuno puede asociarse con una ligera pérdida de peso, pero no se haga ilusiones, no se trata de pérdida de grasa, sino más bien de masa muscular. En efecto, cuando el organismo no dispone de los elementos que necesita los sintetiza a partir de los que tiene almacenados, y en el caso de los nutrientes, el músculo es el primer afectado por este proceso. Como resulta que el músculo pesa aproximadamente el doble que la grasa, cuando uno pierde masa muscular también pierde peso. No creo que haga falta que le diga lo nefasto que es este proceso para el organismo. A mayor porcentaje de grasa acumulada y menor porcentaje de músculo esquelético, menor metabolismo basal y mayor facilidad para acumular más grasa y sufrir enfermedades degenerativas como la diabetes. De modo que se trata de un círculo vicioso que empeora con el tiempo y del que cada vez es más difícil salir. Por eso le decía antes que la mayoría de las personas que siguen estos hábitos de vida acaban desarrollando enfermedades como la diabetes o incluso enfermedades hepáticas.

Total, que si lo analizamos fríamente, muchas personas eligen cenar una pieza de fruta porque piensan que realizando una cena presuntamente ligera y nutritiva les mejorará la salud y, en realidad, lo que están haciendo es acelerando su envejecimiento, reduciendo su masas muscular y aumentando su masa grasa, lo que produce el efecto contrario al que inicialmente buscaban, o sea, merma su salud.

Creo que con esta explicación queda absolutamente desmontado el mito del rey, el príncipe y el mendigo. A partir de ahora, probablemente quiera desayunar como un rey, comer como un rey, y cenar como un rey. De hecho, probablemente quiera desayunar, comer algo a media mañana, almorzar, comer algo al principio de la tarde, merendar, cenar e incluso comer algo antes de irse a la cama, o sea, comer cada tres o cuatro horas aproximadamente.

Aunque pueda parecerle chocante, esto es algo que muchas personas hacemos; algunas incluso lo llevan hasta el extremo de levantarse a media noche a comer algo y luego siguen durmiendo, algo que a mí particularmente me parece excesivo. Sin embargo, debo repetirle que desde que sigo este tipo de rutina alimenticia me siento mejor que nunca, mis analíticas son magníficas y mi estado físico es infinitamente mejor que cuando comía una, dos o tres veces al día, y además me siento con mucha más energía durante todo el día. Lógicamente, al comer más veces al día, comemos menos cantidad de alimento en cada ingesta. No se trata de comerse un filete de 300 o 400 gramos de una vez, sino de repartirlo en varias comidas.

Si hay algo que he aprendido durante estos años en los que me he interesado por la nutrición, y que me gustaría transmitirle, es que el cuerpo humano es extremadamente agradecido cuando hacemos las cosas bien. Quiero decir que aunque cuesta años romperlo, estropear el sistema por decirlo de un modo sencillo, en unas pocas semanas somos capaces de repararlo sin necesidad de tomar medicamentos en muchos casos. De hecho, mientras que la mayoría de medicamentos están específicamente diseñados para mitigar los síntomas que producen las dolencias que tengamos y hacerse crónicos en nuestra vida, la nutrición tiene el poder de eliminar la dolencia de raíz y por tanto el fármaco que oculta los síntomas.

Si ya ha leído mi libro *Adelgazar sin Milagros*, entonces sabrá que antes de cambiar mi estilo de vida yo tomaba de media entre seis y siete medicamentos cada día para mitigar todo tipo de dolencias, desde taquicardias y ataques de ansiedad hasta problemas gástricos y musculares. Tenía un hígado graso, que es uno de los síntomas del síndrome metabólico, antesala de la diabetes tipo II, y, en general, mi estado físico era lamentable, comenzando por un sobrepeso pronunciado que me hacía pesar 113 Kg con un gran porcentaje de grasa y poco músculo esquelético. Todas y cada una de las medicinas que tomaba estaba orientada a mitigar los síntomas que sentía, pero ninguna de ellas atacaba la causa de los problemas de salud que yo sufría. Se me reducían las taquicardias y se me controlaban los ataques de ansiedad, pero las causas de estos síntomas seguían presentes en mi organismo, por tanto mi salud no mejoraba aunque los síntomas desapareciesen, y para colmo la ingesta de medicinas se hacía crónica, afectando –además de a mi economía familiar- a mi hígado, que estaba sobrecargado como comprobé en unas analíticas hepáticas detalladas.

Yo llegué a esa penosa situación tras años de "duro esfuerzo" comiendo poco, evitando desayunar y eliminando la cena, fumando, bebiendo, eliminando mucha grasa de mi dieta, eligiendo pobremente los nutrientes que ingería y, en general, haciendo justo lo contrario de lo que hago ahora, o sea, trataba de seguir más o menos la pirámide nutricional. Todavía me sorprendo al pensar que en aquella época, cuando quería hacer una comida sana, comía un plato de pasta con margarina, para "no engordar ni ingerir grasas malas". Sin embargo, afortunadamente sólo necesité 4 meses para eliminar el sobrepeso, recuperar mi salud y, en general, conseguir que mi organismo funcionase correctamente de nuevo. Después de tantos años de malestar, me sentí tan bien de repente que no era capaz de recordar en qué momento de mi vida me había sentido así con anterioridad. A día de hoy, como le dije hace poco, incluso me ha desaparecido el hígado graso, algo que no es sencillo pues toda esa grasa que ha llevado años acumular en el hígado tiene que reabsorberse por el organismo y como cualquier endocrino le dirá, esto es algo que no se consigue de la noche a la mañana si es que llega a conseguirse.

Para resumir este capítulo quiero hacerle un planteamiento para que lo vaya meditando. Como le he dicho, la proteína y la grasa son fundamentales para su organismo y los carbohidratos son pura energía que no tiene valor nutricional alguno. Le propongo que vaya paulatinamente aumentando las proteínas y grasas en su dieta y reduciendo palatinamente los carbohidratos, en especial los refinados o simples, como el azúcar, los cereales procesados y las harinas. Compruebe si este cambio, como muchos le repiten torticeramente, le hace engordar o, por el contrario, contribuye a que pierda grasa acumulada durante años y le hace disponer de más energía. Estoy seguro que se sorprenderá con los resultados de este pequeño cambio en su nutrición. Después de todo, ¿qué tiene que perder? Si estoy equivocado y nada de lo que le cuento le ocurre, siempre puede volver a su alimentación tradicional. Le garantizo que por probar unas cuantas semanas no le va a ocurrir nada... ¡al menos nada negativo!

Ninguna dieta podrá eliminar toda la grasa de tu cuerpo porque el cerebro es principalmente grasa. Incluso si te ves bien sin cerebro, sólo podrías optar a un cargo político.

George Bernard Shaw

LA GRAN MENTIRA DE LA GRASA SATURADA

¿Cuántas veces ha escuchado que debe evitar tomar grasa saturada? ¿Qué asocia su cerebro con la grasa saturada? Cuando piensa en grasa saturada, ¿le viene a la cabeza enfermedad cardiovascular, infartos y otros problemas de salud igual de graves? ¿Qué me diría si le dijese que todo esto es parte de una estrategia comercial a gran escala en la que juegan con sus miedos para que usted consuma una serie de productos concretos en detrimento de otros? No se preocupe, muchas personas ya me han dicho antes que usted que tengo teorías conspiratorias y paranoicas y que me estoy volviendo loco. Sin embargo, lo interesante de este tema es que la gran mayoría de esas personas, cuando han escuchado lo que les he planteado, me han pedido disculpas y me han dado la razón. Otros, afortunadamente una pequeña minoría, han seguido sin otorgarme la razón, pero sospecho que seguramente ha sido por la arrogancia de no querer admitir su propio error. Veamos a qué grupo pertenece usted después de leer este capítulo...

En general, la grasa saturada es de origen animal. Esto no quiere decir que toda la grasa saturada sea de origen animal, sino que la fuente principal de grasa saturada en nuestra alimentación son los animales. Muchos aceites vegetales contienen, en mayor o menor proporción, grasas saturadas. Algunos aceites, incluso algunos que no se imagina, contienen grasas saturadas, pero me guardo las sorpresas para más adelante. Además de las grasas saturadas, nuestra dieta está –o al menos debería estar- compuesta de grasas insaturadas, que a su vez se dividen en mono insaturadas y poli insaturadas. De modo que nuestra dieta incluye tres tipos de grasa: la grasa saturada, la mono insaturada y la poli insaturada. No le voy a aburrir con la explicación bioquímica de la diferencia entre la estructura de estos tipos de grasa, que puede leer en infinidad de sitios, pero es importante que comprenda que cada uno de estos tipos de grasa tiene una serie de características y el modo en que nuestro organismo las utiliza es también distinto.

Si se para a pensarlo un momento, las personas que le recomiendan una alimentación sana, variada y equilibrada, son las mismas que le dicen que no coma mucha grasa y que, en cualquier caso, evite las grasas saturadas. En una frase le dicen una cosa y la contraria. Coma variado, pero no coma grasa y coma equilibrado, pero coma más de este tipo de grasa que de este otro.

Por lo general, la grasa saturada es más cara que la grasa insaturada. Es mucho más barato un litro de aceite vegetal de semillas de girasol (grasa insaturada) que un litro de aceite de coco (grasa saturada) o que un kilo de manteca animal (grasa saturada). Esto ya debería darnos una pequeña pista de porqué los fabricantes de alimentos se afanan en convencernos de que el producto más barato para ellos es el mejor para nosotros. Poderoso caballero es Don Dinero. Pero bueno, no seamos simplistas y veamos con detenimiento el origen y propiedades de las grasas para entender este problema con cierta perspectiva.

En el capítulo anterior ya desvelé que aproximadamente la mitad de la grasa contenida en la leche materna es grasa saturada. Ahora voy a revelarle otro secreto bien guardado, aunque está a la vista de todo el mundo que sepa leer una etiqueta de valores nutricionales y casi nadie lo percibe. Cuando nos hablan de los beneficios del aceite de oliva siempre hacen referencia a que se trata de una grasa mono insaturada. Esto es verdad, pero sólo hasta cierto punto. El aceite de oliva, como la mayoría de grasas vegetales, contiene grasas mono insaturadas y poli insaturadas, pero también grasas saturadas. En el caso concreto del aceite de oliva, nos referimos a este alimento como una grasa mono insaturada porque son este tipo de grasas las que predominan en su composición. Sin embargo, no son las únicas. De media, el aceite de oliva contiene un 15% de grasas saturadas, pero esta cantidad puede llegar hasta el 25% en función del tipo de aceituna usada, de la época de recolección, de la cantidad de agua que haya tenido el cultivo y de otros factores que modifican sustancialmente los porcentajes de ácidos grasos contenidos en el producto final.

Para que quede claro, independientemente de cual sea su marca favorita de aceite de oliva, sepa que cada vez que toma este alimento también está tomando grasas saturadas. Pero no se preocupe, no hay nada de malo en ello, sino más bien todo lo contrario. Se lo digo para que vea que lo que le cuentan y en especial la forma en que se lo cuentan y la cruda realidad son habitualmente cosas bien distintas.

Con la excepción del aceite de coco, cuyo contenido en grasas saturadas ronda el 80%, la mayoría de aceites vegetales son ricos en grasas poli insaturadas. Precisamente, el aceite de coco virgen es probablemente el aceite vegetal más caro que existe, teniendo un precio de mercado de aproximadamente 25€ el litro. Si comparamos esto con el euro escaso que cuesta un litro de aceite de girasol o de maíz, ¿qué aceite cree que prefiere utilizar el fabricante de alimentos para preparar sus productos?

Esto es algo que tiene su origen en los años 50 y procede de Estados Unidos. En mi libro *Adelgazar sin Milagros* y en mis blogs, tanto en el del libro (www.adelgazarsinmilagros.com) como en el personal (carlosabehsera.wordpress.com) he escrito mucho sobre este tema, así que no quiero repetirme en este libro, sin embargo, si daré un breve repaso al origen del mito de la grasa saturada y, si le parece interesante y quiere conocer el tema en profundidad, le recomiendo que se lea mi artículo *El engaño del siglo XX*, que podrá encontrar fácilmente en Internet haciendo una búsqueda en Google.

A finales de los 50, un investigador Norteamericano llamado Ancel Keys propuso la teoría de los lípidos. En esta teoría postulaba que a mayor consumo de grasa saturada se daban mayores problemas cardiovasculares. Para llegar a esta conclusión, este señor usó datos de siete países distintos y demostró con unos gráficos muy vistosos que cuanta más grasa saturada se comía en cada uno de los siete países analizados, mayores índices de enfermedad cardiovascular se daban.

Los políticos Norteamericanos se tomaron estos datos muy en serio; tanto que formaron un comité liderado por un famoso senador, que recibió la misión de comprobar estos datos y formular soluciones para el problema creciente de enfermedad cardiovascular que sufría Estados Unidos y empezaba a afectar a otros países occidentales.

Este comité de políticos, liderado por el senador McGovern, concluyó que el consumo de grasa saturada era muy malo para la salud y que se debía reemplazar la grasa saturada con la grasa insaturada en la dieta de los norteamericanos, reduciendo además el consumo de grasa en general al mínimo posible.

En las siguientes décadas estalló el boom de los productos light, bajos en grasa, que perdura hasta nuestros días y de este modo, la población se acostumbró a tomar cada vez menos grasa y además, muy poca grasa saturada.

En las cocinas, se sustituyó la grasa saturada para freír, que aguanta muy bien la temperatura, por grasa hidrogenada, como la que formaba las margarinas de la época. Lo mismo ocurrió en la bollería industrial y en la cocina en general. Se suprimió la mantequilla y la manteca y se sustituyó por aceites vegetales insaturados, en muchos casos además hidrogenados.

¿Cuál ha sido el resultado de este cambio en nuestra alimentación que se originó en aquella época en Estados Unidos hace ya varias décadas? Básicamente, que nuestra salud ha empeorado significativamente. En estas décadas, los casos de enfermedades cardiovasculares no han hecho más que crecer, tocando techo en la década de los 2000, coincidiendo precisamente con el pico más alto del boom de los productos desnatados o libres de grasa. En efecto, lo que ha ocurrido es justo lo contrario de lo que postulaba la teoría de los lípidos, que a menor ingesta de grasa, hemos sufrido mayores problemas cardiovasculares.

Sin embargo, algunos países parecían librarse de este problema de salud cardiovascular generado por la pobre ingesta de grasa, o cuando menos, sus datos progresaban en mejoría. Países como Francia o Suiza, donde se seguía consumiendo mucha grasa, en especial saturada, presentaban índices de enfermedad cardiovascular bajos. Y la tendencia en la actualidad es la misma. En España, desde 2000 a 2010 el consumo de grasa saturada se ha incrementado y el porcentaje de casos de enfermedad coronaria ha disminuido.

Rascando, rascando, como algo parecía no tener sentido, salió a la luz que cuando Ancel Keys postuló su teoría de los lípidos usando datos de 7 países, en realidad disponía de datos de 21 países, pero no los incluyó todos en su estudio porque los datos de esos 14 países adicionales tiraban por tierra sus teorías. De hecho, poniendo todos los datos sobre la mesa se evidenciaba que no había una relación directa entre el mayor consumo de grasa –ni siquiera saturada- y la enfermedad coronaria.

Por lo tanto, la industria alimenticia salió beneficiada tremendamente de esta pauta nutricional en todos los aspectos. Déjeme que le ponga un par de ejemplos para que entienda el beneficio que esto le supone a esta industria. ¿Cuánto cuesta un litro de leche? ¿Y cuánto cuesta un litro de leche desnatada? Lo mismo más o menos, ¿verdad? ¿Qué tipo de leche compra la mayoría de personas? En efecto, leche desnatada o semi desnatada. Entonces, si a la leche le quitan la nata -la grasa-, y se la cobran igual, ¿qué ocurre con esa nata que usted ha pagado y que no está dentro de su bote de leche? Pues básicamente que se la vuelven a vender, en forma de nata para cocinar, de mantequilla, de postres lácteos, o de cualquier otra manera. ¿Por qué cobrarle algo una vez si se lo pueden cobrar dos veces? Primero paga por la leche, a la que le quitan la grasa sin aplicarle ningún descuento, y luego le venden la grasa por separado aunque usted ya la ha pagado previamente. Como comprenderá, esto es un negocio redondo para el productor de leche, que lo que pretende es que usted compre leche desnatada para maximizar su beneficio.

Si se está preguntando el alcance de este tema de la leche, déjeme que le sorprenda un poco más. En España, toda la leche de larga duración, toda la que viene en cartones y en botellas y no necesita frío, tiene el mismo origen: la leche desnatada. En efecto, conforme la leche llega a las fábricas, lo primero que hacen en el proceso industrial es quitarle toda la nata. Luego, cuando la empaquetan, en función del tipo de leche que vendan (entera, semidesnatada o desnatada) le añaden unos porcentajes concretos de nata pero, en cualquier caso, lo primero que hacen es desnaturalizarla, quitarle una gran base de su composición, que al igual que en la leche materna humana, es la grasa. Al final, lo importante es que les sobre cuanta más grasa mejor para poder elaborar otros productos con muy bajo coste de producción.

En el tema de los aceites pasa algo parecido. El uso de los aceites vegetales está muy extendido en la industria alimenticia, a veces hasta puntos insospechados y bastante repulsivos. Veamos de donde sale esta moda de usar aceite de girasol o de maíz en la industria alimenticia, por poner un par de ejemplos actuales.

A raíz de la publicación de la teoría de los lípidos y como continuación al trabajo del senador McGovern y su comité, en Estados Unidos se publicó en la década de los 90 la famosa pirámide nutricional. ¿Se ha preguntado alguna vez quién diseñó esta pirámide? ¿Acaso fueron eminentes científicos o investigadores? No. ¿Acaso fue el ministerio de sanidad Norteamericano? Tampoco. ¿Sería quizás un comité de cardiólogos y médicos internistas? Me temo que no. La pirámide nutricional, que en España persiste hasta nuestros días, la inventó el equivalente a nuestro ministerio de agricultura, la USDA[3] y,

---

[3] USDA: United States Department of Agriculture (Departamento de Agricultura de Estados Unidos).

como se estará imaginando, no es casualidad que en la base de la pirámide nutricional estén los granos y cereales que son la base de la agricultura Norteamericana. Si alguna vez ha existido un interés comercial a gran escala en la industria alimenticia, créame, es este.

Pues bien, respaldados por esta pirámide, los productores Norteamericanos comenzaron una carrera por lanzar la mayor cantidad de productos posibles basados en esta tendencia alimentaria. Para ellos era un chollo. Imagínese, en lugar de producir costosa mantequilla, bacon o jamón, la industria podía centrar sus esfuerzos en vender casi al mismo precio grasa hidrogenada procedente del cultivo de maíz, de soja o de girasol con forma de margarina, que suponía un coste infinitamente inferior de abastecimiento. Más de un 80% de ahorro en sus costes de materia prima, mayor durabilidad del producto y más homogeneidad de sabor, todo ello con un precio de venta, sobre todo al principio, similar o incluso mayor que el del producto original. Un negocio redondo... si no fuera porque es nefasto para nuestra salud.

A raíz de este cambio nutricional a gran escala, algunas empresas crecieron de manera espectacular y muchas de ellas llenan hoy su cocina con sus cientos de productos de las distintas marcas que poseen. Más adelante hablaremos de este tema de la concentración de las marcas con más detalle pero por ahora quédese con la idea que quiero transmitirle, que no es otra que la teoría de los lípidos, además de ser incorrecta, supone un beneficio inmenso para los fabricantes de alimentos y una merma considerable para la salud del consumidor.

Como le dije al principio del libro, el ser humano está compuesto en esencia –además de por agua- por proteínas y grasas. Nuestro cerebro es principalmente grasa. No podemos disfrutar de una buena salud si no ingerimos grasa. No todas las grasas son iguales, pero tampoco debe creerse la idea de que hay grasas muy saludables y grasas muy poco saludables. La realidad es que el único tipo de grasa alimenticia que debe evitar a toda costa es la grasa hidrogenada, que es precisamente una grasa artificial creada por el ser humano a partir de grasas vegetales principalmente. Lo cierto es que nuestro organismo necesita grasas saturadas, mono insaturadas y poli insaturadas en distintas proporciones, pero el objetivo de este libro no es postular un tratado de nutrición, así que no abordaré el tema de las cantidades en profundidad.

Sin embargo, si quiero hacer algunas aclaraciones acerca de la necesidad de ingerir grasa en nuestra dieta. Empecemos con la importancia que tiene la grasa en la asimilación de los micronutrientes y en concreto de las vitaminas. Como sabe, es necesario ingerir una serie de vitaminas en la dieta porque nuestro organismo no puede producirlas y son necesarias en algunos procesos vitales. La falta de vitaminas puede provocar enfermedades de distinta índole. Esto es algo que nadie va a negarle, pero hay una parte de estas afirmaciones que es menos común que el resto y no por ello menos cierta: algunas vitaminas son hidrosolubles, se disuelven en agua, y otras son liposolubles, se disuelven en grasa. En concreto, las vitaminas A, E, D y la Coenzima Q10, entre otros micronutrientes, son liposolubles. Esto quiere decir que para que podamos asimilarlas tienen que estar disueltas en grasa. ¿Qué ocurre si nuestra dieta no contiene grasa? Que la absorción de estas vitaminas es deficiente y por tanto entramos con facilidad en carencia de ellas. En el caso de la vitamina D, por ejemplo, el problema no es demasiado grave porque el organismo puede sintetizarla a partir del colesterol y del sol –sí, ha leído bien, del colesterol, que no es tan malo como se lo pintan como veremos en breve- pero en el caso de otras vitaminas, como la A o la E, estas no se pueden sintetizar y hay que obtenerlas de la dieta directamente.

De modo que algunas personas que siguen dietas ricas en vitaminas acaban desarrollando enfermedades asociadas a la falta de estas vitaminas porque esas mismas dietas, a menudo vegetarianas, pueden ser pobres en grasa, lo que limita la absorción de dichas vitaminas.

Por otro lado tenemos el tema del Omega 3 y el Omega 6. Sin duda habrá notado que por todos lados nos recomiendan la ingesta de Omega 3 y, en menor medida, de Omega6. Aunque los fabricantes de alimentos suelen hacer mención al término "Omega 3" de manera aislada, lo cierto es que el Omega 3 y el Omega 6 son grasas, ácidos grasos esenciales para ser concretos, pero claro, los mismos que le dicen que no consuma grasa no van a venir después a decirle que consuma "grasa Omega 3" ¿verdad? Recuerde que le dije que había unos tipos de grasas que nuestro organismo no puede sintetizar con facilidad y debemos ingerir en nuestra dieta, y que esas grasas se llaman ácidos grasos esenciales. Pues bien, uno de esos ácidos grasos esenciales que debemos ingerir como parte de nuestra dieta es del tipo Omega 3. Como sabe, los fabricantes de alimentos incluyen ácidos grasos Omega 3 en los productos más insospechados como lácteos, galletas o, en definitiva, cualquier cosa que se les ocurra. ¿Se ha preguntado alguna vez cual es la fuente más habitual de esta grasa Omega 3 en nuestra dieta ancestral? Es el pescado.

Los ácidos grasos Omega 3 también se encuentran presentes en los frutos secos, los huevos y otros alimentos, pero la realidad es que la mayoría de suplementos de Omega 3 proceden del pescado, porque es la fuente más barata de obtención de estos ácidos dada su riqueza.

Fíjese hasta donde llega la estupidez humana: Nuestra especie es capaz de cosas maravillosas gracias a la tecnología, pero en ocasiones hacemos cosas que tienen, cuando menos, poco sentido. Tomamos la leche de vaca, que es rica en grasa de manera natural para asegurar el crecimiento y desarrollo de los terneros, y le quitamos esa grasa porque pensamos que la grasa es mala para el organismo. Cuando tenemos la leche sin grasa nos vamos de pesca y extraemos grasa del pescado capturado, grasa Omega 3, que luego vamos y se la añadimos a la misma leche a la que previamente le habíamos quitado la grasa porque era mala. ¿No sería más fácil desayunar un poco de leche y comer un poco de salmón? Me temo que el único motivo que tiene el fabricante de leche para hacer algo así es el marketing. La leche suplementada en Omega 3 no aporta ningún beneficio sustancial a su salud. De hecho, como pronto veremos y contrariamente a lo que le dicen a menudo, de acuerdo con los últimos estudios, la suplementación con Omega 3 no tiene ningún efecto sobre la incidencia de enfermedad cardiovascular.

Dicho esto, espero que sepa que en circunstancias normales no necesita tomar ningún suplemento nutricional a base de Omega 3, pero luego veremos esto con más detalle cuando hablemos sobre los suplementos nutricionales. Si sigue una dieta rica en grasa ya estará consumiendo todo el Omega 3 que necesita, y en cualquier caso, si su dieta contiene ácido linoleico y ácido linolénico, lo cual no es difícil si toma aceite de oliva y algo de pescado, su organismo ya tiene todo lo que necesita para sintetizar el resto de ácidos grasos Omega 3 y Omega 6.

Más importante que la cantidad de Omega 3 que consuma en su dieta es el ratio Omega 3 - Omega 6, o sea, cuanto Omega 3 consume en relación con el Omega 6 que también consume. El ser humano, durante la mayor parte de su evolución, ha consumido alimentos ricos en Omega 3 con un ratio máximo de 1 a 1 con respecto al Omega 6. Lamentablemente, la dieta contemporánea contiene un ratio Omega 3-Omega 6 que puede llegar al 1:25 o incluso al 1:50

en algunas sociedades como la norteamericana, que llega a consumir 50 veces más Omega 6 que Omega 3, y créame, esto no se arregla con un par de pastillitas de Omega 3 después de las comidas.

Volviendo al tema de la grasa saturada, hay un par de cosas más que quiero decirle antes de acabar este capítulo porque creo que son bastante importantes. Para empezar, debe saber que no existe una relación directa entre grasa ingerida y grasa acumulada. Contrariamente a lo que le hacen creer, seguir una dieta rica en grasa no tiene porqué significar que usted acumulará grasa, o sea, que engordará. Esto es algo que trato con mucho más detalle en mi libro *Adelgazar sin Milagros*, pero quiero repasar aquí un par de conceptos que son importantes a este respecto.

A menudo me cruzo con personas que me dicen que tenemos que reducir el consumo de grasa, y en concreto eliminar la bollería industrial, y yo siempre les pregunto ¿qué tiene que ver el tocino con la velocidad? Coincido en que tenemos que eliminar la bollería industrial de nuestra dieta, pero, ¿qué tiene esto que ver con la grasa? Más bien poco. La bollería industrial es rica en hidratos de carbono, no en grasa, y aunque la poca grasa que tiene puede ser hidrogenada, el verdadero problema de la bollería industrial es el exceso de carbohidratos refinados que contiene, que suele ir desde el 50% al 90% de su composición. La demonización de las grasas en nuestra sociedad es tal que incluso alimentos que son nocivos para la salud por otros motivos son asociados a la grasa.

El motivo de esta asociación errónea de conceptos, una vez más, es la pirámide nutricional. ¿Cómo van a decirle los promotores de la pirámide nutricional que la bollería industrial es mala para su salud si resulta que su composición es, en esencia, la base de la pirámide? Muy sencillo: asociando la bollería con el sospechoso habitual, la grasa. Si no me cree, vaya a su supermercado habitual y eche un vistazo a los productos de bollería industrial, galletas, bollos y demás. Comprobará que su ingrediente principal es siempre la harina de cereal, el carbohidrato refinado, y no la grasa. Incluso los productos que tengan mucha grasa comprobará que tienen más carbohidratos que grasa.

Algunos de nuestros órganos más importantes necesitan grasa para funcionar correctamente. Antes le mencioné el cerebro, que está compuesto por una gran cantidad de grasa, pero también otros órganos de vital importancia como el corazón y los pulmones necesitan grasa, en concreto grasa saturada, para funcionar correctamente.

Algunas personas tratan de adelgazar o de evitar engordar a base de limitar severamente la cantidad de grasa que ingieren, pero esto suele tener fatales consecuencias. Yo suelo poner siempre una analogía con el mundo de la aviación, que es otra de mis pasiones. Muchas personas tienen la sensación de que los aviones suben o bajan en función del ángulo de ataque, o sea, de la posición relativa del morro del avión con respecto a la cola. Piensan que si el morro apunta hacia arriba, el avión sube y que si apunta hacia abajo el avión baja. Esto no es exactamente así. Los aviones suben o bajan en función del empuje, de la potencia que se aplica en el motor. Con la inclinación del morro se aumenta o reduce la velocidad, pero para que un avión suba hace falta aumentar el empuje y para que baje es necesario que se reduzca el empuje. Piense en un avión aterrizando. ¿Hacia dónde apunta el morro en el inicio y tramo final del descenso? Suele apuntar hacia arriba porque, además de bajar, el piloto quiere perder velocidad antes de tocar tierra. Este es un ejemplo claro de una asociación errónea en la cabeza de la mayoría de las personas, que piensan que para que el avión suba lo único que hay que hacer es tirar de los mandos para elevar el morro y lo contrario para que baje.

Pues bien, con la grasa ocurre más o menos lo mismo. Prácticamente todo el mundo tiene erróneamente asimilado que la cantidad de grasa que ingiere afecta directamente la cantidad de grasa que acumula, y esto no es cierto. Para empezar, la grasa que consumimos es de muchos tipos en cuanto a su estructura química. En efecto, en nuestra dieta están presentes ácidos grasos de cadena corta, media y larga, pero la grasa que acumulamos está compuesta en su mayoría por ácidos grasos de cadena larga y, además, no son los mismos que ingerimos, sino que los creamos en el hígado a partir de otras sustancias que luego veremos.

Como le digo, muchas personas piensan que la grasa saturada que ingerimos es la que almacenamos, pero esto no es cierto. Por ejemplo, el aceite de coco es una grasa saturada en más del 80% de su composición, sin embargo, se trata de ácidos grasos de cadena media que no sólo no se pueden almacenar en el tejido adiposo, sino que además se convierten en energía en el hígado sin metabolizarse en glucosa, lo que hace que su ingesta no tenga incidencia sobre la glucemia (su nivel de azúcar en sangre) y por tanto evita que se genere grasa para su almacenaje.

Este concepto erróneo acerca de la ingesta y el almacenamiento de grasa procede de otra teoría con una base errónea: la teoría de las calorías. Contrariamente a lo que quieren hacerle creer, el cuerpo humano no es una caja vacía en la que entran y salen calorías y, cuando la cuenta es positiva (entran más de las que salen) se engorda y cuando la cuenta es negativa (entran menos de las que salen), se adelgaza. El tema es bastante más complejo que eso porque, principalmente, no todas las calorías son iguales.

Los tres macronutrientes, los que aportan energía en nuestra dieta, contienen unas cantidades más o menos estables de energía que de media son 4 calorías por cada gramo de carbohidratos, 4 calorías por cada gramo de proteína y 9 calorías por cada gramo de grasa. Los de la cuenta fácil llegaron a la conclusión errónea que antes apuntaba: si la grasa tiene más calorías que la proteína y los hidratos de carbono, pues evitemos la grasa para reducir la ingesta energética y así adelgazaremos. ¡Craso error! Yo adelgacé 35Kg en 4 meses, y mantengo mi peso desde hace años, no sólo sin dejar de comer grasa, sino que comiendo más de la que comía con anterioridad a adelgazar.

Mucho más importante que la cantidad de energía que ingerimos es el tipo de energía y, en concreto, la velocidad en que esa energía está disponible para el organismo. El metabolismo habitual de nuestra especie hoy en día es el metabolismo de la glucosa, llamado glucólisis. La mayoría de las personas hoy en día funcionan habitualmente en glucólisis, esto es, usando la glucosa como energía. Esto quiere decir, a grandes rasgos, que todo lo que comemos tiende a convertirse en glucosa y que esta glucosa es el combustible que nuestras células utilizan para generar la energía que necesitan. Pues bien, como le dije al principio del libro, hay alimentos que se convierten en glucosa mucho más rápido que otros. Probablemente habrá oído hablar antes de leer este libro del índice glucémico, pero permítame que le refresque la memoria. El índice glucémico mide la velocidad a la que un alimento se convierte en glucosa. A mayor índice glucémico, mayor velocidad de conversión en glucosa.

Pues bien, esa glucosa que se genera a partir de los macronutrientes que ingerimos pasa a la sangre para que todas las células del cuerpo puedan utilizarla. Esta glucosa que pasa al torrente es lo que habitualmente llamamos el azúcar en sangre. Lo que ocurre es que la cantidad de glucosa que podemos tener en la sangre está limitada, tanto en defecto como en exceso. Cuando tenemos muy poca glucosa sufrimos una hipoglucemia –una bajada de azúcar- y cuando tenemos mucha glucosa sufrimos una hiperglucemia –una subida de azúcar-. Ambos estados son, además de tremendamente incómodos, potencialmente peligrosos para el ser humano, de modo que el organismo tiene un sistema de control de la glucosa basado principalmente en dos hormonas, la insulina y el glucagón. Cuando la glucosa baja se genera glucagón para estimular la producción de glucosa y cuando la glucosa sube se genera insulina para eliminar el exceso de glucosa de la sangre. ¿Y sabe usted como se elimina ese exceso de glucosa? Pues se traslada principalmente al hígado donde se convierte en ácidos grasos de cadena larga que luego son nuevamente transportados por la sangre hasta el tejido adiposo, donde se almacena como combustible de reserva.

Esta grasa se almacena porque el cuerpo quiere tener reservas en caso de que la glucosa baje por debajo del umbral aceptable. Si esto ocurre, el glucagón estimulará la liberación de esa grasa de vuelta al torrente sanguíneo para poder ser trasladada de vuelta al hígado, donde una parte puede convertirse nuevamente en glucosa y en otros elementos que sirven como combustible a las distintas células de nuestro organismo.

Aclarado este concepto, volvamos al tema de la grasa que ingerimos y la que acumulamos. Ahora que conoce el mecanismo básico de funcionamiento del organismo, ¿qué cree que influirá más en la grasa que usted acumula, la cantidad de energía que ingiere o la velocidad de conversión de esa energía en glucosa? Lógicamente, lo que más influye en la acumulación de grasa es la velocidad a la que los alimentos se convierten en glucosa. Si ingerimos un alimento que se convierte en glucosa rápidamente, esto hará que nos suba el nivel de glucosa en sangre porque producimos glucosa más rápidamente de lo que la consumimos como energía. Por el contrario, sin ingerimos alimentos que tardan en convertirse en glucosa –como la grasa- el proceso de conversión durará más tiempo y por lo tanto iremos consumiendo esa glucosa al mismo ritmo a la que la vamos produciendo, sin generar ningún pico de azúcar en sangre que deba almacenarse como grasa. Por ponerlo en términos sencillos, es mucho más probable que usted engorde si consume 500 calorías de carbohidratos simples, que son el alimento que más fácilmente se convierte en glucosa, que si ingiere 1.000 o 1.500 calorías de proteína y grasa. De hecho, esto es precisamente lo que ocurre habitualmente con las personas que hacen dietas hipocalóricas basadas en la reducción drástica de proteínas y grasas y ricas en carbohidratos.

Pero, si esto es tal y como se lo estoy explicando, ¿Por qué nos insisten en que eliminemos la grasa de la dieta para adelgazar? Eche un vistazo a la pirámide. ¿Qué es lo que hay en la base? Cereales, ¿verdad? Pan, cereales procesados, pasta... Pues todo esto es precisamente carbohidrato refinado, carbohidrato simple, a granel, energía inmediata que se almacena si no se usa. ¡Pero esto no lo he descubierto yo! Los fabricantes de alimentos y los gobiernos lo saben de sobra, así que se han inventado una curiosa solución para que usted no engorde: la actividad física. Y aquí es donde se utiliza un buen concepto para lograr un mal fin.

Lo que le recomiendan a menudo es que coma muchos carbohidratos refinados, que producen mucha energía inmediata y, como son conscientes que esto le hará engordar, le instan a que tenga una actividad física muy alta para quemar esos carbohidratos en exceso que ha ingerido: haga deporte, no esté sentado, suba escaleras, no use el coche, ande una hora al día. Mire, una actividad física adecuada para estar en forma no requiere más de 20 o 30 minutos al día de ejercicios básicos que prácticamente no le harán sudar. De hecho, pronto le mostraré que incluso con 4 minutos al día de ejercicios es posible mantener un magnífico tono muscular. Todo lo demás es un invento para poder continuar cebándole con cereales de alto índice glucémico. Pero, como le acabo de decir, veremos el tema del ejercicio físico de manera aislada y con más detalle en otro capítulo. Simplemente no me malinterprete ahora. No le estoy diciendo que no haya que hacer deporte. Yo practico deporte a diario, pero no lo hago para quemar el exceso de carbohidratos de la dieta, sino para mantener una buena forma física y un buen tono muscular. Esto es directamente incompatible con usar el deporte como actividad física destinada a quemar calorías vacías y pronto le explicaré porqué.

Como verá, la realidad difiere mucho de lo que nos cuentan a diario. Lo interesante de estos temas, creo yo, es que tenemos todos estos conceptos tan interiorizados que incluso las personas que saben mucho más que yo de nutrición y de metabolismo humano, hasta que no se paran a pensarlo detenidamente después de leerlo no se dan cuenta del engaño. He hablado con médicos y nutricionistas que recomendaban seguir la pirámide nutricional y tras conversar con ellos un ratito se han quedado perplejos al darse cuenta que, en efecto, lo que digo es absolutamente cierto y no han sido conscientes del engaño hasta que se lo han puesto delante de sus narices de manera lógica y ordenada. Otros, lamentablemente, no han sido capaces de pararse a pensar y han dado por bueno lo estudiado en su carrera sin analizarlo con el más mínimo rigor científico.

Nos hemos dejado llevar por el marketing en este aspecto. Hemos otorgado a la industria alimenticia y farmacéutica el poder de recomendarnos lo que es mejor para nosotros sin caer en la cuenta de que lo que realmente es importante para esta industria no somos nosotros, sino sus beneficios. Suena duro, pero es real. Si todavía tiene dudas, dese un paseo por el supermercado. Verá que son precisamente los fabricantes de cereales los que utilizan siempre la pirámide nutricional como parte del marketing de sus productos, pintándola en sus cajas. Si aun así no se cree lo que está leyendo en este capítulo, vaya a la web del Departamento de Agricultura de Estados Unidos (www.usda.gov), que está disponible también en Español siguiendo un enlace en la esquina superior derecha de la página, y descubra como son ellos los que publican las pautas nutricionales de su país y los que crearon la pirámide nutricional, que ahora además han sustituido, cediendo finalmente a la presión popular en ese país liderada por Michelle Obama, por un nuevo gráfico llamado Choose My Plate (Elije mi Plato), que tampoco está exento de errores, pero que al menos se parece más a la realidad y reduce la cantidad de carbohidratos simples drásticamente, aunque no tanto como cabría esperar de acuerdo con los estudios científicos disponibles en la actualidad. Insisto, no me crea, investigue lo que le digo en la propia web del gobierno norteamericano.

Antes de pasar al siguiente capítulo le sugiero que haga una reflexión. Piense en un alimento que sea barato de producir y que la industria alimenticia tenga demonizado con mensajes alertando sobre su consumo. Le reto a que encuentre uno, sólo uno. Un alimento barato de producir que la industria demonice y evite utilizar. Verá que casi todo lo que quieren que usted crea que es malo para su salud es caro de producir y por tanto beneficia a esta industria eliminarlo de sus productos. No existe un solo alimento barato de producir del que la industria alimenticia haga mala publicidad. No se extrañe. Usted tampoco se daría un tiro en el pie por iniciativa propia.

Dos tipos de grasa que son de vital importancia para la salud del cerebro son el colesterol y la grasa saturada.

Dr. David Perlmutter, Neurologo.

LA GRAN MENTIRA DEL COLESTEROL

Si cree que hasta ahora le he roto algunos esquemas básicos de su conocimiento sobre la nutrición, abróchese el cinturón porque vienen curvas. En este capítulo voy a agitar los mismos cimientos de una industria acostumbrada a que el conformismo del consumidor le permita perpetrar todo tipo de estrategias comerciales con el único objetivo de aumentar sus beneficios empresariales. Bueno, de una industria no, de dos.

Si tuviese que escoger un mito sobre la nutrición que representa el mayor engaño de todos los que existen en la actualidad, sin duda apuntaría al mito del colesterol. Se me ocurre decirle que esta mentira es todavía más grande que la mentira de la grasa, pero es que el colesterol es, en realidad, un tipo de grasa que está relacionado directamente con la grasa saturada, así que podríamos decir que todo esto es parte de la misma mentira. Veamos con cierto detenimiento el tema del colesterol y cómo estamos sometidos a una incesante presión que obedece únicamente a poderosos intereses comerciales.

Aunque estoy tentado de empezar a darle datos que le dejarán literalmente helado, voy a empezar por el principio, que no es otro que repasar rápidamente qué es el colesterol y qué función juega en nuestro organismo y en nuestra nutrición. El colesterol es una grasa que participa en una serie de funciones esenciales de nuestro cuerpo. Para empezar, y esto probablemente le dejará impactado, todas y cada una de las células de nuestro cuerpo contiene colesterol. Imagínese: tenemos trillones de células que contienen una sustancia altamente nociva para nuestra salud... ¿o quizás no sea tan nociva como le han contado?

En efecto, el colesterol forma parte la membrana celular de cada célula. La vida no sería posible sin el colesterol. Necesitamos que haya colesterol en cada célula. Por eso, nuestro organismo es capaz de generar colesterol. ¿Y cuánto colesterol es capaz de generar? Básicamente, todo el que necesite. Por poner una cifra, o más bien para darle un dato que le haga ver esto con cierta perspectiva, sepa que en caso de necesidad el organismo puede producir 400 veces más colesterol que el que contienen 100 gramos de mantequilla, uno de los alimentos más demonizados con el tema del colesterol. Pues este colesterol, el colesterol que generamos en nuestro organismo, se conoce como colesterol endógeno.

Aproximadamente un 25% de la grasa contenida en su cerebro es colesterol. Si, ha leído bien, una cuarta parte. Antes le dije que su cerebro está formado principalmente por grasa y ahora le digo que una cuarta parte de esa grasa es colesterol. ¿Se imagina la vida dentro de un organismo que no tiene un cerebro compuesto de grasa lleno de colesterol? Exacto: bienvenido al apasionante mundo de los vegetales. De hecho, la incapacidad para sintetizar colesterol, para crear colesterol endógeno, resulta en una enfermedad congénita denominada síndrome de Smith-Lemi-Opitz, que puede acarrear autismo, falta de musculatura o incluso retraso mental. ¿Está empezando a plantearse que quizás reducir artificialmente el colesterol en su cuerpo a base de pastillitas o de alimentos milagrosos no sea tan bueno como le dicen? Pues espere, que todavía no estamos sino calentando motores.

El colesterol es imprescindible para la formación del tejido nervioso. También es necesario para la formación de las sales biliares, esenciales en la absorción de ciertos nutrientes lipídicos y vía principal para la excreción del propio exceso de colesterol corporal. El colesterol forma parte de las conexiones sinápticas entre las neuronas. El colesterol también es fundamental en el funcionamiento de nuestro sistema inmunológico. En concreto, es necesario para destruir células cancerígenas. Además, como le dije en el capítulo anterior, nuestro organismo es capaz de sintetizar vitamina D, pero sólo puede hacerlo a partir del colesterol –que es su precursor- y de la energía del sol. En realidad, la vitamina D es más bien una hormona que una vitamina, y por eso la podemos sintetizar a partir del colesterol al contrario que el resto de vitaminas.

En otro orden de cosas, el colesterol es parte fundamental de las hormonas sexuales, en concreto de la progesterona, los estrógenos y la testosterona. Si se le antojó aburrida una vida de un vegetal sin cerebro, ¿qué me dice de una vida asexual? Pero no nos centremos únicamente en las hormonas del sexo. El colesterol es también el precursor de otra serie de hormonas necesarias para el buen funcionamiento del organismo como el cortisol o la aldosterona. También es fundamental en las balsas de lípidos y otros aspectos de nuestra biología más complicados que creo que se escapan del ámbito de este libro pero son igual de importantes.

¿Recuerda a esa madre asesina del capítulo anterior que trata de envenenar a su bebé con un alimento repleto de grasa saturada, su leche materna natural? Pues tengo malas noticias que antes le adelanté. Sepa usted que esa mala madre, no contenta con hacer que su bebé engulla litros y litros de grasa –mucha de ella saturada-, además incluye una altísima cantidad de colesterol en su leche, supongo que en un intento desesperado de provocarle a su bebé un infarto, ¿no?; porque eso es lo que nos dicen, ¿verdad? Que si comemos mucho colesterol entonces nos dará un infarto, que es lo que les ocurre a los bebés que toman leche materna, ¿verdad? ¿Vamos derribando este mito ya o todavía no?

Creo que de momento ha debido quedarle claro que el colesterol juega un papel importante en nuestro organismo, tanto por la cantidad como por la variedad de funciones que tiene. Pues bien, en el organismo tenemos además algunos productores de colesterol especializados en generar grandes cantidades de esta grasa. El hígado es el principal productor de colesterol en el cuerpo humano, y es responsable aproximadamente de un 10% de la producción total. Imagínese, circulan por Internet artículos que hablan de los problemas hepáticos que puede generar el consumo de alimentos ricos en colesterol y resulta que, en realidad, el hígado es el mayor productor de colesterol del cuerpo humano. Pero no es el único. El colesterol también se genera en grandes cantidades en la corteza suprarrenal, el intestino, los testículos y los ovarios. Espero que no sea de los que se cree todo lo que encuentra en Internet, porque en este tema ya le adelanto que mucho de lo que encontrará es directamente mentira, o cuando menos, información maliciosamente manipulada, mal traducida o, simplemente, mal redactada para confundirle.

De hecho, si realiza una búsqueda de la palabra colesterol en Google comprobará que prácticamente todos los anuncios que aparecen son de fabricantes de alimentos. Esto es debido a que el tema del colesterol es la gallina de los huevos de oro de la industria alimenticia, pero no es la única industria que hace el agosto a costa de su salud. La industria farmacéutica también obtiene pingües beneficios con este tema. De hecho, consigue muchos más que la industria alimenticia, que a su lado es principiante en este tema. En breve le explicaré como estas dos industrias nos tienen sometidos con un yugo que sólo beneficia a sus intereses comerciales, pero antes, aprendamos un poco más del colesterol, para luego poder hablar con cierta propiedad.

¿Qué me diría si le dijese que sus analíticas habituales, las que utiliza su médico para analizar su nivel de colesterol y determinar lo que debe usted comer y lo que no debe comer, no miden en realidad el colesterol que hay en su cuerpo? Permítame que se lo explique antes de que piense que me falta un tornillo. El colesterol es una grasa, y esto es algo que nadie le negará. Como sabe, las grasas no son solubles en agua y el agua es la base de su sangre, por ello, el colesterol no puede fluir libremente por su sangre. De hecho, ¿recuerda haber visto alguna vez gotitas de grasa flotando en sangre? No, claro que no. Esto es debido a que el colesterol no viaja por su sangre como le muestran los gráficos de los fabricantes de alimentos en los anuncios en prensa o en los anuncios de televisión, ni mucho menos obstruye su sistema circulatorio del modo que se lo exponen.

En realidad, el colesterol viaja encapsulado en unas lipoproteínas y por lo tanto son estas lipoproteínas las que, en teoría, podrían obstruir sus arterias y no el colesterol en sí, si es que realmente ocurriese lo que describen esos gráficos, que se acumulan por ser muchas, que ya le adelanto que no es ni por asomo lo que ocurre en el interior de sus vasos sanguíneos. En breve volveremos con estas lipoproteínas, pero veamos antes el otro tipo de colesterol presente en nuestro organismo, el colesterol exógeno.

Antes le dije que nuestro organismo produce grandes cantidades de colesterol y que a este colesterol le llamamos colesterol endógeno. Pues bien, al colesterol que ingerimos en nuestra dieta le llamamos colesterol exógeno y ese se encuentra principalmente en las carnes, los huevos, los mariscos y los lácteos. No hay colesterol en los vegetales. ¿Se imagina usted por qué? Pues porque los vegetales están formados principalmente por células de carbohidratos y estas células no tienen colesterol. En el mundo vegetal hay un equivalente al colesterol del mundo animal, que se encuentra en la membrana de sus células, del que muy pronto le hablaré. De modo que como es lógico, aquellos alimentos que son en su origen fabricantes de colesterol son los que más colesterol contienen, como los huevos o el hígado de un animal. Ahora bien, el hecho de que estos alimentos sean ricos en colesterol tiene poca o ninguna incidencia en el colesterol total en nuestro cuerpo, que, como ya le he adelantado, no es el que le miden en la analítica normal que se hace coincidiendo con su chequeo médico. Bueno, no tiene una incidencia importante en el colesterol que hay en su cuerpo salvo que sea usted un conejo y se alimente a diario de huevos, en cuyo caso, como hemos visto por los estudios realizados, la cosa cambia.

Si recuerda el principio del libro, cuando hablaba del ser humano le ponía el ejemplo de cómo habían utilizado a los conejos en un experimento absurdo para determinar que los huevos elevaban el colesterol. Pues bien, al contrario que los conejos que no pueden regular la cantidad de colesterol que producen en función del que ingieren, el ser humano sí puede controlar la cantidad de colesterol que produce en función del colesterol que ingiere. O sea, cuando ingerimos alimentos ricos en colesterol producimos menos colesterol y cuando ingerimos alimentos pobres en colesterol producimos más. Además, no podemos absorber todo el colesterol que comemos, sino sólo una parte, de modo que además es difícil elevar el nivel de colesterol comiendo colesterol porque no podemos absorber todo el que comemos. Para colmo, cuando hay un exceso de colesterol, no se deje engañar, este no se acumula en sus arterias como le quieren hacer creer sino que, como pronto le explicaré, se excreta en las heces. Eso sí, aunque le parezca curioso, para que el mecanismo de excreción de colesterol funcione es necesario el colesterol, pues está relacionado con las sales biliares que se forman a partir de colesterol y que son las que propician este mecanismo.

Cuando hablamos de colesterol normalmente hablamos de colesterol HDL y colesterol LDL, pero esto no es exacto. En realidad el HDL y el LDL no son partículas de colesterol. De hecho, ni siquiera son "el" HDL y "el" LDL, sino más bien "la" HDL y "la" LDL. HDL significa High Density Lipoprotein (lipoproteína de alta densidad) y LDL significa Low Density Lipoprotein (lipoproteína de baja densidad). Estas lipoproteínas, entre otras, se encuentran en nuestra sangre y son las encargadas de transportar el colesterol y otras partículas de un lugar a otro. De modo que cuando usted se hace una analítica de sangre no le miden exactamente el colesterol que hay en su cuerpo, sino la cantidad que hay en las lipoproteínas que transportan ese colesterol por la sangre. La realidad es tan cruda que ni siquiera le miden todos los parámetros que le ofrecen en el análisis, sino que algunos los calculan usando una fórmula que no siempre funciona bien como pronto le mostraré.

Bien, veamos cómo funcionan estas lipoproteínas en su sangre para entender mejor este tema. La mejor analogía que puedo hacerle es que las lipoproteínas HDL y LDL son vehículos de carga especializados en el transporte de productos. El camión LDL se encarga –entre otras cosas-de transportar colesterol desde los centros de fabricación, como el hígado o el intestino, a las distintas células que lo necesitan. Por su parte, el camión HDL se encarga de recoger el colesterol sobrante de estas células para llevarlo de vuelta a zonas de reciclaje. Parece un sistema bien estructurado para organizar toda la logística del colesterol en el cuerpo, ¿verdad? Entonces, ¿para qué necesitamos tomar pastillas y alimentos que ayudan a regular el colesterol? Como puede imaginarse, en la mayoría de los casos, para nada.

Volviendo al tema de las lipoproteínas, al igual que un camión de carga, las lipoproteínas pueden ir llenas de colesterol, a media carga o casi vacías. ¿Y qué es lo que miden los análisis? Bueno, pues los análisis convencionales miden la cantidad de carga que viaja en las lipoproteínas, pero no el número de lipoproteínas en sí. Digamos que miden los productos que van dentro de los camiones pero no la cantidad de camiones que los transportan. Si queremos conocer la cantidad de lipoproteínas que viajan por la sangre tenemos que hacernos otro análisis más especializado. Supongo que se estará preguntando ¿para qué demonios necesitamos saber la cantidad de lipoproteínas que viajan por la sangre? Pues la verdad es que esa –y no otra- es la verdadera información que nos puede empezar a indicar algo acerca de nuestra salud cardiovascular.

Resulta que la gran mayoría de estudios referentes al colesterol no encuentran una relación directa entre la cantidad de colesterol en la sangre y la enfermedad cardiovascular. Si, digo "la gran mayoría de estudios" y no "todos los estudios" es porque resulta que algunos estudios los financian las grandes farmacéuticas y, en esos casos, digamos educadamente que los resultados no son concluyentes por exceso de celo en la redacción de las conclusiones.

Lo que sí parece apuntar directamente al foco del problema –que no a su origen, al que después llegaremos- es la cantidad de partículas LDL que hay en la sangre y, sobre todo, a su relación con los triglicéridos. Los triglicéridos son otro tipo de grasa que circula por nuestra sangre y, al igual que el colesterol, lo hace encapsulado en lipoproteínas. Como he dicho antes, las lipoproteínas pueden ser de distinta densidad y si bien es cierto que genéricamente las catalogamos como HDL (alta densidad) y LDL (baja densidad), existe una subdivisión de estas últimas que se llama VLDL (Very Low Density Lipoprotein), que significa Lipoproteína de muy baja densidad.

Todo apunta a que cuando tenemos muchas lipoproteínas de muy baja densidad transportando colesterol y, sobre todo, triglicéridos, es cuando se producen las famosas placas de ateroma que pueden llegar a bloquear las arterias produciendo accidentes cardiovasculares. Estas placas se forman cuando el colesterol se cuela dentro de la pared arterial, queda atrapado allí y se oxida, dando lugar al origen del problema. No debemos confundir el origen con la causa. El origen de la arterosclerosis es la oxidación de estas placas de colesterol en las paredes arteriales, pero lo que realmente debe importarnos es la causa que produce esto, y ahí llegaremos en breve.

Como le decía, al colarse el colesterol dentro de la pared arterial y oxidarse, se da comienzo al proceso de creación de una placa de ateroma. Pues bien, la única forma que tiene el colesterol de llegar a colarse bajo la pared de las arterias es precisamente cuando la lipoproteína LDL que lo transporta lo lleva hasta allí, y más concretamente, las lipoproteínas VLDL. Lo siguiente que cabe preguntarse es porqué estas lipoproteínas llevan allí el colesterol, y la respuesta es sencilla, más que llevarlo, lo pierden allí.

He leído diversas teorías que difieren en los motivos, pero parecen tener una misma causa. Se lo voy a simplificar bastante, sin entrar en detalles técnicos bastante aburridos, pero esto es lo que parece que ocurre: las lipoproteínas pueden chocar contra las paredes de las arterias. Si esto ocurre, del mismo modo que cuando un camión se estrella y se despilfarra toda su mercancía, estas partículas pierden también su carga de colesterol que queda esparcida por toda la zona. Hasta aquí todo bien, o más que bien, digamos que todo controlado. Ante esta eventualidad, el organismo envía refuerzos a la zona, una especie de patrulla de carretera, y entre esos refuerzos hay unas partículas llamadas macrófagos que se encargan de engullir todo el colesterol que ha quedado suelto y ha comenzado un proceso oxidativo. Digamos que estos macrófagos son como el servicio de limpieza de las autopistas. Si esto ocurre de vez en cuando, no hay problema. El problema llega cuando los choques son continuos y los macrófagos se saturan de tanto colesterol. En efecto, cuando los macrófagos tienen que ingerir una gran cantidad de colesterol acaban por explotar y todo el contenido de colesterol que contenían se precipita bajo la pared arterial. Es entonces cuando comienza el verdadero problema. Es ahí donde el colesterol acaba por producir un proceso oxidativo que atrae otras partículas, entre ellas calcio, y que acaba generando estas placas que luego pueden llegar a provocar atascos en la circulación que desembocan en un accidente cardiovascular.

Lo cierto es que no se sabe con exactitud qué es lo que provoca que las lipoproteínas choquen contra las paredes de las arterias, pero si sabemos algunas cosas que son muy interesantes. Lo primero que sabemos es que cuanto menores sean las partículas mayor el riesgo de que choquen contra la pared. De ahí que se apunte a la LDL siempre como el malo de la película. Sin embargo, también sabemos que no es toda la LDL la que provoca esta situación, sino más bien un tipo concreto de LDL, la VLDL de la que le hablaba antes. Pero esto no es lo más importante. Lo realmente importante es que el factor que más influye para que se produzcan estos choques es la cantidad de LDL, o sea, a mayor cantidad de partículas de LDL, mayor probabilidad de choque.

Es probable que usted me diga que en función de estos datos, es cierto que cuanto mayor sea el valor de la LDL en la analítica, mayor el riesgo, que viene a ser lo que casi todo el mundo piensa, incluidos muchos médicos. Sin embargo, si recuerda el principio de esta historia, ya le dije que los análisis habituales que usted se hace no miden la cantidad de partículas LDL, sino la cantidad de mercancía que viaja en esas partículas. Usted puede tener en su sangre –por seguir con la analogía de los camiones- unos pocos camiones llenos con mucha mercancía o infinidad de furgonetas medio vacías con la carga muy repartida entre ellas. Lo importante no es cuanto colesterol hay en su sangre, sino cuantas partículas lo están transportando, pocas y muy grandes o muchas y muy pequeñas. O sea, que aunque la cantidad de colesterol transportado, que es lo que miden las analíticas normales, puede orientarnos en este tema, lo que realmente necesitamos saber es la cantidad de contenedores que circulan en la sangre; la cantidad de lipoproteínas y no de colesterol, y más concretamente la cantidad de lipoproteínas de muy baja densidad, o sea, la cantidad de partículas VLDL.

No olvide que antes le dije que para obtener los resultados de sus analíticas habituales ni siquiera calculan todos los valores que se muestran en la hoja. Voy a desvelarle ahora ese misterio. En la mayoría de los casos, el laboratorio hace un recuento del colesterol contenido en las HDL, de los triglicéridos y del colesterol total, pero el colesterol contenido en la LDL, que es el que realmente nos podría dar una idea aproximada de la realidad, no lo cuentan, sino que lo calculan con una fórmula; una fórmula que por cierto no funciona en una creciente parte de la población, entre la cual me incluyo: los que seguimos dietas bajas en hidratos de carbono.

Antes le hablé de los triglicéridos y de su importancia y ahora ha llegado el momento de explicarle esto también. Los triglicéridos se transportan en las LDL, de modo que si reducimos la cantidad de triglicéridos en la sangre disminuimos la necesidad de tener muchas partículas de LDL. Dicho de otro modo, a menor cantidad de triglicéridos, menor concentración de LDL, de ahí que sea otro factor a tener en cuenta para darnos una idea de nuestra salud arterial, pero ni mucho menos un factor único o determinante.

Para esto que le voy a contar quizás no esté preparado todavía, pero quiero ir adelantándoselo. Lleva años oyendo que la grasa hace subir el colesterol y los triglicéridos y que debe reducir el consumo de grasa, ¿verdad? Lo cierto es que la mayoría de las grasas que ingerimos en la dieta tienden a aumentar el HDL y las partículas LDL de menor tamaño. ¿Tiene idea de qué elemento en nuestra dieta es el que realmente aumenta los triglicéridos y la producción de partículas LDL de menor tamaño, el llamado VLDL? Quizás lo intuya a estas alturas del libro: los carbohidratos refinados, especialmente el azúcar común y la fructosa.

Supongo que recuerda que le expliqué que el exceso de azúcar en sangre se transporta al hígado para convertirse en grasa que después almacenamos por si tenemos necesidad de ella. Pues bien, le daré ahora dos datos que le serán de suma utilidad para comprender todo esto. Para empezar, las grasas que se generan en el hígado a partir del exceso de glucosa son triglicéridos, esos mismos que se miden en su analítica. Como puede imaginar, estos triglicéridos se transportan desde el hígado al tejido adiposo encapsulados en LDL, por eso, si abandona el consumo de grasa en lugar del consumo de azúcar, no obtendrá una reducción de sus triglicéridos y por tanto no logrará reducir su riesgo de sufrir arterosclerosis. Por lo tanto, el consumo de carbohidratos refinados es, en última instancia, responsable del aumento de los triglicéridos y además de la cantidad de partículas LDL que fluyen por nuestra sangre. De modo que si tras realizarse un chequeo decide que quiere reducir sus posibilidades de sufrir un accidente cardiovascular, olvídese de dejar la grasa y vaya dejando el azúcar.

Bueno, pues ya hemos visto la mitad de la película, que le voy a resumir brevemente para que no haya dudas antes de ver la segunda parte, que es la que verdaderamente da miedo.

Hasta ahora le he contado que los análisis de sangre habituales que se hace no miden la cantidad de lipoproteínas que transportan el colesterol que hay en la sangre, sino la cantidad de colesterol que se transporta en esas lipoproteínas. También le he contado que el foco del problema en la arterioesclerosis, que es la patología de la que le previenen los anuncios de alimentos que prometen bajar el colesterol, reside en los choques de las partículas de las lipoproteínas más pequeñas, las VLDL contra las paredes de las arterias y le he explicado que estos choques sólo son problemáticos cuando se producen con mucha frecuencia. Además le he dicho que la frecuencia de estos choques no depende de la cantidad de colesterol, sino de la cantidad y tipo de lipoproteínas que tenemos en la sangre transportando el colesterol y, sobre todo, de la cantidad de triglicéridos que también se transportan en esas lipoproteínas. Por último le expliqué que contrariamente a lo que le cuentan, los alimentos que más influyen en su nivel de triglicéridos en sangre son los carbohidratos refinados y no las grasas.

También le he contado al principio del capítulo que en realidad la cantidad de colesterol que ingerimos no afecta de manera significativa la cantidad de colesterol que tenemos en el cuerpo, dado que nuestro organismo ajusta la producción de colesterol en función del que ingerimos gracias a que no somos conejos, sino humanos. Y le he puesto en orden los papeles más importantes que juega el colesterol en nuestro cuerpo para que entienda que lejos de ser una sustancia perjudicial para nosotros, el colesterol es una sustancia necesaria para la vida.

Pues bien, una vez explicado todo esto, ¿cómo es posible que, basándose en unos análisis incompletos, la industria farmacéutica y la industria alimenticia le insten cada día a todas horas a reducir sus niveles de colesterol? Para colmo, el único dato real que podríamos obtener de la lectura de esa analítica que usted se hace con el objetivo de conocer sus niveles de colesterol sería la cantidad de colesterol que tiene usted circulando en la sangre, pero, ¿qué cantidad de colesterol tenemos en el resto del cuerpo? Mire, aproximadamente el 8% del total de colesterol de nuestro cuerpo está en la sangre. El otro 92% está en el resto del cuerpo. Recuerde este dato porque es de una importancia vital como veremos en breve en cuanto abordemos el siguiente capítulo: La gran mentira de las estatinas y los esteroles.

El que dice una mentira no sabe qué tarea ha asumido, porque estará obligado a inventar veinte más para sostener la certeza de esta primera.

Alexander Pope

LA GRAN MENTIRA DE LAS ESTATINAS Y LOS ESTEROLES

Toda vez que ya conocemos la realidad acerca del colesterol y que podemos considerarlo más un amigo que un enemigo, ¿qué papel juegan la industria alimenticia y la industria farmacéutica en este engaño masivo? Si nunca ha oído hablar de las estatinas y los esteroles vegetales o fitoesteroles, acostúmbrese a estos términos porque los va a tener hasta en la sopa en los próximos años, y lo digo tanto en sentido figurativo como literal. Y es en la alta disponibilidad en las medicinas y los alimentos industriales donde está el problema principal de estos compuestos, como veremos a continuación.

Las estatinas son unos fármacos, cuyo origen está habitualmente en los hongos, que funcionan en nuestro organismo inhibiendo la enzima involucrada en la síntesis del colesterol en el organismo. Dicho de un modo más coloquial, las estatinas funcionan inhibiendo la capacidad de su cuerpo para generar colesterol endógeno. Esto, como habrá supuesto tras leer el capítulo anterior, puede no ser una muy buena idea en muchos casos.

Por su parte, los esteroles vegetales, también llamados fitoesteroles, son unos compuestos de origen vegetal presentes de manera natural en algunos alimentos como el aceite de girasol o la soja. Su función en los vegetales es similar a la función del colesterol en el cuerpo humano en cuanto a la membrana celular se refiere. Se trata del equivalente vegetal del colesterol del que le hablé antes. Estas partículas tienen la particularidad de que, ingeridas en grandes cantidades, pueden bloquear la absorción de parte del colesterol en el intestino.

De modo que por un lado tenemos las estatinas, que inhiben la producción de colesterol endógeno y, por otro lado, tenemos los esteroles vegetales, que bloquean la absorción del colesterol exógeno. ¿Quiere un coctel mortal? Olvide el arsénico. Esto es mucho más fácil y barato de conseguir...

Vamos a abordar ambas sustancias por separado en la industria en la que juegan un papel fundamental, comenzando por las estatinas, que como le avancé, son la gallina de los huevos de oro de la industria farmacéutica. Empecemos por hacer un poco de historia. Una de las primeras drogas que se utilizó para alterar el perfil lipídico fue el Clofibrate. Esta droga se diseñó para promover la conversión de la VLDL en LDL, reduciendo de este modo el nivel de VLDL y de paso aumentando el de HDL, con el objetivo de reducir las colisiones de las que le hablé en el capítulo anterior. Sin embargo, en las pruebas llevadas a cabo con un grupo de pacientes tratados con Clofibrate y otro grupo de pacientes sin tratar, se descubrió que en el grupo tratado con Clofibrate, pese a reducir los niveles de lipoproteínas en la sangre, se alcanzó un 48% más de mortalidad que en el grupo sin tratar. De hecho, al interrumpir el experimento por la alta mortandad que estaba causando, esa mortalidad se redujo a una diferencia normal entre ambos grupos del 5%, algo absolutamente razonable en este tipo de ensayos. Incluso cuando el medicamento fue retirado del mercado por "efectos secundarios adversos" en 2002, los resultados del test indicaron que las muertes en el grupo de pacientes a los que se suministraba Clofibrate se produjeron por una serie de causas distintas a la enfermedad cardiovascular y que hasta la fecha estas causas no han podido ser explicadas. Vamos, que los que tuvieron la funesta suerte de pertenecer al grupo al que se le suministró el medicamento debían para colmo estar agradecidos a la farmacéutica por conseguir que no muriesen de un infarto, sino de otra causa aún sin determinar.

Desde entonces ha llovido bastante en el campo del control de la hipercolesterolemia y todo ha derivado principalmente en el uso de estatinas. Digamos que la industria, viendo que no podía manejar a su antojo la cantidad de lipoproteínas en la sangre, encontró la solución reduciendo directamente el nivel de colesterol de los pacientes. Sin embargo, no hay pruebas concluyentes de que el uso de estatinas, de manera aislada, tenga un efecto en el control de la mortalidad de los pacientes. Hay que reconocer que las estatinas, además de servir para reducir el colesterol a base de inhibir su producción, tienen un efecto antiinflamatorio, y es precisamente ese efecto antiinflamatorio, en la opinión de muchos expertos, el que puede producir ciertos beneficios en su consumo a un tipo concreto de pacientes.

Ahora bien, ¿Cuál es el precio a pagar por esos efectos antiinflamatorios? Pues como en la mayoría de los medicamentos antiinflamatorios, son diversos y de variada severidad. En concreto, el uso de estatinas tiene un impacto sustancial en la producción de Coencima Q-10, que juega un papel fundamental en el correcto funcionamiento del corazón y en la producción de energía celular. Por eso, a los pacientes a los que se les recetan estatinas se les suele recomendar que tomen un suplemento de Coenzima Q-10 (CoQ10). Si usted es uno de las millones de personas que han decidido unilateralmente tomar estatinas porque piensa que tiene el colesterol alto, lo primero que le recomiendo es que las deje y consulte con un experto si son apropiadas en su caso y, si decide no hacerme caso, al menos tome un suplemento de Coenzima Q10 para el corazón.

Por otro lado, se ha observado que los pacientes que toman estatinas tienen un mayor riesgo de desarrollar diabetes. Por si esto fuera poco, se asocia su consumo al riesgo de padecer problemas musculares. Sin embargo, para mí el efecto secundario más aterrador de las estatinas es por otro lado el más lógico, el que cabría esperar después de comprender el papel del colesterol en nuestro organismo. ¿Recuerda del capítulo anterior que le dije que el cerebro contiene un 25% de su peso en colesterol? Entonces no le sorprenderá saber que el uso de estatinas que reducen el colesterol tiene un impacto en la función cognitiva y la memoria. Como le dije hace poco, elimine el colesterol de su vida y ábrase camino en el apasionante mundo de los vegetales.

Vistos estos antecedentes, ¿por qué son tan populares las estatinas? Principalmente por el dinero que producen. Y no se trata de un poco de dinero, ni de mucho dinero, sino de una cantidad ingente de dinero. Le pondré un ejemplo con datos reales. El fármaco más vendido de la historia se llama Lipitor. Desde su lanzamiento en 1996 hasta que expiró su patente el 30 de Noviembre de 2011, unos catorce años y medio después, Lipitor produjo ventas por la friolera de ciento veinticinco mil millones de dólares ($125.000.000.000), casi 8.500 millones de dólares anuales de promedio. Si tenemos en cuenta que el precio de venta al público del fármaco rondaba los 10 dólares, se debieron vender de media 850 millones de unidades por año, hasta un total de 12.500 millones de unidades en todo el período. ¿Alcanza a comprender la magnitud del negocio de este medicamento? No debe extrañarle por tanto que su propietario, el laboratorio Pfizer –que lo compró al laboratorio descubridor[4]- siga centrado en trabajar en este tipo de medicamentos. Si todavía no se lo ha imaginado, ya se lo digo yo: el Lipitor era el nombre comercial de una estatina que hoy se vende a gran escala, incluso mayor, como medicamento genérico y que se llama atorvastatina. No debe extrañarle por lo tanto que a algunos

---

[4] La atorvastatina, comercialmente Lipitor, fue sintetizada por primera vez en 1985 por Bruce Roth mientras trabajaba para el laboratorio Parke-Davis Warner-Lambert.

laboratorios no les interese demasiado el verdadero causante del problema, dado que si producen un medicamento que ataca al foco del problema –y no a la causa- puede venderlo de por vida en los pacientes, que es cuando un medicamento es realmente rentable para el laboratorio, al hacerse crónico.

No sé si se hace una idea de lo que esa cantidad de dinero significa. Al cambio actual estamos hablando de unos 95.000 millones de euros. Para ponerlo en perspectiva, tenga en cuenta que el gasto en educación en 2012 en España fue de menos de la mitad de esa cantidad, en concreto algo menos de 47.000 millones de euros y el gasto en salud del mismo año en España fue de 72.000 millones de euros, menos también que esa cantidad.

Pues bien, vistos los resultados que las estatinas tienen en las cuentas de resultados de la industria farmacéutica, resulta lógico que muchas hayan emprendido una carrera de velocidad por descubrir la siguiente pastilla milagrosa, la siguiente estatina que puedan sintetizar y poner en el mercado para vender a gran escala y de por vida a cuanta más gente mejor. De hecho, además de la atorvastatina tenemos la rosuvastatina, la simvastatina, la pravastatina, la pitavastatina, la lovastatina, la fluvastina y la cerivastatina, más lo que está por llegar en los próximos años, que no dude serán un buen puñado más. Por cierto, que esta última que he mencionado, la cerivastatina, de Bayer, se retiró del mercado en 2001 debido a su asociación con graves efectos adversos. En concreto, se produjeron 52 muertes por uso del fármaco, que en última instancia desencadenó insuficiencia renal, que derivó en la muerte de los pacientes, además de otros 385 casos no fatales. Ya le advertí que jugar con los niveles de colesterol no es algo que debamos tomarnos a la ligera.

Pero volvamos al negocio de las estatinas. ¿Cómo llegó Pfizer a vender esa cantidad absolutamente disparatada de su estatina estrella, el Lipitor? Pues básicamente utilizando las mismas artimañas que todavía se usan hoy en día: haciéndole creer que el colesterol le producirá un infarto. La publicidad de Lipitor –que puede encontrar en imágenes en Internet con bastante facilidad- decía que su uso reducía el riesgo de sufrir un infarto en un 36%. Y lo decía del mismo modo que vemos en la publicidad de muchos productos, respaldándolo con la foto y el testimonio de un experto o un famoso, en este caso con la foto del Dr. Robert Jarvik de fondo, inventor del primer corazón artificial, que en el anuncio decía ser usuario de Lipitor y cumplía ambos requisitos, era experto y famoso en Estados Unidos. Pero lamentablemente, la información del anuncio no era clara, por ponerlo en términos amables y no crearme más enemigos todavía.

La realidad de ese supuesto 36% de reducción de riesgo de infarto que anunciaba Pfizer es que se realizó un estudio con personas a las que se les suministró una pastilla de Lipitor y personas a las que se les suministró una pastilla de placebo, en concreto azúcar, y se observó que en el grupo del placebo se produjeron con el tiempo un 3% de muertes por infarto mientras que en el grupo del Lipitor se produjeron un 2% de muertes. La diferencia real absoluta fue de un miserable 1%, probablemente incluso despreciable. Sin embargo, en términos relativos (la diferencia entre el 2% y el 3%), la diferencia es del 36%, que es lo que Pfizer anunciaba a bombo y platillo, confundiendo lógicamente al consumidor. Pero para colmo de males, en la letra pequeña del anuncio se puede leer que ese 1% de diferencia (36% de diferencia relativa) se daba sólo en pacientes que tenían factores de riesgo previos como antecedentes familiares, presión alta, edad, HDL baja (si, la "buena") o tabaquismo. Como verá, ni siquiera el propio fabricante consideraba en su anuncio que tener la LDL alta un factor de riesgo, sino que admite –aunque sea en la letra pequeña del anuncio- que el verdadero factor de riesgo es tener colesterol bajo y no alto.

En cuanto al Dr. Jarvik, flamante defensor del uso del Lipitor, en 2006 dos congresistas Norteamericanos, sorprendidos por las apariciones de este en los medios hablando maravillas del Lipitor, decidieron investigarle. No solo descubrieron que no había realizado residencia ni tenía licencia para ejercer la medicina, sino que además tuvo que admitir que jamás había tomado Lipitor antes de convertirse en relaciones públicas a sueldo de la empresa farmacéutica. El 2 de febrero de 2008 Pfizer anunció oficialmente que retiraba las campañas de publicidad que había iniciado con el testimonio de Jarvik. En realidad, el propósito ya estaba cumplido y el público asociaba que un experto en cardiología recomendaba el uso de un fármaco para reducir la probabilidad de sufrir un infarto.

¿Cómo se le ha quedado el cuerpo? Veamos algunas estadísticas, a ver si conseguimos que entre de nuevo en calor. En Estados Unidos y de acuerdo con las cifras de 2010 publicadas por la Universidad de Harvard –que supongo que ahora serán peores porque el uso de estatinas va en aumento- el 25% de la población mayor de 45 años toma estatinas, unos 32 millones de personas. Entre los hombre que tienen entre 65 y 74 años, el porcentaje se dobla hasta un escandaloso 50%, la mitad de esa población, que toma una pastilla de estatina al día. Creo francamente que en esa franja de edad este producto bate en ventas sin pestañear a un clásico Norteamericano record de ventas como la Coca Cola.

Entiendo que ya no debe chocarle que exista un interés general en que usted reduzca sus niveles de colesterol. Ojo, no estoy diciendo que si su médico especialista le receta tomar estatinas él forme parte de esta trama. Estoy diciendo que en ciertos casos, una gran mayoría sospecho, lo más probable es que no necesite tomar estatinas aunque sus análisis de colesterol en sangre estén por encima de 200 o 220, pues el colesterol alto por sí solo no es indicativo de riesgo cardiovascular como se demuestra en innumerables estudios recientes. Y fíjese que le he dicho médico especialista con una intención clara, la de hacerle saber que su médico de familia, de cabecera, puede no estar al tanto de todos los datos acerca del uso de las estatinas y de la necesidad real que usted pueda tener de tomarlas. Lo mejor, una vez identificada por el médico de cabecera una posible patología es siempre visitar al especialista y no tratar de zanjar el problema sin una opinión experta.

Tengo un amigo cercano que me confesó que llevaba un año tomando estatinas porque su médico de familia se lo recomendó tras un análisis rutinario en que su colesterol total estaba ligeramente por encima de 200. No tenía ningún otro tipo de factor de riesgo ni manifestaba ningún síntoma de los comúnmente asociados al riesgo de enfermedad cardiovascular. Para colmo, ni fuma ni bebe y hace deporte. Simplemente, su médico de cabecera pensó que era una buena idea bajarle un poco el colesterol sin consultar a un especialista. En su intento con el fármaco, y después de un año de su consumo, se repitió su analítica. No sólo no le consiguió reducir considerablemente el colesterol total, que seguía en el entorno de los 200, sino que la mezcla del medicamento con una dieta baja en grasa y rica en carbohidratos simples, le incrementó significativamente el LDL y los triglicéridos. Además, mi amigo sufría una serie de problemas asociados a las dietas bajas en grasa y ricas en hidratos, desde problemas gástricos a estreñimiento. Lógicamente, le recomendé que visitara a un especialista en el convencimiento de que, al menos, le retiraría la prescripción de estatinas para el problema imaginario que el médico de cabecera había intuido, probablemente influido por el constante bombardeo mediático que sufrimos con el tema del colesterol.

Como hemos visto, las estatinas trabajan reduciendo la producción de colesterol en su cuerpo, y aquí hay un dato que tenemos que rescatar ahora del capítulo anterior que ya le advertí que era importante. El colesterol en sangre es aproximadamente un 8% del colesterol total en su cuerpo. La importancia de este dato en este momento es que las estatinas inhiben la producción de colesterol a nivel global, no solo del colesterol que viaja por su sangre. Esto quiere decir que es probable que después de ver un análisis de sangre con el colesterol supuestamente alto en sangre, digamos que por encima de 200 o 220, usted sienta la tentación de tomar estatinas, pero lo cierto es que si toma este medicamento no reducirá solo el colesterol en sangre, sino que también lo reducirá en el 92% restante de su organismo. ¿Está dispuesto a afrontar ese riesgo sin conocer a fondo su perfil lipídico y realizarse análisis adicionales específicos sobre el colesterol? ¡Yo no lo haría forastero!

Si todo el tema de los análisis que le conté en el capítulo anterior no fue suficiente para concienciarle de este engaño, déjeme que le de unos cuantos datos más que pueden servir para concienciarle, al menos, de que antes de tomar estos fármacos por auto prescripción o recomendación poco razonada se realice más análisis y consulte a especialistas.

Para empezar, un único análisis del perfil lipídico no vale para mucho. En recientes estudios se ha descubierto que el perfil lipídico cambia muy rápidamente. En concreto, realizando exámenes semanales del perfil lipídico de un grupo de personas, el 75% de los sujetos tuvieron variaciones del +/- 20% en los valores de sus análisis con respecto a la semana anterior. En el caso de la HDL, el 95% de los sujetos tuvieron similares variaciones mientras que para la LDL la variación ocurrió en el 65% de los casos. De hecho, el 40% de los sujetos saltó hacia atrás o hacia adelante en una categoría de riesgo en función de la variación que obtuvo semanalmente en sus datos sin tomar medicación alguna o realizar cambios en su dieta. O sea, que sin que mediasen factores externos en el resultado de los análisis, en unas semanas se obtenían cifras de colesterol que servían para considerar supuesto riesgo cardiovascular del sujeto y en otras semanas los valores no apuntaban a riesgo alguno en el mismo sujeto. Visto de este modo, su probabilidad de acabar encadenado a un medicamento de por vida depende principalmente de la suerte que tenga la semana que se hace el análisis, si es que sólo se hace uno.

Yo mismo, en un análisis rutinario que incluía datos hepáticos hace unas semanas, me asombré porque tenía las transaminasas realmente disparadas.

Tras consultar con varios amigos expertos en la materia y con mi médico especialista sobre los posibles motivos, todos ellos horribles por cierto como el cáncer, la hepatitis, o una infección grave, por mencionar algunos, volví a repetirme el análisis cinco días después. Como yo era consciente que había estado forzando mucho en el gimnasio los días previos al primer análisis, y sospechaba que este podía ser el motivo de que me salieran esos valores tan altos (por destrucción masiva de tejido muscular y otros problemas relacionados), decidí interrumpir la práctica deportiva durante esos cinco días, para dar tiempo a mi cuerpo a recuperarse, y luego volví a realizarme el análisis. Cuando acudí al laboratorio a pincharme me dijeron que cinco días no eran suficientes para notar un cambio significativo en las transaminasas, lo mismo que me dijo tanto mi médico como un amigo especializado en el tema, pero yo insistí en repetirme el análisis y, como esperaba, las transaminasas estaban de vuelta en su sitio. Le cuento esto porque quiero que entienda que la analítica que se hace rutinariamente es un reflejo de lo que está pasando en ese momento en su cuerpo, y si bien es cierto que puede darnos una idea general de algunas cosas y descubrir patologías concretas, siempre es bueno repetirse los análisis en los que lo que se analiza es un valor variable en el organismo, como las transaminasas o el colesterol, que pueden estar momentáneamente afectados por un gran número de factores sin significar patología o riesgo alguno.

Bueno, ahora que sabemos cómo inhibir la producción de colesterol endógeno, usando estatinas, y que comprendemos la magnitud de este negocio para la industria farmacéutica, pasemos a analizar como la industria alimenticia utiliza los esteroles vegetales para hacer algo parecido. En efecto, los fabricantes de alimentos se están apuntando al boom de la reducción del colesterol incluyendo fitoesteroles en una creciente cantidad de productos. Todo comenzó con los lácteos, pero todo indica que su uso puede extenderse a una gran variedad de productos. Ya es posible encontrar también margarinas, mantequillas, cereales, salsas y otros productos enriquecidos con esteroles vegetales. Como dije al principio del capítulo, esta alta disponibilidad, que va en aumento, es probablemente el principal problema que enfrentaremos en un futuro próximo, como a continuación le explicaré.

Al principio del capítulo, le explicaba que los fitoesteroles funcionan inhibiendo la absorción del colesterol exógeno en el intestino, de manera supuestamente natural. Lo que los fabricantes de alimentos que incluyen fitoesteroles en sus productos le cuentan es que se trata de una sustancia natural que se encuentra en alimentos como el aceite de girasol. Lo que no le cuentan es que las cantidades en las que se encuentran estas sustancias de manera natural en dichos alimentos son insignificantes y por lo tanto, en circunstancias normales la ingesta de estos alimentos no tiene incidencia alguna en la absorción del colesterol exógeno en su organismo. Lo que no le cuentan es que ellos concentran una gran cantidad de esta sustancia en sus productos para lograr efectivamente reducir su colesterol.

Pero, si los esteroles vegetales funcionan inhibiendo la absorción del colesterol exógeno y el organismo está capacitado para generar más colesterol cuando se consume menos, ¿por qué se reduce el nivel de colesterol al tomar fitoesteroles? ¿Qué es lo que no funciona bien en esta ecuación? ¿Por qué reducen el colesterol según apuntan sus estudios? Me temo, y esto es sólo una suposición porque no encuentro respuesta a esta pregunta por ninguna parte, que la inhibición de colesterol es sólo parte del funcionamiento de los fitoesteroles y hay algo más que se nos escapa. Aparentemente, se puede reducir el nivel de colesterol en sangre hasta un 15% tomando este tipo de alimentos que incluyen fitoesteroles, pero no acabo de comprender bien porqué, dado que la simple inhibición de la absorción del colesterol exógeno no debería ser suficiente para lograr dicha reducción.

Lo que me ha ocurrido investigando este tema es que la mayoría de estudios que encuentro al respecto están realizados, pagados o supervisados por fabricantes de alimentos, así que como comprenderá su valor para mí no es muy alto ni me sirven para sacar conclusiones. Sin embargo, vamos a suponer que realmente funciona únicamente inhibiendo la absorción de colesterol en el intestino, que es lo que se supone que hacen. ¿Quién es el público objetivo de estos productos? En principio deberían ser las personas que tienen el colesterol elevado a las que le han recetado disminuir su colesterol. Lo que ocurre es que estas personas suelen tener medicación para inhibir la producción de colesterol endógeno, así que si inhiben la producción de colesterol endógeno con estatinas y limitan la absorción de colesterol exógeno con esteroles, ¿de dónde van a sacar el colesterol que necesitan? Francamente, no lo sé, ni creo que nadie tenga respuesta a esta pregunta. Sin embargo, hay algo que me llama poderosamente la atención y que muchas personas no han notado y quiero explicar.

Si bien los fabricantes de productos alimenticios para bajar el colesterol los anuncian a bombo y platillo, dando la sensación de que es importante para todo el mundo bajar el colesterol al máximo, cuando uno mira el etiquetado de sus productos, donde dejan constancia de sus intenciones para cubrirse las espaldas, vemos que no tienen problema en dejar claro que quizás su publicidad no es del todo rigurosa en cuanto al público objetivo al que se dirige su producto se refiere. De este modo, si leemos la etiqueta del Danacol, el popular producto lácteo de Danone para bajar el colesterol, esta pone literalmente[5]:

> *"Danacol©, con esteroles vegetales, no está destinado a las personas que no necesitan controlar su colesterolemia. El producto puede no ser nutricionalmente adecuado para personas con necesidades dietéticas especiales (mujeres embarazadas y durante la lactancia, y niños menores de 5 años). Se recomienda el consumo de 1 Danacol© al día. Cada Danacol© contiene 1.6g de Esteroles Vegetales. Debe evitarse el consumo superior a 3g de esteroles vegetales añadidos al día. Si usted está tomando medicamentos para reducir su colesterolemia, sólo debe consumir el producto bajo supervisión médica. El producto debe consumirse como parte de una dieta equilibrada y variada que incluya el consumo regular de frutas y hortalizas para ayudar a mantener los niveles de carotenoides. Las enfermedades del corazón poseen múltiples factores de riesgo, y la alteración de uno de estos factores de riesgo, puede tener o no un efecto beneficioso."*

Leyendo esta advertencia, cualquiera diría que se trata de un medicamento y no de un producto lácteo que se compra en el supermercado y cualquiera puede tomar en casa sin receta y en la cantidad que desee. Lo cierto es que de la lectura de esta advertencia se pueden sacar bastantes conclusiones. La primera es que se trata de un producto "no destinado para personas que no necesitan controlar su colesterolemia". Una doble negación que esconde una triquiñuela legal. En lugar de decir para quién está indicado, dicen para quien no lo está, y así es más fácil meter personas en ese grupo en caso de necesidad legal. Además, ¿cómo se determina quién necesita controlar su colesterolemia?

---

[5] He encontrado diversas advertencias en otras tantas etiquetas de Danacol con ligeros matices que las hacen ligeramente diferentes entre ellas. He reproducido aquí la más reciente que he podido encontrar, que he sacado directamente de un supermercado comprando un paquete de este producto en Julio de 2014 en España. La principal diferencia que he encontrado en esta versión con respecto a otras que tenía guardadas entre mi documentación de investigación es que esta dice textualmente "[...] no está destinado a personas que no necesitan controlar su colesterolemia" mientras que en versiones anteriores decía "[...] está destinado exclusivamente para aquellas personas que desean reducir su nivel de colesterol."

Según los anuncios que aparecen en televisión, ¡todo el mundo debe controlársela para evitar sufrir un infarto!

Por otro lado, nos advierten que si ya tomamos medicamentos para reducir el colesterol, sólo debemos consumir este producto bajo supervisión médica. Esto empieza a darle un sentido a mi preocupación anterior en la que le exponía que si por un lado inhibimos la producción y por otro bloqueamos la absorción, las cuentas no salen y de algún lado hay que sacar el colesterol que necesitamos para mantenernos vivos.

Lo siguiente que nos cuenta el fabricante es que la dosis máxima diaria de esteroles vegetales no debe superar los 3 gramos al día y se apresura a explicar que su producto sólo contiene 1,6 gramos de estos esteroles y por tanto recomienda tomar sólo una botellita al día. Otros fabricantes incluyen hasta 2 gramos de esteroles y practican la misma recomendación de tomar un único envase al día. ¿Dónde está el problema aquí? Creo que se trata de un problema doble. Por un lado, como le dije al principio, la alta disponibilidad de estos productos hace probable que una misma persona tome dos, tres o hasta cuatro productos distintos, incluso de distintos fabricantes, en un mismo día. Quizás un lácteo bebible con fitoesteroles y una tostada con margarina con fitoesteroles para desayunar, un yogur con fitoesteroles de postre con la comida y quizás una hamburguesa con mayonesa con esteroles vegetales en la cena. Es más que probable, en este hipotético caso, que se estén multiplicando por 4 las recomendaciones en la ingesta de esteroles vegetales y a mí particularmente no me quedan claros los efectos que esto podría tener en nuestro organismo, pues al no ser técnicamente un medicamento los efectos de la ingesta superior a las dosis recomendadas por el fabricante no aparecen en el envase.

Por otro lado, la segunda vertiente de este problema con las cantidades reside en la capacidad del ser humano para hacer estupideces. Le pondré un ejemplo ficticio y juzgue usted mismo si es posible, muy posible, que esto ocurra con bastante frecuencia. Imaginemos que a una persona cualquiera le entregan los resultados de sus analíticas, y que en estos resultados le aparece un colesterol total de 290. Esta persona se sienta a cenar esa noche viendo la televisión y ve un anuncio de uno de estos productos. El anuncio dice si tiene el colesterol alto es probable que le dé un infarto y que tomando una botellita al día del producto en cuestión se bajan los niveles de colesterol hasta un 15%, de modo que el sujeto hace una cuenta rápida y descubre que si toma una botellita al día bajará su colesterol de 290 a 246, un nivel que sigue creyendo que es demasiado alto. De modo que decide ir a comprar el producto, pero en lugar de tomarse una botellita al día se tomará tres, para bajar de 190 su colesterol y alejarse de la temida raya de que marcan los 200. Todo esto, por supuesto, sin leerse la letra minúscula de la etiqueta en la que se le dice claramente que no tome el producto si no necesita controlar su nivel de colesterol y por tanto sin consultar antes a un especialista, algo que obviamente decide hacer de todos modos porque es, por ejemplo abogado, y no médico endocrino, y desconoce que se le advierte que no sobrepase la dosis diaria recomendada de una botellita en el propio envase por motivos que atentan directamente contra su salud. ¿Conoce alguna persona que actuaría así a la vista de los resultados de unos análisis que interpreta echando un vistazo a unas cuantas webs vegetarianas de Internet en lugar de consultando a un especialista? Yo conozco a muchas.

No menos significativo es el mensaje final del etiquetado que nos advierte que mantengamos un nivel adecuado de carotenoides. Déjeme que se lo traduzca: los carotenoides, siendo el más famoso de ellos el beta-caroteno del que seguro habrá oído hablar, son los precursores de la vitamina A, que el organismo no puede sintetizar sin su presencia, que sólo puede obtener mediante la dieta y resulta que los fitoesteroles, además de reducir la absorción de colesterol exógeno, tienen un efecto negativo sobre los carotenoides, lo que conduce a una reducción de las concentraciones de vitamina A en su cuerpo. Esta es la parte que no le cuentan y el motivo de que quieran que se pase la vida comiendo zanahorias como acompañamiento a sus productos para bajar el colesterol.

¿En qué se traduce una carencia de vitamina A? Pues en un debilitamiento de su sistema inmunológico que le hará proclive a contraer enfermedades infecciosas y una serie de problemas relacionados con la visión, entre otros. Pero supongo que esto no debería preocuparle. Por otros pocos euros más en la cesta de la compra, Danone también le ofrece Actimel, en una botellita de similar tamaño al Danacol, que según le dicen le ayuda a reforzar su sistema inmunológico y sus defensas que probablemente se pueden estar debilitando al tomar el otro producto, ¿verdad? Bueno, en realidad no, pero eso lo veremos más adelante cuando hablemos de los alimentos milagrosos que le ofrecen en el supermercado.

Por último, pero no menos importante, el fabricante, al igual que la farmacéutica, nos avisa que la alteración de uno de los factores de riesgo de enfermedad cardiovascular puede o no tener efectos beneficiosos para su salud. Vamos, que si decide tomar el producto sepa usted que puede ser beneficioso para su salud o puede que no lo sea. En fin, conmigo no cuenten para comprar estos productos porque no les acabo de ver el sentido. ¿Bajan el colesterol? Probablemente sí. ¿Se lo bajan a personas que lo necesitan bajar? Probablemente no. ¿Tienen otros efectos en el organismo que no están especialmente claros? Todo apunta a que sí.

Quiero hacer un inciso rápido para decirle que no tengo nada contra Danone más allá que discrepo en los esfuerzos de marketing que realiza para vender más productos con una estrategia que a mi se me antoja un tanto maquiavélica. No comparto que sea necesario hacer creer a las personas que sus alimentos tienen la capacidad de curarles o mejorarles la salud para poder venderlos eficientemente, mucho menos inventando supuestos riesgos asociados a un único factor analizado, como en el caso del colesterol total en sangre. Sin embargo, siendo honrado, debo decirle que esto no es una táctica que usa Danone de manera exclusiva. Más bien al contrario, la mayor parte de sus competidores lanzan productos similares con la misma estrategia de marketing, de la cual lógicamente también discrepo. Es más, incluso las grandes superficies se están subiendo al carro de estos productos y los están lanzando con marca blanca, algo que se escapa de lleno a cualquier lógica, porque lanzar una gama económica de un producto de dudosa necesidad no parece que tenga demasiado sentido. Que Danone sea el más grande y en ocasiones el primero en hacer este tipo de cosas no significa que el resto no haga exactamente lo mismo una vez que huelen el dinero.

Entre los productos que inhiben la síntesis del colesterol y los que inhiben su absorción, estará conmigo que ambas industrias han encontrado un filón que no piensan abandonar de manera voluntaria ni pacífica. El mensaje que nos llega, el que usted probablemente escucha a diario, es que unos niveles de colesterol total altos en sangre acabarán con su vida de un fulminante infarto. Y seamos francos, ninguno queremos caer fulminados al suelo sin previo aviso, así que el mensaje cala con pasmosa facilidad en la población. Sin embargo, como hemos comprobado en este capítulo y el anterior, el hecho de tener un nivel de colesterol alto en sangre no es sinónimo de estar a punto de sufrir un infarto. De hecho, todo apunta a que no existe una correlación tan directa como le pintan.

Repasemos algunos datos que le resultarán de interés para zanjar este tema y proseguir descubriendo grandes mentiras de la nutrición al margen del colesterol, de cuyo engaño lamentablemente podría estar días hablando.

1) Aproximadamente el 75% de las personas que sufren un infarto tienen el colesterol total bajo, por debajo de los máximos establecidos.
2) El riesgo de infarto es 10 veces superior con niveles muy bajos de colesterol que con niveles altos.
3) No hay correlación exacta entre el colesterol ingerido y el nivel de colesterol en sangre, salvo que sea usted un conejo.
4) En un reciente estudio del Amercian Heart Journal de casi 140.000 individuos ingresados por enfermedad cardiovascular, se descubrió que en casi la mitad de los sujetos el colesterol total estaba por debajo de 100mg/l.
5) En otro estudio reciente publicado en el Journal of the American Medical Association no se encontró asociación alguna entre el nivel de colesterol y la muerte por enfermedad cardiovascular.
6) En un estudio publicado en el Journal of Evaluation in Clinical Practice se demostró que en las mujeres, un nivel elevado de colesterol tiene un rol protector de la salud.
7) El colesterol, entre otras cosas, protege contra ciertas enfermedades mentales.
8) No se ha encontrado correlación entre los niveles de colesterol de diversos países/poblaciones y las muertes en esos países por enfermedad cardiovascular, algo que si se ha encontrado con otras sustancias como pronto le explicaré.
9) El nivel de desajuste metabólico es mucho mejor predictor del riesgo de desarrollar enfermedades cardiovasculares que el nivel de colesterol en sangre.
10) No hay pruebas concluyentes de que los fármacos para reducir el nivel de colesterol tengan un efecto significativo en la invidencia de la mortalidad por enfermedad cardiovascular.

Así que le aconsejo que no tome decisiones sin consultar a un médico especialista –y repito lo de especialista- y no consuma productos que alteren su perfil lipídico sin estar absolutamente seguro que necesita modificarlo, aunque las analíticas le parezcan indicar lo contrario. Aunque la industria farmacéutica y la industria alimenticia quieren que usted piense que está capacitado para leer y entender los resultados de una analítica y comprender perfectamente lo que está ocurriendo en su cuerpo, salvo que haya estudiado en la facultad como interpretarla y además tenga experiencia previa, sea consciente que no está capacitado para tomar este tipo de decisiones, y que los productos para bajar el colesterol que le ofrecen no son simples yogures en el lineal de frío del supermercado –aunque los pongan ahí por motivos que se escapan a mi comprensión-, sino auténticos productos con la capacidad de modificar su perfil lipídico, en especial si se sobrepasan las cantidades indicadas en la letra pequeña del producto que estoy convencido que la mayoría de consumidores no lee.

Como habrá comprobado en estos dos capítulos, las consecuencias de la modificación severa de su perfil lipídico sin motivo real podrían llegar a ser fatales, así que a riesgo de ser realmente pesado, le insisto: antes de tomar unilateralmente la decisión de usar productos que modifiquen su nivel de colesterol en sangre consulte con un médico experto en este campo, y digo experto en este campo porque desafortunadamente muchos médicos no especializados siguen teniendo la percepción de que la teoría de los lípidos y el colesterol sigue vigente, algo que hace tiempo que no tiene sentido científico alguno.

Antes de acabar este capítulo quiero responder una pregunta que antes dejé conscientemente en el aire y que creo que es de vital importancia para entender todo el tema de la arterioesclerosis y la oxidación del colesterol. Cuando repasamos los motivos por los que el colesterol se colaba dentro de las paredes de las arterias y se acababa oxidando, dijimos que esto era el foco del problema, pero que no sabíamos cuál era la causa. En realidad, sí que tenemos bastantes indicios acerca de las causas que tiene este fenómeno y, sobre todo, de cómo podemos evitarlo. Todo apunta a que se puede tratar de una inflamación crónica de los tejidos producida, entre otras cosas, por la oxidación y una de las causas más importantes de la oxidación es la glicación de proteínas.

La glicación de proteínas se produce cuando los azúcares reductores se anexan a las proteínas, dañando su estructura y por tanto su función biológica. En breve abordaremos los azúcares reductores en el organismo para que entienda mejor este concepto. La glicación genera unos compuestos denominados PGAs (productos de la glicación avanzada[6]) y estos compuestos

[6] Originalmente el nombre de estas modificaciones es AGE, del inglés Advanced

tienen un efecto negativo en las proteínas en general y más en particular en las proteínas que nos mantienen jóvenes, la elastina y el colágeno.

Pues resulta que esta glicación es un proceso que crea inflamación y activa el sistema inmunológico. Esta inflamación puede ser, entre otras, responsable de estas colisiones del VLDL en la pared de las arterias y la subsiguiente oxidación del colesterol. Aunque esto da para escribir un libro entero, sólo quiero mencionarlo por un motivo práctico. Antes de tomar pastillas o alimentos que reduzcan nuestros niveles de colesterol deberíamos dedicarnos a atacar directamente la raíz del problema. Después de todo, si evitamos la glicación de las proteínas evitaremos la inflamación que esta produce y si evitamos la inflamación todo apunta a que evitaremos la colisión de las VLDL contra las paredes de las arterias, evitando el esparcimiento descontrolado del colesterol, la acción de los macrófagos, su posterior explosión, el depósito del colesterol bajo la pared de la arteria en las heridas producidas y su posterior oxidación que crea las placas de ateroma que, a la postre, podrían producir un accidente cardiovascular.

Si antes apuntábamos a los carbohidratos refinados como causantes del aumento de los triglicéridos y por tanto les hacíamos responsables del consecuente aumento de las VLDL en sangre, no hace falta buscar mucho más lejos para encontrar la solución a la glicación de las proteínas. La mejor forma de evitar la glicación endógena es reducir –o mejor eliminar- el consumo de azúcares refinados. La solución no podría ser más lógica. Como acabo de decirle, la glicación se produce por la anexión de azúcares reductores a las proteínas. Pues bien, el azúcar reductor más abundante en el cuerpo humano es la glucosa. Por lo tanto, si mantenemos niveles normales de glucosa, sin producir picos, estaremos controlando la glicación.

Por si no estoy siendo lo suficientemente claro, lo que le quiero transmitir es que para controlar su salud cardiovascular debe apuntar al enemigo adecuado antes de disparar, y ese enemigo no es la grasa ni el colesterol, sino el azúcar. De esto hablaremos con más detalle en breve, pero vaya mentalizándose que una serie de problemas de salud, como le iré demostrando, tienen su origen en el azúcar. Si reduce el consumo de azúcares reducirá los picos de glucosa y si reduce estos picos de glucosa reducirá la glicación y consecuentemente la oxidación. Esto es atacar la causa del

---

Glycation End products.

problema y no el foco y con ello evitamos tener que solucionar un problema existente porque lo que hacemos es impedir que el problema llegue a aparecer, algo que a todas luces parece más razonable que dejar que el problema aparezca para después solucionarlo.

Medidas preventivas contra medidas correctoras. ¿Prefiere apagar un incendio o evitar que se produzca? Medítelo. Probablemente lo que usted prefiere y lo que la industria farmacéutica y alimenticia prefieren son cosas distintas por motivos que no hay que ser muy listos para intuir.

"¿Quieres una Coca Cola?" preguntó Abra. "El azúcar soluciona muchos problemas, eso es lo que creo."

Stephen King, en *Doctor Sueño*

LA GRAN MENTIRA DEL AZÚCAR

Si existe un alimento sobre el que se dicen infinidad de mentiras todos los días y a casi todo el mundo le pasan desapercibidas ese es sin duda el azúcar. Yo he oído todo tipo de cosas acerca de los distintos tipos de azúcar y supongo que usted también. ¡Algunas incluso me las he llegado a creer de inicio! Pero con el paso del tiempo he ido comprobando que casi todo lo que nos quieren hacer creer sobre el azúcar –por no decir directamente todo- es absolutamente falso.

Hace unas semanas entré en la cocina y mi mujer estaba desayunando viendo un programa de televisión en el que un renombrado chef estaba preparando un postre. Mientras mezclaba ingredientes iba comentando sus características. Al llegar al azúcar comenzó a decir una serie de disparates tan absurda que llegué a pensar que se trataba de una broma, pero nada más lejos de la realidad. No sé si simplemente no tenía idea alguna de nutrición o si directamente estaba pagado por la marca de azúcar que usaba en su receta –y que se veía claramente en la mesa de trabajo-, pero el mensaje que llega a la población sobre el azúcar es erróneo por culpa suya y de personas como él.

Quizás usted haya escuchado algunas de las cosas que este hombre repitió en el programa, como que el azúcar es un alimento muy nutritivo, que tiene un bajo índice calórico, o que es necesario para el cerebro, e incluso piense que alguna de estas cosas son ciertas, pero voy a aclararle un poco los conceptos para que no se deje engañar con el tema del azúcar y, como siempre, voy a empezar por el principio, explicándole qué es en realidad el azúcar, su origen y el papel que juega en nuestras vidas alterando significativamente nuestra salud.

Pero desafortunadamente la desinformación está por todas partes. Buscando en Internet la frase "beneficios del azúcar" se pueden leer todo tipo de disparates, engaños, afirmaciones estrambóticas, algunas de las cuales le voy a resumir antes de nada para que tenga bien claro que son falsas. La siguiente lista de afirmaciones es absolutamente falsa y carente de rigor científico alguno:

1. ***El azúcar es fundamental para nutrir el sistema nervioso:*** Falso, no hay ningún nutriente en el azúcar, sólo energía.

2. ***El azúcar tiene un efecto tranquilizante en el sistema nervioso, calma la ansiedad e induce al sueño:*** Falso, en realidad actúa justo al revés.
3. ***El azúcar contribuye a la concentración y evita el fracaso escolar:*** Más bien al contrario, evita que podamos concentrarnos y contribuye a diversas patologías asociadas con el fracaso escolar.
4. ***Las dietas que restringen el azúcar pueden provocar estados de ansiedad y estados depresivos:*** Falso, no es la dieta la que puede generar cierta ansiedad, sino el síndrome de abstinencia del azúcar que puede aparecer los primeros días e limitación de su consumo, dado que como pronto veremos, se trata de una droga en toda regla.
5. ***Es imprescindible ingerir azúcar a diario:*** Mentira. No se me ocurre un alimento del que podamos prescindir con mayor seguridad para nuestra salud. ¿En qué pintura rupestre aparece el hombre refinando o consumiendo azúcar? ¿En qué pasaje del Antiguo Testamento manda Moisés o Abraham a sus esposas a comprar azúcar al supermercado local? ¿Cuándo hablan los Apóstoles en el Nuevo Testamento del azúcar en la última cena? Dígame una sola referencia histórica en la historia de la humanidad que asocie la falta de consumo de azúcar con la enfermedad o la muerte.
6. ***Necesitamos ingerir azúcar porque es el alimento del cerebro:*** Falso. El cerebro se puede alimentar de glucosa y de otras sustancias que el organismo puede sintetizar a partir de muchos alimentos. No es necesario consumir azúcar para alimentar el cerebro, entre otras cosas porque nuestro organismo puede producir la glucosa que el cerebro necesita a partir de la gluconeogénesis en el hígado. Si necesitásemos ingerir azúcar o concretamente glucosa para alimentar el cerebro nos habríamos extinguido hace muchísimo tiempo, o nos habríamos convertido en vegetales sin cerebro.
7. ***Las neuronas sólo pueden alimentarse de azúcar:*** Falso. Las neuronas funcionan en base a neurotransmisores, mayoritariamente proteínas y están cubiertas por grasa. Podemos discutir acerca de la energía que necesita el cerebro, pero no sobre los nutrientes que necesita, que son las proteínas y las grasas.
8. ***Restringir el consumo de azúcar puede desembocar en bulimia o anorexia:*** Esto, que lo he leído en un muy famoso blog de nutrición, es una aberración. En todo caso, los desórdenes psicológicos vendrán potenciados por el consumo de una droga, no por su abstinencia.

9. ***El azúcar fortalece el sistema inmunológico:*** Esto lo he leído en una página financiada por una azucarera. Como es lógico, no explica cómo ni porqué, básicamente porque no es cierto.
10. ***El consumo de azúcares disminuye el consumo de grasas, previniendo así el sobrepeso:*** Pues precisamente la primera parte de la frase es cierta, pero la segunda es absolutamente falsa. De hecho, el resultado –en todos los estudios recientes publicados- de sustituir grasas por azúcares en la dieta no es otro que el de la ganancia considerable de peso y un empeoramiento de la salud, porque como le dije al principio del libro, necesitamos la grasa para obtener la sensación de saciedad que el azúcar no dispara.

Aunque en India y China hay indicios de que se cultiva caña de azúcar desde hace unos 2.000 años, el uso de esta planta en distintos lugares del mundo no es tan milenario como se piensa. Se sabe, por sus escritos, que Griegos y Romanos conocían de su existencia, pero que no la usaban en su dieta, en la que endulzaban con miel. La primera referencia que existe sobre el azúcar elaborado proviene de las crónicas del asalto al palacio del rey de Persia en el año 627 por las tropas del emperador Flavio Heraclio Augusto, donde figura como parte del botín junto con telas de seda, bordados, jengibre y pimienta.

En efecto, fueron las sociedades musulmanas las que comenzaron a extraer con distintos medios –habitualmente el secado al sol- el azúcar de la caña y utilizarlo en la alimentación como edulcorante en sustitución de la miel, alimento realmente milenario que está presente en infinidad de culturas. De hecho, en España los cristianos -pese a poder endulzar sus alimentos con el azúcar que provenía del norte de África- prefirieron seguir haciéndolo con miel. Según Antoni Riera-Melis en su estudio titulado "Sociedad feudal y alimentación (siglos XII-XIII), "el consumo de azúcar, un artículo de lujo y procedencia musulmana, sería todavía más escaso en esta época. La primera compra documentada, por el conde de Barcelona en Manresa, data de 1181."

En realidad no es hasta mediados del siglo XVI que se tiene constancia del cultivo de la caña y extracción del azúcar de la planta y comienzo de la industria del azúcar en España. Curiosamente, los documentos proceden de Almuñécar y Vélez Málaga, poblaciones muy cercanas a la ciudad de Málaga, donde vivo, y que además conozco bastante bien.

Le cuento esta breve historia del azúcar para que sepa que, al igual que otros alimentos que tomamos en grandes cantidades, el azúcar no ha irrumpido en nuestra dieta hasta hace muy poco tiempo. Siguiendo la analogía que comencé al principio del libro, en la que resumíamos la evolución del ser humano en un día de 24 horas, tenemos constancia del azúcar en el último minuto de ese día y pruebas de su cultivo y uso en España en los últimos 17 segundos aproximadamente. Juzgue ahora si quiere el halo de producto ancestral y milenario con que suelen adornar este alimento. En mi libro *Adelgazar sin Milagros* repito las palabras del reputado cirujano Peter Cleave, que decía que si queríamos encontrar en los alimentos un responsable de las epidemias de obesidad y diabetes que nos asolan no mirásemos en alimentos milenarios como la carne o el pescado y mirásemos en los alimentos modernos que hemos incorporado a nuestra dieta hace poco tiempo, como el azúcar. Creo que es bastante lógico, y por eso lo he vuelto a escribir aquí.

Como siempre que hablo de este tipo de cosas, no faltan personas que me dicen que el ser humano, a través de las sociedades musulmanas, lleva en contacto con el azúcar casi medio milenio, y si bien ya dejamos claro al principio del libro que en términos evolutivos ese período de tiempo es insignificante, el problema con el azúcar no es su introducción en nuestra dieta, sino el espectacular incremento de su consumo. Este incremento del consumo, que en seguida analizaremos, tiene su origen en las sociedades occidentales pero se está expandiendo a todo el mundo de la mano de los fabricantes de alimentos que están modificando significativamente la dieta del ser humano sin valorar las consecuencias de estos cambios con la suficiente cautela en mi opinión.

Si nos centramos en la evolución del consumo de azúcar, los datos son escalofriantes. En el año 1800 la producción mundial de azúcar se situaba por debajo de las 250.000 toneladas. En el año 1900, sólo un siglo después, la producción creció hasta los 10 millones de toneladas, cuarenta veces más. En el año 2013, la producción fue de 183 millones de toneladas, 18 veces más que un siglo atrás y 700 veces más que hace dos siglos. Los datos de consumo por habitante, sin embargo, son paradójicos. En España, un estudio demuestra que en el año 2003 consumimos la mitad de azúcar de mesa que en 1987, sin embargo, el consumo de azúcar per cápita se incrementó en ese período un 20%, pasando de 24 a 30 kilos por persona y año. ¿Cómo es esto posible? Si cada año consumíamos menos azúcar de mesa, ¿cómo es posible que el consumo total por habitante se incrementase? Muy sencillo, porque consumimos el azúcar como parte de los alimentos procesados que comemos. Según un reciente estudio de la Universidad de Barcelona, el 75% del azúcar que ingerimos en la actualidad proviene de alimentos procesados, de modo que si quiere recortar su consumo de azúcar olvídese de la sacarina en el café y comience a pensar en consumir alimentos frescos en lugar de procesados. El principal problema no son exclusivamente las dos cucharaditas de azúcar en el café –que también- sino todas las cucharadas soperas que ingerimos al día como parte de los alimentos procesados que comemos. Pero si las cifras de consumo de azúcar en España le parecen altas, las de Estados Unidos son escandalosas. Y esto, aunque no lo crea, es de absoluta relevancia para usted, porque como veremos más adelante, la mayoría de grandes fabricantes de alimentos son de allí y exportan aquí sus productos que incluyen enormes cantidades de azúcar.

En Estados Unidos, el consumo medio de azúcar por habitante está cifrado en 71 Kg/año según el Departamento de Agricultura Norteamericano[7]. Esto equivale a casi 200 gramos al día, o lo que es lo mismo, cerca de un kilo y medio a la semana por persona. Sin embargo, y aquí reside el problema, de esos 71Kg al año por persona, sólo 13 kilos provienen de azúcar de mesa. No quiero decir que 13 kilos al año sean pocos, sino que el norteamericano medio es consciente de que usa 13 kilos al año de azúcar. Los otros 58 kilos que consume no tiene ni idea que son parte de su dieta. Y en este caso, toda esa cantidad es añadida en los diferentes alimentos procesados que allí consumen. De esos 58 kilos restantes, el 33% proviene de las bebidas azucaradas como los refrescos y los zumos, una cifra que choca al compararla con el 5% que proviene del consumo de caramelos y chucherías. Quizás deba empezar a replantearse lo que beben sus hijos a partir de ahora ya que estoy seguro que sí que hace un esfuerzo por evitar que coman demasiados caramelos y, una vez más, es probable que esté apuntando al enemigo equivocado con el tema del azúcar.

Volviendo al azúcar blanco, el azúcar de mesa, este alimento se extrae mediante un proceso industrial principalmente de la caña de azúcar o de la remolacha azucarera. Este proceso industrial incluye un refinado que nada tiene que ver con el concepto de azúcar que se usaba en ciertas culturas hace dos mil años como le comentaba al principio y que básicamente consistía en

---

[7] USDA, United States Department of Agriculture, es el encargado de emitir los informes sobre el consumo de alimentos y materias primas en Estados Unidos.

recolectar y consumir las gotas gelatinizadas de líquido que se obtenían al secar la caña al sol, algo a lo que los musulmanes llamaban *saccaron*.

Es importante comprender esto porque el proceso que sufre la caña de azúcar hasta convertirse en el azúcar que llega a su mesa hoy en día es radicalmente distinto a lo que hacían las viejas civilizaciones, que era básicamente recoger las gotas resecas con textura de goma y gran dulzor que asomaban por los extremos de la caña. Además de calentamiento a altas temperaturas –y no al sol-, en el proceso industrial de producción de azúcar se aplica normalmente lavado, triturado, prensado de alta presión, maceración, secado a alta temperatura, granulado, encalado con cal viva, carbonatación, sulfatación, baño de azufre como decolorante, vapor en tres etapas, evaporación y, por fin, limpiado y envasado.

El resultado de este proceso es un producto que conocemos como azúcar de mesa y cuyo nombre técnico es sacarosa. La sacarosa es químicamente un disacárido formado por una molécula de glucosa y otra de fructosa. Por eso me hace gracia cuando muchas personas defienden el uso de la fructosa en la cocina por considerarla "más natural" que el azúcar común, que viene a ser lo mismo en la mitad de su composición. Lo cierto es que cuando el azúcar llega al estómago se produce una hidrólisis ácida que descompone una parte de este alimento en glucosa y fructosa. El resto de la sacarosa pasa al intestino delgado, donde la enzima sacarasa la convierte también en glucosa y fructosa. De hecho, lo primero que debe saber es que cuando ingiere azúcar lo único que está tomando es glucosa y fructosa. Punto. Nada más. No hay vitaminas. No hay minerales. No hay ningún tipo de fitonutriente ni nada parecido, al menos en cantidades significativas. Simplemente glucosa y fructosa.

La principal diferencia entre el azúcar blanco y el azúcar moreno es que este último está recubierto por una película de melaza. La melaza es un producto espeso derivado también de la caña de azúcar, que se elabora cociendo el jugo de la caña de azúcar hasta la evaporación parcial del agua que este contiene. Al azúcar blanco se le añade melaza para hacer azúcar moreno, y aunque este último puede contener algunas vitaminas del grupo B y minerales, cabe destacar que su contenido en hidratos de carbono es altísimo y no se trata, como le hacen creer, de azúcar integral, sino de azúcar al que después le han añadido melaza. Como curiosidad le diré que la melaza es el producto a partir del cual se produce la mayoría del ron entre otras cosas. Una aplicación muy interesante de la melaza que quizás quiera conocer, sobre todo si usa con regularidad azúcar moreno, es que se utiliza para el engorde del ganado por su altísimo poder energético y bajo coste.

Bueno, una vez establecido el origen y composición del azúcar, entremos en faena para ver los efectos que este disacárido tiene en nuestra dieta. Podemos dividir los efectos que produce la sacarosa en nuestro organismo en dos tipos, los efectos físicos y los efectos psicológicos. Si no ha leído mi libro *Adelgazar sin Milagros*, lo que voy a decirle ahora le resultará chocante, pero no por eso deja de ser cierto. El azúcar es una droga, y no precisamente una droga cualquiera, sino una con un gran poder de adicción, que algunos expertos cifran como 14 veces más adictiva que la cocaína. En efecto, el consumo de azúcar tiene un efecto directo en nuestro cerebro, haciéndonos sentir bien.

Se denomina droga a una sustancia, sintética o natural, que modifica temporalmente nuestro estado de conciencia, es decir, cualquier sustancia que produzca cambios en la percepción, en el estado de ánimo, la conciencia o el comportamiento. Numerosos estudios muestran que el azúcar tienen efectos conductuales, neurológicos y fisiológicos comparables a los producidos por el tabaco, el alcohol o incluso la heroína. Según el Manual Diagnóstico y Estadístico de los Trastornos Mentales (DSM-IV), se puede reconocer la dependencia de una sustancia al evaluar que tres de los siguientes criterios se hayan dado en algún momento de los últimos 12 meses:

- Fuerte deseo de consumo
- Tolerancia a la sustancia, es decir, necesidad de consumir más
- Problemas de control de comportamiento en relación a la sustancia
- Síndrome de abstinencia
- Descuido de personas o intereses
- Rutina de consumo
- No poder parar la adicción pese a ser consciente de que su consumo perjudica social, física y psíquicamente

Ahora, con la mano en el corazón, dígame si ha sufrido tres de estos criterios de medición en los últimos 12 meses y yo le diré si tiene una dependencia del azúcar o no.

No quiero extenderme más de la cuenta en analizar las características del azúcar porque considero que ya he escrito suficiente sobre ello tanto en mis blogs como en mis libros anteriores, y quiero pasar directamente a explicarle los motivos por los que existe un uso desmesurado del azúcar en nuestra sociedad.

Como en muchos otros casos, el motivo de que existan campañas para defender el uso del azúcar, minimizar sus efectos o incluso confundir interesadamente al consumidor es principalmente económico. El azúcar es un alimento muy barato de producir que tiene una gran cantidad de utilidades en la industria alimentaria. Además del típico, que es como edulcorante, el azúcar se utiliza en la industria alimentaria como elemento conservante, como elemento estructural y, por supuesto, como droga para hacerle sentir bien cuando consume los productos que lo incluyen, aunque esto último lógicamente ningún fabricante se lo va a admitir. Es así de duro, pero no por ello menos real. Por eso alimentos industriales que no tienen por qué llevar azúcar tienen azúcar en su composición, desde mayonesas a patés pasando por cosas tan extravagantes como pepinillos en vinagre, mantequilla de cacahuetes o ensalada de pimientos.

Si bien estamos hablando en este capítulo del azúcar, la sacarosa, comúnmente llamamos azúcares a los hidratos de carbono. Esto es debido a que, al igual que la sacarosa, se convierten en glucosa cuando llegan al estómago. Aquí reside uno de los principales engaños de los fabricantes de alimentos que tratan de confundirle con términos como azúcares naturales o azúcares añadidos. A su sistema digestivo le da exactamente igual si el azúcar que está ingiriendo se produjo de manera natural dentro de un tomate o se extrajo de la caña de azúcar con el proceso que antes he mencionado. En cuanto su organismo detecte su presencia lo va a convertir en glucosa y esto hará que su nivel de glucosa en sangre suba con las consecuencias que esto conlleva cuando ocurre de manera repetitiva.

Es cierto que no todos los azúcares tienen el mismo índice glucémico, es decir, no todos se convierten en glucosa a la misma velocidad y también es cierto que ciertos azúcares, ciertos hidratos de carbono, no son asimilables en la digestión y por tanto tampoco se convierten en azúcar. Pero, por lo general, hágase a la idea de que el destino de la mayoría de los hidratos de carbono que consume es el mismo: convertirse en glucosa en su estómago e intestino, a una velocidad rápida o rapidísima.

Como acabamos de ver, con la industrialización de los alimentos y la presencia de azúcar en una inmensa mayoría de los alimentos procesados, el consumo de azúcar se ha disparado. Y esto ha desembocado en una serie de problemas de salud que quiero repasar brevemente para que comprenda la magnitud de la situación.

Como empezamos a vislumbrar en el capítulo anterior, el azúcar puede estar detrás de los procesos inflamatorios que se producen en el organismo y sientan las bases para el desarrollo de enfermedades cardiovasculares. Una creciente cantidad de cardiólogos y cirujanos cardiovasculares están recomendando a la población que reduzca el consumo de azúcares e incremente el consumo de grasas. Puede encontrar todo tipo de videos, conferencias, discursos y artículos en Internet con muy poco esfuerzo, si bien es cierto que muchos de ellos están en inglés.

Pero los cardiólogos y los cirujanos cardiovasculares no son los únicos médicos preocupados con este tema. Muchos neurólogos alertan de similares peligro en el consumo de azúcar para el desarrollo de enfermedades de toda índole, con especial incidencia en las degenerativas, estando una vez más en el foco de todas ellas, la inflamación.

Una enfermedad degenerativa que está a la cabeza de todas en cuanto a crecimiento exponencial es la diabetes. Muy pocas personas se atreverían a discutir el hecho de que el elevado y continuado consumo de azúcar es una de las causas principales del desarrollo de la diabetes tipo II. Como he explicado en reiteradas ocasiones en mis blogs, la diabetes tipo II solía considerarse la diabetes de la vejez, pues se manifestaba después de una vida de desgaste en el páncreas. Sin embargo, ahora es una enfermedad perfectamente común entre la gente joven, sobre todo en Estados Unidos. El crecimiento y tratamiento crónico de esta enfermedad no es económicamente sostenible. No quiero parecer insensible pero pondré un ejemplo para explicar mejor lo que quiero decir. En el tema de las cardiopatías hay muchas muertes. Afortunadamente muchos de los casos son tratados con cirugía y se salva al paciente, pero sigue habiendo un índice de muerte relativamente alto. En la diabetes ocurre lo contrario. La inmensa mayoría de los casos sobrevive durante décadas con medicación, y esta medicación crónica que toman los diabéticos tipo II es un problema económico de gran magnitud por su creciente cantidad para el conjunto de la sociedad.

Yo conozco personas que han conseguido revertir su diabetes tipo II. Yo mismo tenía un claro inicio de síndrome metabólico, antesala de la diabetes tipo II, cuando pesaba 113Kg, con un hígado graso del que guardo ecografías para todos los escépticos. Sin usar ningún tipo de medicación –y mucho menos medicación crónica- pude eliminar mis problemas de salud modificando mi dieta y haciendo, básicamente, lo que promuevo en mis libros y mis artículos. Las personas que conozco que consiguieron revertir su diabetes lo hicieron exactamente del mismo modo. Como comprenderá, lejos de producirle un beneficio a la empresa farmacéutica, cuando actuamos de este modo le robamos clientes de por vida. Estoy convencido que conoce personas diabéticas y que algunas de esas personas son incluso muy cercanas a usted. También estoy seguro que muchas de esas personas les "descubrieron" su diabetes tipo II como adultos. Lo cierto es que no se la descubrieron tarde, sino que la desarrollaron pronto. Muchos de ellos pueden vivir sin las pastillas que toman y eliminar el resto de problemas de salud que la diabetes –y la medicación crónica- les produce, pero entre los que no lo saben y los que prefieren no hacer nada al respecto y seguir tomando sus pastillitas de por vida, ganar esta batalla a las farmacéuticas se antoja un reto un tanto complicado.

Otro problema de salud global que tiene el punto de mira puesto en el azúcar es la demencia. Una creciente cantidad de neurólogos está planteándose que los distintos tipos de demencia, encabezados por el Alzheimer, podrían tener su origen en la dieta rica en carbohidratos y azúcares que seguimos. Esto explicaría el hecho de que cada vez más personas lleguen a la vejez desarrollando algún tipo de demencia. He sido testigo directo de la degradación que las enfermedades neuronales degenerativas producen en la condición humana, y por eso quizás estoy más concienciado en actuar mientras es solucionable. Si le interesa mi consejo, ponga mientras pueda los medios para evitar la manifestación de esta enfermedad, que viene a ser cuando ya no tiene solución. Le daré un dato al respecto para que entienda que ahora mismo puede estar desarrollando una enfermedad de graves consecuencias sin tan siquiera saberlo. En muchos casos, cuando se manifiesta el Alzheimer, que es cuando ya no tiene solución como le digo, el desarrollo de la enfermedad pudo haber comenzado más de 20 años atrás y, sin embargo, ante la ausencia de síntomas externos, evitó que pudiera ser diagnosticada y tratada a tiempo.

No voy a extenderme más sobre cada patología que se asocia al consumo de azúcar, pero en cualquier caso le dejaré una pequeña lista para que vaya evaluando los riesgos de seguir una dieta rica en azúcar. En general, se asocia una dieta rica en azúcares con los siguientes problemas de salud:

- Enfermedades cardiovasculares
- Enfermedades degenerativas
- Enfermedades neurológicas
- Diabetes tipo II y síndrome metabólico
- Hígado graso
- Exceso de peso y obesidad
- Paulatina supresión del sistema inmunológico, con las consecuentes infecciones y enfermedades asociadas que ello conlleva
- Envejecimiento prematuro
- Cáncer del pecho, de ovarios, de próstata, y de recto
- Bloqueo de la absorción de calcio y de magnesio, con sus consecuentes problemas derivados de la falta de estos micronutrientes
- Cansancio y fatiga crónica
- Disminución de la energía y de la capacidad de producir nuevo tejido muscular
- Enfermedad de Crohn y colitis ulcerosa
- Osteoporosis
- Infecciones por hongos o candidiasis
- Depresión
- Enfermedades dentales y de las encías

Supongo que la lista es más larga y podría ser más específica, pero no quiero dedicar todo el libro a este tema. Por otro lado, si es un tema que le interesa, sepa que existen libros dedicados por completo a este tema, alguno de los cuales son especialmente interesantes pues tratan el problema con una cantidad de datos estadísticos y de estudios que quitan, literalmente, las ganas de comerse un dulce.

Una cosa que debe tener en cuenta a la hora de ir reduciendo o incluso eliminando el azúcar de su dieta es qué tipo de edulcorante utilizará para endulzar sus platos. No puedo recomendarle uno concreto porque no creo tener la certeza de cual es mejor para usted. En general, el problema es que hay muchos estudios sobre todo tipo de edulcorantes, muchos de ellos muy rigurosos, pero el tiempo es un factor que en este caso juega en nuestra contra.

En efecto, muchos de los edulcorantes que utilizamos son realmente modernos y por lo tanto no tenemos demasiados datos históricos. Si usamos la analogía de las 24 horas de la evolución del ser humano que vengo usando en todo el libro, ocurre que muchos de estos edulcorantes no llevan ni tan siquiera un segundo entre nosotros. Algunos son tan nuevos que no llevan ni tan siquiera una milésima de segundo. En estas condiciones, si bien podemos tener una idea de que su consumo a corto plazo puede resultar inocuo, no es fácil predecir lo que puede ocurrir a largo plazo.

Sin embargo, tengo algunas certezas que le contaré si le sirven de algo. Todo apunta a que el consumo ligero a moderado de estas sustancias es absolutamente inocuo. ¿Qué quiero decir con esto? Pues que no le ponga sacarina, aspartamo o cualquier otro edulcorante que se le ocurra a toda la comida que entre por su boca. ¿Creo que hay algún problema en tomarse un refresco light o zero de vez en cuando con sus correspondientes edulcorantes como algunas personas alertan? Francamente no. Ahora bien, sí creo que pasarse el día tomando estas bebidas puede tener un resultado que, cuando menos, desconocemos.

Como explico en el libro *Adelgazar sin Milagros*, yo utilizo un edulcorante natural a base de estevia. Quizás el hecho de que sea un extracto de una planta y que con muy poca cantidad se consiga mucho poder endulzante es lo que me gusta de la estevia. En la mayoría de los casos, una o dos gotas son suficientes para endulzar de sobra un café o un té si es que le gustan las infusiones dulces. Yo he preparado bizcochos sin carbohidratos asimilables y sin azúcar, y para un bizcocho entero he usado en torno a diez gotas de edulcorante a base de estevia y no ha sido necesario usar más.

Al igual que le dije con los productos para reducir el colesterol, uno de los problemas que podemos enfrentar en breve es la alta disponibilidad de productos elaborados con edulcorantes artificiales. Si bien no creo que tomar un poco de aspartamo sea perjudicial, entre otras cosas porque no he encontrado estudios que indiquen lo contrario, lo que si me ha resultado sencillo es encontrar todo tipo de recomendaciones de no exceder unas cantidades concretas al día para evitar efectos secundarios. Al igual que con el azúcar, es probable que mucho de los edulcorantes artificiales que tomamos los ingiramos sin ser conscientes de ello, como parte de los productos procesados que compramos.

Ante esta posibilidad sólo existen dos caminos. Por un lado, puede leer la composición de absolutamente todo lo que come y llevar de este modo cierto control sobre las veces que ingiere edulcorantes al día. No sabrá las cantidades exactas, pero al menos sabrá cada vez que toma un edulcorante y el tipo de edulcorante que toma.

La otra solución pasa por abandonar los productos procesados y centrarse en los productos frescos. Como es natural le sugiero el segundo camino, pero como soy consciente de que comer únicamente productos frescos es un hándicap muy difícil de seguir, también le sugiero que lea la composición de todo lo que entre por su boca. Yo hago un verdadero esfuerzo para que en mi casa sólo comamos productos frescos, pero es inevitable no tomar de vez en cuando algún tipo de alimento o bebida procesada. En realidad no es inevitable, se puede evitar, pero no sé si merece la pena. Si uno se para a pensarlo, un queso es un alimento procesado a partir de la leche y ciertos fermentos. ¿Dónde está la línea entre los alimentos procesados y los alimentos frescos? A veces se trata de una línea muy sutil, por eso le digo que simplemente trate de comer alimentos frescos del mercado, al corte o al peso, y el resto de cosas que compre haga un esfuerzo por echarle un vistazo rápido a la lista de ingredientes. Aunque al principio es un poco tedioso, con el tiempo y la práctica se hace de manera rápida y uno acaba por saber lo que busca en cada producto y lo identifica de manera rápida

Alternativamente, como llevo meses haciendo yo, reduzca paulatinamente el sabor dulce de su alimentación. Comprobará que, con el tiempo y cierta práctica, necesitará mucho menos dulzor en un alimento para sentirlo dulce. Por si le resulta curioso, le diré que ocurre exactamente con los alimentos salados.

Las raíces de la educación son amargas,
pero sus frutos son dulces

Aristóteles

LA GRAN MENTIRA DE LA FRUCTOSA

Ahora que acabamos de desenmascarar la realidad que se oculta tras la sacarosa, el azúcar de mesa, creo que es el momento oportuno de derribar otro mito, el de la fructosa. Como le acabo de explicar, la sacarosa, el azúcar blanco, es un disacárido compuesto por dos moléculas, una de glucosa y otra de fructosa. El organismo tiene una facilidad tremenda para descomponer el azúcar en glucosa y fructosa, tanto en el estómago como en el intestino. También hemos visto que la glucosa tiene un índice glucémico de 100, o sea, no es necesario convertirla en nada para que se incorpore al torrente sanguíneo, por lo que su consumo nos produce, como es natural, un incremento de la glucosa en sangre que, si no utilizamos como energía de manera instantánea, se acaba convirtiendo en grasa y almacenando en el tejido adiposo.

Sin embargo, muchas personas se han abonado a la moda de consumir fructosa en lugar de sacarosa, entre otras cosas porque supongo que desconocen que la fructosa es uno de los componentes de la sacarosa o porque piensan que, a diferencia de la glucosa, la fructosa es más beneficiosa para su organismo y quizás incluso les permita endulzar sin engordar. Lo cierto es que como en anteriores ocasiones, el marketing juega un papel importante en esta percepción que tiene el consumidor de un producto. De este modo se ha asociado la fructosa con la fruta y, como por desgracia, todo lo que tenga que ver con las frutas y las verduras viene rodeado de cierto aura de salud, pues el consumidor asocia automáticamente fructosa con azúcar natural y saludable.

La cruda realidad en este sentido es bien distinta. Es cierto que las frutas suelen contener fructosa de manera natural en su composición, pero no es menos cierto que también contienen, en mayor o menor proporción, glucosa. Normalmente, cuando usted ingiere una fruta está ingiriendo fructosa, pero también glucosa. Si nos ceñimos únicamente al aspecto glucémico de las frutas, una buena cantidad de ellas son bastante perjudiciales para el organismo, y esto se debe a su alto contenido en fructosa y glucosa. Luego lo analizaremos con más detalle, pero necesitaba explicarle el tema del azúcar en la fruta ahora para que entendiese bien este capítulo.

Imagino que a estas alturas ya sabe –o al menos sospecha- que la fructosa no es ni mucho menos una versión buena del azúcar, sino más bien al contrario. A continuación vamos a ver lo que esconde este alimento, las verdades y los mitos que oculta y los efectos que tiene en el organismo, y no se me ocurre mejor forma para comenzar que compararlo con la glucosa, de la cual ya sabemos algo. La fórmula empírica de la glucosa es $C_6H_{12}O_6$ y la de la fructosa es $C_6H_{12}O_6$. Sí, ha leído bien y no hay una errata en el libro. La glucosa y la fructosa tienen exactamente la misma fórmula, 6 átomos de carbono, 12 de hidrógeno y otros 6 de oxígeno. Como comprenderá, no hace falta estudiar mucha química orgánica para entender estas moléculas no pueden ser muy distintas. Sin embargo, hay una sutil diferencia que hace de este edulcorante un alimento a evitar tanto o más que la glucosa, como en breve descubriremos.

Los defensores de la fructosa se han agarrado todos estos años a un argumento que se les ha vuelto en contra y que tira por tierra cualquier esperanza de que este alimento sea mejor que la sacarosa para endulzar las comidas. Mientras que la glucosa puede ser metabolizada por todas las células del cuerpo, la fructosa sólo puede ser metabolizada principalmente en el hígado. Esto quiere decir que cualquier célula del cuerpo puede utilizar glucosa de manera directa para obtener energía, pero sólo el hígado puede transformar la fructosa en energía aprovechable por el resto de células del cuerpo.

En opinión de los defensores de la fructosa, este dato es bueno porque significa que la fructosa tiene un índice glucémico más bajo y por lo tanto en teoría no produce picos de glucosa en sangre. Le recuerdo rápidamente que el índice glucémico mide la velocidad a la que el cuerpo convierte los alimentos en glucosa y que los alimentos de índice glucémico alto nos elevan el azúcar (la glucosa) en sangre, algo que tiene unas consecuencias muy negativas, sobre todo cuando ocurre con frecuencia.

En efecto, la sacarosa, el azúcar común, tiene un índice glucémico de 68. Por su parte, la glucosa tiene un índice glucémico de 100[8] y la fructosa de 20. De modo que la percepción de que la fructosa no es dañina para el organismo puede tener cierta base lógica, pero desafortunadamente no todo en nuestro organismo depende del índice glucémico de los alimentos. Existen otra serie de factores a tener en cuenta a la hora de decidir si un alimento es adecuado e idóneo en nuestra dieta.

[8] Soy consciente de que muchas personas atribuyen a la glucosa un índice glucémico de 99 en lugar de 100, pero nadie ha sabido –hasta el momento- explicarme coherentemente porqué, de modo que la lógica me lleva a pensar que el índice correcto es 100, puesto que la glucosa no tiene que convertirse en glucosa.

Aparentemente, cuando la fructosa llega al hígado, este órgano cesa su actividad habitual para dedicarse casi en exclusiva a la metabolización de la fructosa, lo que produce una interrupción en la actividad digestiva habitual del organismo, elevando los niveles de ghrelina en sangre y reduciendo los de insulina y leptina. Se lo traduzco rápidamente: la insulina y la leptina inhiben el apetito y la ghrelina lo aumenta, por lo que la ingesta de fructosa evita la sensación de saciedad, lo que nos lleva a consumir más alimentos e incluso más fructosa, evitando por tanto que nos sintamos saciados. Esto provoca que exista una relación directa entre el consumo de fructosa y la obesidad. Pero este no es el único problema que se asocia de manera directa con la fructosa.

En investigaciones con ratas se ha observado que el hígado de roedores sometidos a dietas ricas en fructosa es semejante al hígado de los alcohólicos, veteado de grasa y cirrótico. Se cree que esto es debido al sobreesfuerzo que debe realizar el hígado para, además de su actividad común, metabolizar continuamente fructosa.

Desde su auge en la década de 1970 se han realizado diferentes estudios acerca del uso de la fructosa como edulcorante alternativo. En estos estudios se han asociado las dietas ricas en fructosa a la resistencia a la insulina, a la diabetes tipo II, a la obesidad, a la gota, al colesterol alto y a los triglicéridos altos. Todo esto es consecuencia directa de la necesidad de metabolizar la fructosa en el hígado.

En el proceso de metabolización de la fructosa, sin entrar en el complejo detalle concreto del proceso bioquímico, se acaba segregando ácido úrico, cuyo exceso es el responsable de la gota. De modo que las personas que son proclives a sufrir esta dolencia no deben consumir fructosa ni por lo tanto frutas ricas en fructosa. Sin embargo, lo primero que les suelen decir es que incrementen el consumo de frutas y verduras y reduzcan el de grasas y proteínas. Pero no son los únicos a los que les afecta directamente el consumo de fructosa. Algunas personas tienen dificultad para absorber fructosa y asimilar bien los alimentos que tienen un alto contenido de este azúcar, y por lo tanto son intolerantes a la fructosa.

Precisamente la fructosa es el principal componente de uno de los endulzantes más dañinos que se conocen, y que es la base de una creciente cantidad de alimentos y bebidas procesadas, el jarabe de maíz de alta fructosa o HFCS por sus siglas en inglés[9]. El jarabe de maíz de alta fructosa es un endulzante con muy bajo coste de producción, mucho poder edulcorante y unos efectos bastante dañinos en el organismo. Este jarabe, junto con las grasas hidrogenadas, es uno de los ingredientes de la comida procesada que bajo ningún concepto entran en mi casa, ni siquiera en ocasiones especiales.

Una vez que la fructosa se ha transformado en glucosa acaba produciendo una elevación glucémica por lo que tampoco es un alimento adecuado para diabéticos o personas que sigan una dieta baja en carbohidratos en general. La gran diferencia por tanto con respecto a la sacarosa y la glucosa reside en que la elevación glucémica no se produce de manera inmediata, sino con un pequeño retardo de tiempo, pero se acaba produciendo del mismo modo que cuando ingerimos otros alimentos, de modo que ya le anticipo que por ese lado tampoco se obtiene un beneficio claro al sustituir el azúcar de mesa por la fructosa en la dieta.

En mi opinión, y con esto vamos a ir terminando el tema del azúcar en general, debemos tratar de comer sin necesidad de endulzarlo todo. Es un tema de costumbre que está principalmente derivado de la liberación de endorfinas en el cerebro. Cuanto más dulce comemos, más necesidad de endulzar tendremos y siguiendo una dieta que no abuse de manera continuada del dulzor obtendremos el beneficio añadido de que conseguiremos a la larga las mismas sensaciones con menor cantidad de edulcorantes, sean estos calóricos o no.

Hace unas semanas comencé a tomarme un té verde por las mañanas después de desayunar. El primer día necesité 8 gotas de estevia para notarlo dulce. Fui reduciendo paulatinamente la cantidad de gotas que le ponía al té y ahora con una única gota lo noto perfectamente dulce, igual que lo notaba antes con 8 gotas. De hecho, ya no le estoy poniendo ningún edulcorante al te porque no necesito que sepa dulce. Es una cuestión, como le digo, más psicológica que física, así que si se lo propone no le resultará difícil reducir paulatinamente el nivel de dulzor en sus alimentos. Curiosamente, como le adelantaba al final del capítulo anterior, ocurre exactamente lo mismo con los alimentos salados. Si se lo propone y va reduciendo la cantidad de sal que utiliza comprobará que muy pronto no necesitará añadirle sal a casi nada, aunque la sal es mucho más necesaria que el azúcar en nuestra dieta,

---

[9] HFCS: High Fructose Corn Syrup

especialmente una sal completa, con todos sus minerales, y no una sal refinada, que es la que está presente en la mayoría de las cocinas.

No necesitamos el azúcar para vivir y no la necesitamos como sociedad.

Dr. Mehmet Oz

LA GRAN MENTIRA DE LOS ALIMENTOS 0%

No todos los fabricantes de alimentos son iguales, pero una gran parte de ellos empieza a actuar del mismo modo y con un objetivo claro: confundir al consumidor y evitar que este tenga el control sobre su nutrición. Los fabricantes no son ajenos al creciente rechazo que sus productos ricos en azúcar están teniendo en una buena parte de la población. Como le expliqué en el capítulo dedicado al azúcar, además de endulzar, la sacarosa juega otros papeles en la fabricación industrial de alimentos, entre los cuales, el más difícil de sustituir es su papel estructural. En ciertos alimentos como las galletas, por ejemplo, una gran parte del producto es azúcar, que además de aportarle el dulzor característico al alimento, le aporta la consistencia que este tiene al mezclarse con otros productos como mantequilla, grasa vegetal y harina.

Pues bien, los fabricantes no quieren perder cuota de mercado y se están apuntando a la moda de los alimentos 0%. Ocurre que no hay una definición clara ni estándar de lo que es un alimento 0%. Por ejemplo, una cerveza 0% quiere decir que no contiene nada de alcohol. Un yogur 0% quiere decir que no contiene nada de grasa. Por el contrario, un refresco 0% quiere decir que no contiene nada de azúcar. Hasta aquí, todo más o menos bien. Tenemos que tener en cuenta que, en algunos casos, cuando eliminan uno de estos componentes en estos alimentos, introducen otros o simplemente aumentan la cantidad del resto de ingredientes en la receta, en función de si el ingrediente eliminado jugaba un papel estructural, saborizante o incluso conservante en la receta inicial.

El caso más claro de estos cambios en la receta es el de los refrescos. Al eliminar el azúcar incluyen edulcorantes artificiales porque si no lo hicieran el sabor del refresco cambiaría radicalmente. Hay incluso personas que son capaces de diferenciar entre una Coca Cola normal y una Coca Cola Zero por el simple hecho de que el edulcorante utilizado en la segunda no es jarabe de maíz de alta fructosa, sino un edulcorante acalórico.

Por el contrario, en el caso de la cerveza 0% no es necesario añadir ningún ingrediente al eliminar el alcohol, pues este no jugaba un papel estructural ni saborizante en la receta de la bebida, al tratarse de un producto natural obtenido de la fermentación que se produce de los cereales que forman la base de la bebida. Otra cosa distinta es que al eliminar el alcohol, en el proceso que utilizan, algunas personas digan que cambia mucho el sabor de la cerveza, pero a priori, ese cambio de sabor no debe venir producido por la eliminación del alcohol, sino más bien por el proceso a que se somete a la cerveza para eliminar el alcohol de la bebida.

En el caso de la grasa en los lácteos, esta juega tanto un papel estructural como saborizante, así que las diferencias en la composición pueden ser diversas en función del producto, que suele tener más carbohidratos y algunas modificaciones sobre la receta original, excepción hecha de la leche que básicamente aparece más acuosa por la falta de nata.

Sin embargo, no todo es tan bonito como parece. Si bien es cierto que algunos alimentos, como los que acabamos de ver, son realmente 0% en los elementos que manifiestan serlo, desafortunadamente hay otros que directamente no lo son, que son un simple engaño mayúsculo al consumidor. Aunque ahora le hablaré de algunos de estos productos, quiero que entienda que el engaño no se reduce a los que le voy a mencionar, sino que por el contrario la industria, que ve cómo sale indemne de esta tropelía, adopta con cada vez mayor frecuencia esta táctica que consiste básicamente en mentir abiertamente amparada en una confusa mezcla de conceptos y nomenclatura.

Para entender el engaño hay que remontarse a las definiciones que utiliza la industria para denominar a los distintos alimentos. Si le pregunto ¿qué es el azúcar?, usted podría contestarme con una serie de definiciones, todas válidas, y de muy diversa índole. Por ejemplo, podría decirme que el azúcar es un disacárido compuesto por fructosa y glucosa. También podría decirme que el azúcar es el nombre común que recibe la sacarosa, o el nombre común que reciben unos monosacáridos como la glucosa, la fructosa, la dextrosa o la galactosa, por mencionar algunos. En general, como digo en mi libro *Adelgazar sin Milagros*, podemos considerar azúcar, a efectos prácticos, a todos los carbohidratos. Si somos muy escrupulosos con las definiciones, esta última no es del todo correcta, pero lo cierto es que a efectos dietéticos, los carbohidratos son azúcares, con ciertas excepciones y puntualizaciones. El azúcar es también otra forma de llamar al almidón, al glucógeno o a los polialcoholes. De hecho, los norteamericanos utilizan el término Alcohol Sugar para referirse a los polialcoholes, que significa literalmente azúcar del alcohol.

Pues bien, lo que hacen ciertos fabricantes para perpetrar su engaño es eliminar de su receta alguna de las formas tradicionales de azúcar, como la sacarosa, la glucosa o la dextrosa, comúnmente usadas en la industria, y sustituirlas por otras más difíciles de percibir por parte de los consumidores, como el almidón o los polialcoholes, y decir abiertamente que su producto contiene 0% azúcares, siendo esta afirmación, cuando menos, de dudosa claridad, especialmente cuando va acompañada de la palabra "añadidos". Es más, algunos fabricantes utilizan incluso nombres alternativos para referirse a estos –ya de por si alternativos- azúcares. Por ejemplo, algunos fabricantes se refieren a los polialcoholes como polioles.

Como le dije en los capítulos anteriores, a su organismo le da lo mismo si los azúcares contenidos en un alimento son naturales o añadidos. No hay nada de beneficioso en que un azúcar sea natural. Una de las sustancias más dañinas para nuestro organismo, como le acabo de decir, es el jarabe de maíz de alta fructosa, que es un concentrado del azúcar natural del maíz. Como comprenderá, el hecho de que sea azúcar "natural" procedente del maíz, a su estómago, hígado, páncreas, cerebro, corazón y demás órganos afectados por su consumo les es absolutamente indiferente.

Como le iba diciendo, ciertos fabricantes perpetran su engaño utilizando esta artimaña, que consiste en sustituir un tipo de azúcar por otro, especialmente cuando encuentran un resquicio legal en el que apoyarse para decir que el sustituto no es, técnicamente hablando, un azúcar. Incluso si tuviesen razón en la afirmación de que un almidón o un polialcohol no son, estrictamente hablando, azúcares, lo que debe importarle al consumidor y donde las autoridades deberían poner el foco no es en la catalogación bioquímica del componente según tal o cual nomenclatura, sino en los efectos que estos ingredientes tienen en nuestro organismo.

Como ya hemos visto, el consumo masivo de carbohidratos, especialmente los simples o refinados, es altamente perjudicial para el organismo. Además de producir un efecto inmediato en la glucemia, que es la cantidad de azúcar (glucosa) circulante que tenemos en la sangre, tiene como veremos en sucesivos capítulos otros efectos tremendamente negativos como el incremento de los triglicéridos, la inflamación crónica o incluso el fomento de la extensión del cáncer, pues las células cancerígenas encuentran en la glucosa su principal fuente de alimento y energía. A menor disponibilidad de glucosa, mayor facilidad para combatir la proliferación del cáncer, como está demostrado en suficientes estudios clínicos.

Bien puede entenderse, y hasta ahí estoy dispuesto a ceder, que no todos los carbohidratos tienen el mismo efecto en la glucemia, pues algunos son de asimilación más lenta o incluso no se pueden asimilar y por lo tanto su efecto es menor o incluso no tiene efecto alguno en la glucosa circulante en sangre. Pero le anticipo que estos carbohidratos no son los que se utilizan habitualmente para sustituir el azúcar común en la fabricación industrial de alimentos, entre otras cosas porque tienen propiedades saborizantes y estructurales distintas y por tanto no cumplen la misma función que los azúcares que se usan habitualmente.

Veamos algunos ejemplos claros de lo que estoy hablando y cómo ser capaces de detectarlos. Lo primero que tenemos que mirar en un alimento 0% -en realidad en cualquier alimento que compremos- es su tabla de valores nutricionales. Cuando un alimento es realmente 0% esto es fácil de comprobar en su tabla de valores nutricionales. Tomemos como ejemplo la Coca Cola Zero, que es 0% porque contiene un 0% de carbohidratos –y también un 0% de proteínas y un 0% de grasas. Aquí no cabe discusión posible. Se trata básicamente de agua con gas, saborizantes y edulcorantes acalóricos, o sea, que no aportan energía alguna.

Por el contrario, prácticamente todas las galletas 0% distan mucho de ser realmente 0%. Por ejemplo, las galletas Gullón DietNature® Digestive Choco, anunciadas en su envase como sin azúcares y con un 30% menos de grasas saturadas, no son ni mucho menos lo que uno espera que sean. Si realmente estuviesen libres de azúcares, en la zona de carbohidratos encontraríamos, al igual que encontramos en la Coca Cola Zero, un 0%. Sin embargo, vemos que el contenido de carbohidratos, por cada 100 gramos de producto es de 61,3 gramos. O sea, más del 60% en peso de este producto son hidratos de carbono. Según indica el fabricante, de estos 61,4 gramos de carbohidratos, sólo 0,5 gramos son azúcares, luego, ¿qué demonios es el resto? Pues según nos dice, 21,2 gramos son polialcoholes, que en inglés traduce el propio fabricante como "alcohol sugars", o sea, azúcares del alcohol, y los otros 39,7 gramos son de almidón.

Técnicamente hablando, los polialcoholes, también denominados azúcares alcohólicos, son carbohidratos hidrogenados. Estos carbohidratos se absorben de forma incompleta en el intestino delgado, de modo que es cierto que su ingesta tiene una menor contribución a las variaciones en el nivel de glucosa que otros carbohidratos, pero como pago por esa menor absorción en el intestino, su consumo excesivo produce entre otras cosas hinchazón, diarrea y flatulencia. Estos son los carbohidratos que suelen usar en los chicles sin azúcar y por eso le dicen en todos los paquetes que su consumo puede tener efectos laxantes.

Ahora bien, donde tenemos el problema real con estas galletas no es en los polialcoholes, sino en el almidón. El almidón es un polisacárido procedente de los vegetales, compuesto en distintas medidas -que dependen del tipo de vegetal de origen- por amilosa y amilopectina. El almidón es el principal ingrediente de la harina refinada. Sin entrar demasiado en detalle, lo que ocurre cuando consumimos almidón, especialmente en la harina refinada, es que este se convierte directamente en glucosa en el organismo. Por eso, no hay excesiva diferencia entre comer azúcar común, sacarosa, y comer almidón. Su efecto es prácticamente el mismo en la glucemia. Son carbohidratos refinados de absorción rápida y gran impacto en nuestro nivel de azúcar en sangre.

En el caso de este producto, casi el 40% de su peso son carbohidratos procedentes del almidón, que alteran nuestra glucemia. Para que se haga una mejor idea del impacto que comerse este producto tiene en su organismo, cada galleta pesa sólo 13,5 gramos y el fabricante incluye una nota aclaratoria en el envase para advertirnos que una ración de carbohidratos (10 gramos) equivale a 16 gramos de su producto, o sea, un poquito más de una galleta. Para los diabéticos, cada galleta de este producto es una ración de carbohidratos.

No le negaré que estas galletas, que además están hechas según parece con harina integral, tienen un menor efecto en la glucemia que las galletas tradicionales, pues la harina integral se absorbe menos y a menor velocidad que la harina refinada, pero de ahí a decir que no contienen azúcares creo que hay un trecho.

Tampoco quiero que piense que este fabricante que he escogido para ilustrar este primer ejemplo es el único que hace este tipo de análisis nutricional de su producto. Todas las galletas 0% azúcares que he encontrado en el supermercado juegan, más o menos, a lo mismo. De hecho, muchas son incluso peores porque la harina que utilizan no es integral. A decir verdad, no he seleccionado este paquete porque me parezca el peor, más bien al contrario, de entre todos los que encontré en el supermercado me pareció el menos malo, y aun así no me parece razonable que a un producto que tiene un 40% de almidón se le ponga una etiqueta de "Sin Azúcares", pues obviamente, aunque los llamen de otra forma, estos están presentes.

Si cogemos por ejemplo las galletas Artiach Artinata 0% Azúcares, podemos comprobar que de los 66 gramos de carbohidratos por cada 100 gramos de producto que aportan, unos 35 gramos son polialcoholes –que ellos llaman polioles en su etiquetado- y los 31 gramos restantes no están especificados de qué tipo son. Mirando la composición, podemos concluir que son igualmente almidones aunque, en este caso, esta galleta no está hecha con harina integral, sino refinada, y por tanto su índice glucémico será mayor y la incidencia en la glucemia igualmente mayor. Además de la harina, esta galleta contiene directamente almidón de trigo y grasa vegetal hidrogenada. Ahora entenderá que la anterior galleta me parezca incluso buena cuando la comparo con otras como esta.

El colmo de la cara dura del fabricante de esta galleta es que en uno de los laterales del paquete escribe "Artiach te descubre la receta secreta de sus maestros galleteros..." y luego pasa a contar una bonita historia de tradición que se remonta a los años treinta según dice. Pues bien, sus maestros galleteros han debido estudiar química y no cocina, porque su galleta tiene estos ingredientes, como siempre, ordenados de mayor a menor cantidad: Edulcorantes (Isomalt, Xilitol y Sucralosa), harina de trigo, grasa vegetal (antioxidantes E304 y E306), grasa vegetal hidrogenada (antioxidantes E304 y E306), almidón de trigo, nata en polvo, leche en polvo, huevo en polvo, sal, aroma, gasificantes (bicarbonatos sódico y amónico), emulgente (lecitina de soja), colorantes (E160b y E120) y acidulante (ácido tartárico). Si la receta que los maestros galleteros de Artiach guardan con tanto celo tiene estos ingredientes, lo mejor que pueden hacer es guardarla y no compartirla con nadie.

De modo que cuando vaya a comprar un paquete de galletas, mi consejo es que no se deje engañar por la foto o dibujo de reposteros tradicionales ni de falsos reclamos como el 0% azúcares que estamos analizando en este capítulo, sino que se lea la lista de ingredientes y desprecie todos aquellos alimentos cuyos ingredientes no sepa identificar o simplemente sepa que son realmente perjudiciales para la salud, como en este caso las grasas hidrogenadas, porque como comprenderá, no tiene mucha lógica que para evitar consumir azúcares –

como lo llaman los fabricantes- acabe usted consumiendo la misma cantidad de carbohidratos y de propina se lleve los efectos laxantes de los edulcorantes y una buena ración de grasa hidrogenada que no le aportará más que problemas de salud.

El otro tipo habitual de alimentos 0% es el que no tiene grasa. Normalmente no se me ocurre comprar alimentos a los que le extraen la grasa. Quizás en alguna ocasión compro un queso con un aporte menor de grasa porque me viene bien para alguna aplicación en la cocina, pero desde luego nunca compro alimentos libres de grasa si es que la grasa debería ser la base del alimento, como es el caso de los lácteos en general y de los quesos en particular. Una de las cosas que menos entiendo de los lácteos 0% grasa es el valor nutricional que se les trata de atribuir. Normalmente, esos lácteos que no tienen grasa suelen tener más cantidad de azúcar y una mayor proporción de agua. De modo que no solo me parece poco sensato dejar de comer grasa, como recordará de capítulos anteriores, sino que menos sensato todavía me parece comer más azúcar para no comer grasa.

Afortunadamente, no todos los alimentos 0% ocultan este tipo de sorpresas dentro del paquete. Existen una buena cantidad de alimentos en el supermercado o incluso en Internet a los que realmente les han quitado los hidratos de carbono o incluso la grasa sin recurrir a rellenarlos de azúcar u otras sustancias no deseables. Yo compro, por ejemplo, un tipo de pasta 0% que se parece de algún modo a la Coca Cola Zero. Contiene un 0% de los tres macronutrientes. Ni tiene proteínas, ni grasas, ni carbohidratos. Usted se preguntará ¿para qué compro una pasta que no me aporta nada de nada – excepto fibra y agua? Pues el secreto está en la salsa. Si un día me apetece comer un plato de pasta utilizo la salsa para incluir los nutrientes que necesito y se la añado a este tipo de pasta que no me aporta nada. Puedo hacer, por ejemplo, una salsa carbonara con nata, mantequilla y bacon o jamón. O puedo hace un pesto con aceite de oliva y frutos secos y algunas especias, que luego puedo complementar con champiñones y langostinos por ejemplo. Las posibilidades son infinitas y es una forma sana de comer un plato de pasta, si bien esta pasta, considerando que su ingrediente principal es el agua, no puede considerarse como una pasta al uso si hablamos con propiedad.

Ante la falta de claridad de algunos empaquetados, la única solución para saber lo que se compra y lo que finalmente se consume es la lectura y comprensión de los valores nutricionales de las etiquetas de los alimentos y sus ingredientes. Si bien aconsejo repetidamente comer alimentos naturales, no procesados, en ocasiones se hace imprescindible comprar alimentos embotellados, en cajas, en bandejas o en cualquier otra presentación. No dejarse llevar por la apariencia del alimento y gastar unos segundos en leer el etiquetado es la mejor arma que podemos usar para defendernos de este problema que afecta directamente a nuestra salud. Visto el mal control del mercado que realizan las autoridades, que permiten que los fabricantes usen todo tipo de trucos para salirse con la suya, y confundir al consumidor, su única posibilidad reside en su capacidad para aprender un poquito de nutrición y poner en práctica esos conocimientos cuando realiza la compra.

Dele una vuelta a este pensamiento. Comer es una de las actividades que más tiempo consume en nuestras vidas. Comemos varias veces al día todos los días y muchos de nosotros, además de comer compramos y preparamos la comida que nos comemos. Lógicamente, una de las cosas que más transcendencia tiene sobre nuestro estado de salud es precisamente qué es lo que comemos cada día. Debe decidir si va a dejar la tarea de velar por su salud en manos de la industria alimenticia y sus reclamos o si por el contrario será usted quién tome las riendas y aprenda a comprar los alimentos que le benefician.

Deja de ser vegano y comienza a disfrutar lo que comes

Jamie Oliver

LA GRAN MENTIRA DE LA SOJA

Si todavía no me ha cogido manía con la cantidad de cosas que le estoy diciendo que no son tan buenas para usted como creía, aquí le traigo otro misil que apunta directamente a la línea de flotación de la industria alimenticia: la soja no es, ni por asomo, tan beneficiosa como le cuentan, sino puede que más bien todo lo contrario.

Es imposible que no haya percibido que cada vez más productos en su supermercado de confianza contienen soja o son incluso sustitutos de alimentos tradicionales elaborados a base de soja, como la leche de soja. Al igual que con el azúcar, lo primero que debe poner en perspectiva al pensar en la soja es el bajo precio de este vegetal. En efecto, cuando algo es muy barato y se vende a un alto precio exagerando sus propiedades o incluso, directamente inventándoselas, los beneficios son monstruosos. Debo admitirle, sin embargo, que cuando el río suena, agua lleva. En efecto, la soja es un vegetal con unas propiedades que se salen fuera de lo común para tratarse de un vegetal. Ahora bien, que sus propiedades no sean comunes en el mundo vegetal no quiere decir, ni por asomo, que estas propiedades sean todas buenas o incluso que repercutan positivamente en nuestra salud como nos quieren hacer creer con todo tipo de campañas que ocultan una buena parte de la información al consumidor.

Afortunadamente, esta información está disponible de manera sencilla para cualquier persona que se tome el interés de repasarla y gracias a ello le puedo explicar las cosas que la industria alimentaria no le explica cuando le coloca la soja en la composición de todo tipo de alimentos.

Lo que empezó siendo un uso moderado -casi anecdótico diría yo- de la soja en la industria alimenticia occidental se ha convertido en muy poco tiempo en un boom. Por motivos básicamente de marketing tenemos asociada la soja en nuestra mente con el grupo de alimentos saludables. Estoy seguro de que 9 de cada 10 personas a las que les pregunte le dirán que la soja es un alimento muy sano y nutritivo. Es muy probable incluso que usted mismo piense de este modo pero deme unos minutos y probablemente cambie de opinión.

El primer problema que nos encontramos con la soja es su origen y crecimiento. Según el informe de 2014 de WWF[10], la producción de soja ha crecido desde los 27 millones de toneladas a principios de los sesenta del siglo pasado a los casi 270 millones en 50 años, casi 10 veces más, esperándose que alcance la cifra record de 514 millones de toneladas en 2050[11]. En la actualidad se utiliza un área de 1 millón de kilómetros cuadrados para el cultivo de la soja, lo que equivale aproximadamente a la superficie total combinada de Francia, Alemania, Bélgica y Holanda. Esto tiene un efecto directo en el ecosistema del planeta y en concreto en su deforestación, pues el mayor crecimiento en su agricultura se está dando en países como Brasil, ganándole terreno a la selva mediante deforestación. De hecho, desde 1996 hasta 2004, la producción de soja en Sudamérica se ha incrementado en un 123%, más del doble en menos de una década, y lejos de estabilizarse sigue en continuo crecimiento y expansión.

La mayor parte de la soja que se produce en el mundo es transgénica. De hecho, una gran parte de la soja procede de semillas de una sola empresa, Monsanto. Cuando se empezó a hablar de los alimentos transgénicos y comenzaron las campañas de los fabricantes defendiendo la modificación genética de las especies para mejorarlas y optimizar el rendimiento de los cultivos, yo fui el primero en estar absolutamente de acuerdo con esta práctica. No en vano tengo educación de ciencias y suelo acoger de buen grado los avances científicos. Lamentablemente, tras investigar un poco pude descubrir que en realidad la modificación genética a la que someten a los vegetales no es tan bonita como nos la pintan. En realidad, en la industria alimenticia suele ocurrir que cada vez que nos cuentan el motivo por lo que algo es muy bueno para nosotros olvidan convenientemente contarnos una parte importante de la información de la que disponen y que suele ser bastante menos atractiva.

Resulta que la soja es un cultivo al que afectan todo tipo de plagas y enfermedades. Para evitar una merma en la producción, los cultivos de soja se fumigan intensamente con herbicidas, pesticidas y productos químicos en general. Para "mejorar" la soja y otros cultivos, Monsanto y otras empresas del sector modificaron genéticamente las semillas de soja. El objetivo no era mejorar la especie, o al menos no mejorarla en la forma en cabría esperar (hacerla más sabrosa, más nutritiva...). La idea era crear unas cepas de la planta a la que no afectaran una serie de productos químicos de alta toxicidad de

---

[10] Fuente: WWF. 2014. The Growth of Soy: Impacts and Solutions. WWF International, Gland, Switzerland.

[11] Según FAO (Food and Agriculture Organization for United Nations)

modo que se pudieran fumigar los cultivos con estos agentes químicos – algunos similares en concepto a los utilizados en la fabricación de armas químicas- de modo que el producto matase todo lo que estuviese presente en el cultivo de soja, fuese planta o animal, excepto el propio vegetal cultivado como es lógico, cuyo código genético modificado lo hace inmune al pesticida.

Hasta aquí, digamos que bien, pero es a partir de aquí cuando comienzan los problemas. Para empezar, la planta de soja que se ha modificado genéticamente es inmune a los pesticidas usados en su cultivo, pero los humanos y, sobre todo los animales, no. La importancia de esto es crucial. No me cabe ninguna duda de que la soja que se destina al consumo humano está perfectamente lavada y no contiene, al menos en la superficie, traza alguna de los pesticidas. Otra cosa será saber si, como piensan algunos expertos, parte de estos productos químicos acaban dentro de la planta. Sin embargo, tengo mis dudas al respecto de la soja que se destina al consumo de animales que a su vez consumiremos los humanos después. De hecho, la mayor parte de la soja que se cultiva en el mundo se dedica a la alimentación de animales y no al consumo humano. En concreto, la soja se utiliza masivamente en la alimentación de cerdos y pollos.

Si estos pesticidas entran en nuestra cadena de alimentación, algo que no parece descabellado, las consecuencias a largo plazo pueden ser fatales. Esto no es una elucubración mía, sino una aseveración basada en la experiencia que tenemos al respecto en esta materia. Estas mismas empresas que desarrollan estos pesticidas y modifican genéticamente los vegetales que acaban en nuestra mesa son las mismas que produjeron y utilizaron masivamente el DDT el siglo pasado, algo de lo que le quiero hablar para que entienda mis reservas.

Haciendo un pequeño repaso a las hemerotecas podemos descubrir que el DDT se sintetizó por primera vez en 1874. Sin embargo, no fue hasta 1939 que el químico Suizo Paul Hermann Müller descubrió su acción insecticida, que le valió para ganar el Nobel de Medicina en 1948 por su uso para reducir la malaria y el tifus en el control de las plagas de mosquitos. Desde 1950 hasta 1980 el DDT se usó extensivamente en la agricultura y en Estados Unidos 15 empresas lo producían masivamente incluyendo a Monsanto, Ciba, Montrose Chemical Company y otros gigantes del sector. Pese a que en 1962 la bióloga Norteamericana Rachel Carson publicó su libro *Primavera Silenciosa* en el que denunciaba, entre otras cosas, que el DDT y otros pesticidas podían causar cáncer, la industria química se apresuró a defender el uso del DDT como pesticida seguro para la especie humana. Sin embargo, en 1972, diez años después, se prohibió el uso del DDT en la agricultura en Estados Unidos y para mediados de los 80 estaba igualmente prohibido en el resto del mundo.

Cuando se erradicó el uso del DDT a mediados de los 80, más de 20 años después de que Carson publicase su libro, el daño ya estaba hecho. Se ha demostrado, a posteriori, que el DDT es altamente tóxico para los humanos (y para la fauna y vegetación del planeta en general), y se considera que tiene implicaciones en la diabetes, disfunciones endocrinas de diversa índole, riesgo de parto prematuro, bajo peso neonatal, interferencia en la producción de leche materna, baja calidad del semen, infertilidad en las mujeres, abortos, partos prematuros, hipotiroidismo congénito, problemas neurológicos como Parkinson, el asma, y que es un probable cancerígeno, especialmente en el desarrollo futuro de cáncer de mama en mujeres expuestas durante la pubertad y pre adolescencia, además de asociarse con otra serie de problemas de salud. Así que con un poco de investigación el DDT pasó de inocuo a terriblemente dañino... tras más de 20 años de utilización masiva del producto en plantaciones y cultivos de todo el mundo.

El caso es que ahora se utilizan nuevos pesticidas continuamente. El negocio es precisamente cambiar de pesticida cada poco tiempo y así es necesario cambiar de semillas cada año, semillas modificadas genéticamente que son las que vende también el fabricante del pesticida. De este modo, el mismo productor del pesticida es el dueño, en sentido literal, del código genético de las semillas que vende y que nadie puede replicar, monopolizando el mercado de las semillas y prohibiendo a los agricultores, contractualmente y de facto, utilizar las semillas de una temporada para la siguiente. Uno de los escritores que más admiro es al difunto Michael Crichton. En su libro Next, Crichton denunciaba una serie de temas relacionados en mayor o menor medida, con la genética y el periodismo de investigación y, en su epílogo, abogaba directamente por la prohibición de que una empresa tuviese los derechos exclusivos sobre un código genético, incluso si lo había desarrollado esa propia empresa. No entraré de lleno a discutir las implicaciones sociales, políticas y económicas que esta capacidad de patentar un código genético confiere a las empresas, pero si le interesa el tema –que a mí me parece apasionante-, le recomiendo el libro que le acabo de mencionar y los discursos y charlas magistrales de Crichton al respecto, que están disponibles para su lectura en Internet.

Antes decía que el tema del cultivo transgénico de la soja ofrecía dos problemas principales. El primero, que es el que acabamos de ver, es que no es posible controlar con rigor que estos pesticidas no acaben en nuestra cadena alimentaria y de momento desconocemos los efectos que estos pesticidas tienen en nuestro organismo. El segundo problema es que los pesticidas llegan a gran escala al suelo y el subsuelo. Sabemos por los intensos estudios de Ana María Lajusticia al respecto del uso de productos químicos en la agricultura que la utilización de pesticidas y otros productos químicos en la agricultura afectan poderosamente la composición de los vegetales, reduciendo el magnesio y otros minerales en la tierra y evitando que los vegetales sean ricos en minerales, que en ocasiones debemos ingerir por otros medios fuera de nuestra dieta convencional para mantener nuestra salud. Por lo tanto, los productos químicos utilizados en la agricultura tienen un impacto en la flora y la fauna del planeta, pero también en el ecosistema en general pues modifican el suelo, los vegetales que en él crecen y, en última instancia, nuestra dieta.

Volviendo a la soja, y obviando por un momento los problemas del cultivo transgénico que acabamos de repasar, esta leguminosa es un vegetal rico en proteínas, bajo en carbohidratos, y rico en ácidos grasos omega 3 y omega 6. A priori, se trata del super-vegetal que los fabricantes de alimentos se esfuerzan por vendernos y los vegetarianos nos citan a cada mínima oportunidad para contestar a las razonables objeciones que ponemos a su dieta. De hecho, la lista de propiedades de la soja parece crecer cada año. Es altamente proteica, rica en lecitina, omega 3 y omega 6 como he dicho antes, no aporta colesterol – algo por otro lado lógico, pues es un vegetal, pese a que se lo venden como novedad mundial-, es rica en minerales, rica en vitamina K, tiamina, riboflavina y folatos, es baja en sodio, tiene un elevado contenido en fibra y es uno de los alimentos más ricos en isoflavonas. Sin embargo, si analizamos con un poco de detalle y rigor todas estas características, sus súper poderes quizás no sean tan importantes para nuestro organismo como parecen.

Comencemos por el principio, su composición nutricional. La soja contiene un 36% de proteínas, un 20% de grasas y un 30% de carbohidratos aproximadamente. Se trata sin duda de unos valores nutricionales fuera de lo común en el mundo vegetal, de ahí que haya adquirido tanta popularidad en tan poco tiempo. Sin embargo, pese a contener una buena cantidad de aminoácidos, la soja no contiene todos los aminoácidos esenciales que necesitamos para producir nuestras propias proteínas. De modo que aquí cae el primer mito: no es saludable llevar una dieta basada únicamente en la proteína de soja, como hacen muchos vegetarianos y veganos. En concreto, la soja no contiene fenilalanina y su aporte de metionina es deficitario, lo que lo convierte en un aminoácido limitante para muchos procesos en nuestro cuerpo.

Existe un tercer grupo de aminoácidos, además de los esenciales y los no esenciales, los llamados aminoácidos condicionales. Los aminoácidos condicionales son los que, por lo general, no son esenciales, excepto en momentos de enfermedad y estrés, que sí lo son. De este tercer grupo, la soja tampoco contiene glutamina ni ornitina. La glutamina es un aminoácido muy importante en la formación de colágeno endógeno y es sin duda el más importante para la regulación del equilibrio ácido-base en el organismo. Es curioso que los mismos defensores de la dieta alcalina, que luego analizaremos, son los mismos que defienden el uso de la soja como fuente principal de proteína sin saber que el aminoácido más importante en el proceso de regulación de la acidez en el organismo no está presente en este vegetal que ellos mismos suelen abanderar.

La glutamina es además esencial para la síntesis de las proteínas. Si hay muy poca disponibilidad de glutamina el organismo toma las proteínas de la masa muscular existente y las transforma en glutamina y energía, por lo que tener un buen aporte de glutamina es fundamental para conservar la masa muscular. De otro modo, perderemos masa muscula, nuestra piel perderá tersura y, en definitiva, envejeceremos. Bastantes expertos consideran a la glutamina como la fuente interna de juventud en el organismo precisamente por ese motivo.

Pero más allá de la cantidad de aminoácidos que están presentes o no en la soja, su biodisponibilidad, el uso que puede hacer de ellos el organismo, está también en entredicho. Con el sistema de medición tradicional de biodisponibilidad, la soja tiene una baja biodisponibilidad. Sin embargo, con el más moderno método que se originó en Estados Unidos[12] utilizado para medir la calidad de las proteínas, su puntuación es alta, 0,92. Al obtener distintas puntuaciones con distintos métodos, la polémica está servida. Esto se debe a que bastantes expertos apuntan a que la soja contiene una sustancia inhibidora de la tripsina, que es la enzima digestiva que participa en la absorción de las

---

[12] El Método PDCAAS (Protein Digestibility Corrected Amino Acid Score) otorga un valor entre 0 y 1 según los requerimientos de aminoácidos y la habilidad de los humanos para digerir dichos aminoácidos.

proteínas y la asimilación, entre otras, de la vitamina B12. Esto explicaría que el uso de la soja cruda como harina, brotes, leches y demás preparados fuese tan indigesto para muchas personas y estuviese asociado a carencias de vitamina B12.

Otro aspecto a tener en cuenta de la soja es que se trata de un producto altamente alergénico. En efecto, existen muchísimas personas con alergias y sensibilidades a la soja y la proliferación de este ingrediente en infinidad de platos precocinados hace que sea literalmente imposible evitar su consumo si se consumen alimentos procesados.

Por otro lado, la soja tiene un contenido muy alto en ácido fítico, un compuesto que interfiere profundamente con la absorción de elementos minerales en el sistema digestivo como el calcio, el magnesio, el cobre, el hierro, y el zinc. Los orientales descubrieron los efectos negativos que produce en el organismo la soja cruda y cocinada hace muchos años y por eso limitan su consumo, principalmente, a la soja fermentada, en la que el ácido fítico no está presente. De este modo, al problema de la baja disponibilidad de minerales en los vegetales debido a la utilización de químicos en la tierra, como vimos anteriormente, sumamos que la soja, excepto cuando está fermentada, nos impide asimilar los minerales que los vegetales puedan contener.

Otro aspecto a tener en cuenta de la soja se basa en que diversos estudios asocian su consumo con el desarrollo de ciertos tumores como el de mama y el de útero. Esto es aparentemente debido a su alto contenido en fitoestrógenos. No es menos cierto que hay otros estudios que asocian el consumo de soja a la reducción de ciertos tipos de cáncer, como el de próstata, pero no sé si el riesgo merece la pena, especialmente para las mujeres. Parece en cualquier caso que es menos recomendable –si cabe- el consumo de soja en las mujeres que en los hombres. También existen asociaciones entre el consumo de soja y el empeoramiento de los problemas de funcionamiento del tiroides.

Otros efectos negativos que se atribuyen también a la soja son alteraciones del sistema nervioso, aumento de la ansiedad, el estrés y la irritabilidad, alteraciones del sistema inmune, alteraciones hormonales y alteraciones sexuales, incluyendo incapacidad para obtener una erección. No voy a entrar a valorar cada uno de ellos. Ni creo que sean todos ciertos ni todos falsos. Además, no creo que haya una relación causa-efecto directa entre consumir soja y sufrir cualquiera de estos efectos, al menos en el corto plazo. Sin embargo, tampoco creo que exista una relación causa-efecto entre el consumo de soja y los supuestos beneficios que los fabricantes de alimentos nos cuentan a diario, que es a donde quiero llegar al hablar de la gran mentira de la soja.

Mi objetivo, en este momento del capítulo, es poner sobre la mesa que no todo tiene porqué ser tan bonito como nos lo pintan y, en concreto, reincidir en la idea de que cuando una empresa fabricante de productos alimenticios se empeña en repetirnos las bondades de un producto barato que se puede incluir en virtualmente todo lo que produce, probablemente hay un gran componente de marketing en las afirmaciones y una reducida o al menos controvertida base científica que –afortunadamente para el fabricante- respalda un gran beneficio económico.

Llegados a este punto, quiero exponer como creo que nos afecta de manera negativa el aumento del uso de la soja en la cadena alimenticia, dejando de lado sus propiedades y composición, y obviando si los efectos de su consumo son buenos o malos para el organismo. Para mí, lo más interesante no es esto, sino el engaño al que estamos sometidos con el tema de la soja en los alimentos procesados, y ese engaño, como todos los anteriores, es principalmente económico como acabo de decirle.

Por si queda alguna duda sobre el precio de la soja que antes he mencionado, la soja cotizaba en la Bolsa de Chicago en la mañana en que estoy escribiendo este capítulo a aproximadamente 450 dólares la tonelada, o sea, unos 50 céntimos de dólar el kilo o sea, unos 35 céntimos de euro al cambio actual. Cuando llega a las tiendas, sin procesar, no llega a 3€ el kilo, que es lo que viene a costar un kilo de soja blanca ecológica cultivada en Castilla la Mancha, que es la mejor y más cara que he podido encontrar. En cualquier caso, se trata a todas luces de un alimento barato si lo comparamos con alimentos de origen animal que también ofrezcan un alto contenido en proteínas, como la carne de ganado o ave.

Pues bien, dejando al margen la calidad, hay más proteína en un kilo de soja que en un kilo de carne de ternera, cerdo, pollo o cualquier otro animal, con lo que si ya de por sí el coste de un kilo de soja es muy inferior al de un kilo de carne o pescado, el coste de un kilo de proteína de soja es todavía mucho más bajo que el de un kilo de proteína de origen animal, pues necesaria menos materia prima para obtenerla.

No debería entonces extrañarnos que una cantidad ingente de alimentos preparados lleve proteína de soja. Incluso si suponemos que todos los supuestos beneficios de la soja son ciertos y todos los supuestos efectos negativos de la soja son falsos, ¿por qué hay proteína de soja en embutidos, carnes preparadas, pescados preparados, salchichas, hamburguesas y demás productos cuyo ingrediente proteico debería ser la carne y el pescado? Para mí se trata de un tema meramente económico, y voy a explicar los motivos que tengo para pensar de este modo.

Para explicar esto, no se me ocurre mejor forma de exponerlo que con un ejemplo real. Voy a usar un producto como ejemplo de los que usted puede encontrar con facilidad en el supermercado, pero no es el único ni de lejos en el que encontramos datos similares a los que voy a exponer aquí. Este producto es un embutido denominado "Mini York Cuida-T" y es de la marca Campofrío, que estoy convencido conoce perfectamente si ha entrado alguna vez a un supermercado en su vida.

Yo no sé a usted, pero a mí el nombre "Mini York" me suena a jamón cocido pequeño, y supongo que ese es el objetivo del fabricante al usar esta denominación. Bueno, eso y que tiene aspecto de jamón, olor a jamón y sabor a jamón. Si miramos sus ingredientes, encontramos que lleva carne de cerdo –buen comienzo si fuese un jamón-, fécula de patata, proteína de soja, dextrosa, sal y una serie de aromas, conservantes, estabilizantes y demás. La carne de cerdo, de media, aporta entre 15 y 20 gramos de proteína por cada 100 gramos de producto, sin embargo, este producto tan sólo aporta 10 gramos de proteína por cada 100 gramos de producto, lo cual nos da una idea de que, o bien no lleva mucha carne de cerdo, o bien la que lleva está tan procesada que su aporte de proteína es muy bajo. Pero eso no es lo peor, resulta que de esos 10 gramos de proteína que aporta este producto, una parte que desconocemos proviene de la soja, como comprobamos en su etiquetado. Esto quiere decir, entre otras cosas, que el cerdo que lleva el producto ni siquiera aporta 10 gramos de proteína por cada 100 de producto terminado.

Digamos que usted es vegetariano y que de hecho prefiere que este "Mini York" lleve cuanta más soja mejor y digamos que hasta me parece bien. La pregunta que le hago, y donde reside el principal engaño, es ¿por qué paga un preparado a base de proteína de soja a precio de preparado cárnico? En efecto, el precio de este producto de 380 gramos, que para colmo es barato para ser un jamón, ronda los 2€, por lo que el precio por kilo es superior a los 5€, mucho más cercano al precio de la carne que al de las legumbres o los tubérculos, que es lo que son la soja y la patata, que sospecho son ambos ingredientes imprescindibles en este producto.

Podríamos discutir sobre la idoneidad de añadir proteína a un producto que ya debería llevar las proteínas propias del producto, en este caso añadir proteínas a un preparado cárnico, pero ¿cuál es el supuesto beneficio para nuestra salud de añadir proteína vegetal a un preparado cárnico? Me aventuro a decir que ninguno, y en esto tengo pocas dudas, dado que no estamos hablando de añadir soja completa, con sus grasas, sus minerales, sus propiedades y sus distintos fitonutrientes, sino de añadir exclusivamente la proteína de la soja a la carne, que ya debería ser un alimento rico en proteína completa, imagino que con el doble objetivo de aumentar la cantidad de proteínas en el producto y aumentar la masa del mismo. Pero cuando resulta que la suma de la proteína de la carne y la proteína de la soja arroja un porcentaje de proteína tan bajo que ni siquiera pasa del 10%, estará de acuerdo conmigo que algo no tiene buena pinta en este producto.

No debe sorprenderle el hecho de que este producto, como muchos otros y escapando a toda lógica cartesiana, pertenezca a una línea que el fabricante asocia con la salud, y que en este caso se llama "Cuida-T", en clara alusión a que su consumo contribuye a cuidar al consumidor. Como le decía, Campofrío no es el único fabricante en hacer este tipo de cosas, sino uno más de todos los que se benefician consiguiendo que usted asocie el concepto de soja con el concepto de salud, asociación que como antes le he expuesto, cuando menos es cuestionable. Menciono este fabricante porque es conocido por todos y me sirve para ilustrar el ejemplo. Si tuviese que mencionar a todos los fabricantes de productos cárnicos que utilizan proteína de soja en sus productos probablemente podría escribir un libro entero, incluso de dos volúmenes.

En resumen, estos son los motivos para que cada vez cueste más trabajo encontrar un producto cárnico que no lleve proteína de soja. De este modo, una gran parte de la carne picada y de las hamburguesas preparadas llevan, entre otros ingredientes que no deberían estar ahí, proteína de soja. Lo mismo ocurre con las salchichas, ciertos preparados de pescado y una gran variedad de embutidos. Esto hace que resulte, cada vez más difícil, comprar un alimento procesado –o incluso fresco- que esté fuera de la cadena alimenticia originada en la soja, sin que tengamos claro a estas alturas las repercusiones para nuestra salud que esto podría llegar a tener a largo plazo, pues se trata de un hecho relativamente novedoso en nuestra dieta.

Si lo recuerda, al principio del capítulo le dije que la mayor parte de la producción mundial de soja se destina a la alimentación de ganado y aves, unas tres cuartas partes en total, concretamente para alimentar cerdos y pollos, pues la soja es el vegetal que aporta la mayoría de la proteína a la alimentación de estos animales. De este modo, es muy probable que el cerdo que forma parte de ese "Mini York" del que acabamos de hablar haya estado comiendo soja durante su vida y, si como sospechan algunos científicos, los pesticidas usados en el cultivo de la soja transgénica han pasado al cerdo, ahora usted los podría estar ingiriendo de dos posibles fuentes, el propio cerdo y la proteína de soja añadida al producto procesado, que no sabemos si se ha visto afectada de alguna manera por dichos productos químicos.

En definitiva, el gran engaño de la soja es una combinación de factores que influyen directamente en nuestra alimentación con repercusiones directas en el precio de los alimentos y repercusiones a largo plazo desconocidas sobre nuestra salud. En mi opinión, siguiendo con la línea que comencé hace unos capítulos, lo idóneo es consumir alimentos frescos y naturales que contengan fuentes completas de los nutrientes que necesitamos, la proteína y la grasa, y si esporádicamente tomamos alimentos procesados, tratar de evitar todos los que lleven ingredientes que incluyan cosas que a usted no le suenen que deban estar ahí. Estoy seguro que comprenderá que la soja y la proteína de soja difícilmente encajan en ningún alimento de manera natural más allá de la soja fermentada que usan habitualmente en la cocina oriental, si es que está comprando un plato preparado de esta variedad.

Un último apunte para rematar este capítulo. Cuando hablo del tema de la soja muchas personas salen raudas a decirme que los orientales consumen mucha soja y tienen una salud de hierro. Bueno, quisiera aprovechar para desmentir ambas cosas. Ni los ratios de salud de los orientales son tan buenos como se cree ni consumen tanta soja como se les supone. De hecho, hace poco he leído un estudio que hablaba sobre la clara relación que existe entre las enfermedades cardiovasculares en la India y su alimentación, principalmente vegetariana. En cuanto a China, país al que se le suele presuponer mayor consumo de soja, ya he hablado anteriormente de que su expectativa de vida es inferior a la de otros países de su entorno que consumen más proteína animal como Japón, y por supuesto menor a la Española. Pero curiosamente,

China no consume –en la alimentación humana- tanta soja como se le presupone. De hecho, Estados Unidos consume mucha más soja por habitante, si bien estas cifras pueden estar influenciadas por el predominio de la comida preparada en Estados Unidos. En cualquier caso, lo que parece innegable es que la mayor fuente de consumo humano de soja en China es la soja fermentada, y no la soja cruda o cocinada, por lo que cualquier comparación con el consumo de otros países en que se consume de manera distinta –y por tanto con distintas propiedades- pierde rigor.

Tengo un ejemplo que quiero compartir con usted acerca del consumo de soja en nuestra sociedad para que pueda meditar acerca de este alimento y las implicaciones que su alta disponibilidad tiene en nuestra dieta. En una hamburguesa de las que puede comprar en cualquier cadena de comida rápida, puede encontrar soja en el bollito de pan, en la carne, en el queso, en el kétchup y en la mostaza. De hecho, si la ha pedido con bacon, es muy probable que el bacon que le pongan no sea panceta natural, sino un preparado tipo bacon que lleve una gran cantidad de soja. Si ha acompañado su hamburguesa con unas patatas fritas, es muy probable que estén fritas en una mezcla de aceites vegetales –que puede estar hidrogenada- que contenga soja. Con la excepción de la lechuga y el tomate –a los que todavía no han sido capaces de meterle soja-, todos y cada uno de los ingredientes de su comida pueden llevar soja. ¿Le parece esto razonable incluso si yo estoy equivocado y comer soja no es tan malo como se lo he pintado?

Ninguna enfermedad que pueda ser tratada con la alimentación debería tratarse de ningún otro modo

Maimónides

LA GRAN MENTIRA DEL GLUTEN

El gluten es sin duda el gran desconocido de la nutrición del que todo el mundo ha oído hablar y poca gente entiende. Considero que es importante hablar un poco sobre el gluten en este libro porque percibo un aprovechamiento del sector alimentario con respecto al incauto consumidor. En efecto, los productos libres de gluten inundan los supermercados y la dichosa etiqueta "sin gluten" se la ponen a cada vez más productos. Antes de entrar a valorar -que también lo haremos- el tema del gluten en nuestra dieta, merece la pena gastar unos minutos para entender qué es el gluten y ser capaz de entender si un alimento está realmente libre de gluten o el fabricante de turno se intenta aprovechar del desconocimiento de los consumidores.

El gluten es un compuesto proteico natural que se encuentra principalmente en el trigo y en otros cereales. El gluten más habitual en nuestra dieta es el gluten de trigo, que está formado por las proteínas gluteninas y gliadinas al 90%, por un 8% de grasas y un 2% de carbohidratos. Sin embargo, además del trigo otros cereales contienen gluten como la cebada, el centeno, la avena o cualquiera de sus variedades o híbridos que ahora están de moda, como la espelta o el kamut.

El gluten es la molécula responsable de la elasticidad de la masa de la harina y la que permite que en su fermentación obtenga volumen y esa consistencia elástica y esponjosa típica de la masa de panes y demás productos de panadería. Es importante comprender desde el inicio que el gluten no es una proteína indispensable para el ser humano. Más bien al contrario, se trata de una proteína con bastante toxicidad para nuestro organismo. Los defensores de los carbohidratos refinados y más concretamente de los panes y cereales suelen hacer mención a que llevamos con el trigo en nuestra dieta casi 10.000 años, pero más allá de que esto en términos evolutivos es bastante poco –unos seis minutos en nuestra particular escala- hay suficiente evidencia de que el trigo silvestre original y el trigo que nos llega hoy en día se parecen más bien poco.

Avanzando un poco en la repercusión que tiene el trigo actual en nuestra dieta, la intolerancia al gluten se conoce como celiaquía y se trata de un proceso autoinmune y con afectación sistémica. Es la única enfermedad dentro de un amplio grupo de procesos autoinmunitarios que presenta un origen claramente definido y conocido, provocado precisamente por la intolerancia al gluten, por lo que mejor que aplicar un tratamiento, se aplica la lógica eliminación del gluten de la dieta.

Un porcentaje muy alto de alimentos procesados contienen gluten, que en la industria alimenticia se usa como aglutinante, espesante o para dar viscosidad a un producto. Dicho esto, hay productos que jamás han tenido gluten ni tienen porqué tenerlo, como las patatas fritas de paquete, dado que contienen patata, aceite y sal básicamente, y ninguno de esos tres ingredientes tiene gluten. Sin embargo, es frecuente ver paquetes de patata con el indicativo "sin gluten" o "libre de gluten" que el fabricante usa para tratar que el consumidor asocie su producto como seguro, más beneficioso o menos perjudicial. Esto equivale, de algún modo, a que a una trucha le pongan un cartel que diga que no contiene carne de cerdo y por tanto es apto para musulmanes. Como comprenderá, no tiene demasiado sentido pues no hay motivo alguno para sospechar que una trucha fresca pueda incorporar carne de cerdo en su composición.

El principal problema del gluten es que casi todo el mundo ve este tema como blanco o negro: soy celíaco o no lo soy, puedo comer gluten o no puedo comerlo. Y si bien es cierto que los celíacos, los que sufren de celiaquía, de intolerancia al gluten, son los enfermos por gluten más comunes que existen, no son ni por asomo los únicos. De hecho, es bastante probable que usted mismo tenga una sensibilidad a alguna de las proteínas que forman el gluten y no sea consciente de ello, como veremos a continuación.

El tema de la sensibilidad al gluten está de máxima actualidad en estos momentos pues numerosos estudios están saliendo a la luz demostrando los problemas de salud que plantea el consumo de esta proteína vegetal en la mayor parte de la población. En términos generales se estima que el 1% de la población es celíaca y en torno al 6% tiene sensibilidad al gluten. Lo cierto es que el hecho de que un 6% de la población muestre una sensibilidad a un alimento ya es bastante significativo y preocupante. Sin embargo, las cifras son bastante peores de lo que la medicina ha venido suponiendo hasta ahora y vamos a ver enseguida porqué le digo que es muy probable que usted mismo tenga esta sensibilidad.

La sensibilidad al gluten se manifiesta con dos tipos de síntomas que, en general, son similares a los que manifiestan los celíacos, pero producidos a menor escala. Por un lado tenemos los síntomas digestivos y por otro lado los síntomas generales. Repasemos rápidamente estos síntomas para entender cómo se manifiesta esta condición.

Los síntomas de tipo digestivo son:

- Dolor abdominal
- Hinchazón fluctuante
- Alivio con la expulsión de gases
- Diarrea
- Estreñimiento
- Alternancia Diarrea/Estreñimiento
- Náuseas
- Vómitos
- Ardores de estómago
- Reflujo gastroesofágico
- Pérdida de peso moderada

Por su parte, los síntomas de índole general son:

- Cefaleas y/o Migrañas
- Dolores músculo-esqueléticos generalizados
- Cansancio aumentado
- Mente "borrosa" o "nublada"
- Hormigueos en manos y pies
- Debilidad muscular
- Trastornos del sueño
- Erupciones cutáneas con predominio de urticaria
- Ansiedad y Depresión
- Algunos casos de Trastorno por Déficit de Atención e Hiperactividad (TDAH)
- Algunos casos de Autismo
- Algunos pacientes con Esquizofrenia
- Algunas formas de Ataxia

De acuerdo con el neurólogo y nutricionista, experto en el tema de la sensibilidad al gluten, David Perlmutter, la cifra oficial del 6% de la población sufriendo de sensibilidad al gluten o a alguna de sus proteínas es errónea pues él supone que el 99% de las personas con la sensibilidad no han sido diagnosticadas, y basándose en su experiencia práctica atendiendo pacientes, eleva el total de afectados al 40% de la población. No sólo eso, Perlmutter va más allá y afirma que incluso el 60% de la población restante está en riesgo de sufrir enfermedades neuronales por estar expuesta al consumo de gluten, incluso si no muestran una sensibilidad clara a este alimento.

A decir verdad, cuando comencé a escribir este capítulo dudaba como llamarle. En realidad, voy a seguir hablando del gluten, pero para mí, lo más importante de este capítulo son los síntomas que su consumo puede originar en las personas sensibles, que bien parece que podríamos ser una buena parte de nosotros. Hay un grupo de síntomas en cuestión que son los que más me llaman la atención, y son los relacionados con las molestias en la digestión, y por eso estuve dudando en llamar a este capítulo *la gran mentira de la acidez de estómago*, si bien finalmente me decanté por el título que hacía referencia al gluten.

Si usted mismo no lo sufre, estoy seguro que conoce a bastantes personas que sufren de todo tipo de problemas después de comer como hinchazón, ardores, reflujo, gases, etc. Como cuento en mi libro *Adelgazar sin Milagros*, cuando yo comía de la manera que comúnmente llamamos normal –que ahora entiendo que de normal tiene más bien poco-, o sea, una gran base de carbohidratos y una pequeña cúspide de grasas y proteínas, ingería una cantidad bastante alta de gluten, que procedía del pan, las pastas y todo tipo de alimentos procesados. Además de pesar unos 30 kilos más de los que peso ahora, tenía todos estos síntomas que acabo de mencionar, y alguno más del otro grupo como dolores musculo esqueléticos, hormigueos en manos y pies y cefaleas.

En aquella época, lo primero que me tomaba nada más levantarme era un protector gástrico potente, un pantoprazol de 40mg. Después de eso, tomaba antiácidos después de todas las comidas y además con mucha frecuencia una pastilla efervescente de ranitidina con la cena. Aun así, mis digestiones eran terribles y las noches las recuerdo con auténtico terror, pues me despertaba con reflujo gastroesofágico que literalmente me quemaba la garganta y me hacía toser durante tanto tiempo que a veces me quedaba sin aire y sentía que me iba a asfixiar.

Ahora bien, cuando comencé a comer del modo que lo hago ahora, evitando los carbohidratos simples y refinados, en especial harinas, pastas, panes y demás, lo primero que descubrí es que ya podía prescindir de absolutamente toda la medicación para el estómago. De hecho, en estos años he aprendido que puedo hacer cosas que nunca antes se me hubieran ocurrido hacer sin que tuviesen repercusión alguna en mi sistema digestivo. Por ejemplo, puedo cenar un filete con ensalada de pimientos y cebolla e irme a dormir media hora después sin notar efecto alguno. Las caras de mis amigos cuando comemos o cenamos juntos y me ven comer este tipo de cosas, o cualquier picante serio que antes evitaba, son todo un poema. Muchos de ellos tienen cautela extrema –como yo tenía- con lo que cenan y desde luego evitan el picante y los alimentos que tradicionalmente se repiten como los pimientos o las cebollas. Les he insistido en el tema del cambio de hábitos pero la gran mayoría, pese a mi insistencia, prefieren seguir enganchados a sus pastillas mágicas que mitigan los síntomas en lugar de atacar al origen del problema. Lo más curioso es que muchos de ellos son médicos, algunos bien jóvenes, que por algún motivo están absolutamente centrados en la mitigación de los síntomas en lugar de estarlo en la eliminación del origen del problema. Prefieren tomarse antiácidos todos los días que solucionar el problema que les hace padecer ardores. Demencial, pero cierto.

Si tuviese que describir la práctica médica que veo a mi alrededor en dos palabras, estas serían drogar y cortar. Además de la típica recomendación de perder peso, hacer deporte y dejar el tabaco y el alcohol, es realmente difícil encontrar médicos que sigan aquella premisa de Hipócrates que rezaba *que tu medicina sea tu alimento, y el alimento tu medicina*. Sospecho que si muchos grandes profesionales se reciclaran un poco en materia de nutrición, su práctica sería bastante más eficaz y gratificante. Si alguien, me hubiese diagnosticado en mi primera visita a un médico por mis problemas de salud, sensibilidad al gluten, la solución a una gran parte de mis problemas de salud se hubieran saldado dos años antes de lo que en realidad lo hicieron, y eso teniendo en cuenta que, por motivos distintos a esta supuesta sensibilidad al gluten, comencé una dieta virtualmente libre de gluten al evitar los carbohidratos refinados.

Lo más curioso de este tema -y conste que no me he hecho un análisis de sensibilidad al gluten jamás- es que cuando por cualquier motivo me salto mi forma de comer habitual e incluyo alimentos ricos en carbohidratos, que normalmente tienen gluten, casi de inmediato vuelven paulatinamente los síntomas. Quizás no lo noto si tomo este tipo de alimentos esporádicamente muy de vez en cuando, pero en cuanto encadeno dos o tres ingestas de carbohidratos refinados o comidas con gluten en un período de dos o tres días, los síntomas vuelven. En caso de que se esté preguntando por qué no me he hecho el análisis de sensibilidad al gluten para salir de dudas, se lo cuento brevemente. En mi dieta habitual no como gluten. El gluten está presente en una serie de alimentos que yo simplemente no tomo como el pan o la pasta. Para hacerse un test de sensibilidad al gluten existen dos protocolos previos para personas como yo que habitualmente no tomamos gluten.

El primer protocolo consiste en ingerir gluten a diario durante un período de dos semanas, en una cantidad mínima equivalente a dos piezas de pan diarias. El segundo protocolo consiste en reintroducir el gluten en la dieta en los tres meses anteriores al test y comerlo de manera aleatoria, cuando encaje, sin forzar su ingesta ni evitarla. En ambos casos el objetivo es el mismo: asegurarse que el organismo crea y circula los anticuerpos de las proteínas del gluten para que estos puedan ser reconocidos en el análisis de sangre. A mí el protocolo se me antoja como un calvario y no estoy dispuesto a volver a sufrir los problemas digestivos otra vez a estas alturas de la película, cuando llevo años sin sentir una mala molestia seria. Si soy o no soy sensible al gluten, en este momento me es indiferente porque al no tener síntomas y no ser necesario ingerir gluten, me doy por satisfecho por quedarme como estoy, con la duda pero sin los problemas de salud.

Volviendo al tema de la sensibilidad al gluten en la población, Perlmutter describe perfectamente en su libro *Cerebro de Pan* todo tipo de casos que ha solucionado recetando a sus pacientes dietas bajas en carbohidratos y libres de gluten, desde problemas neurológicos, que obviamente es su especialidad, hasta problemas de reproducción, y lo ha hecho tanto en niños de corta edad como en ancianos que llevaban hasta 20 años medicados sin obtener solución a sus problemas.

En el caso que nos preocupa, que es como utilizan el tema del gluten para manipular la información, como le dije al principio parece que existe un interés general en que seamos celíacos o no lo seamos, sin tratar de dirimir si somos o no sensibles al gluten. Por otro lado, existe una parte de la industria alimenticia que como ha escuchado llover ha sacado los paraguas y se ha apresurado a ponerle la etiqueta de libre de gluten a su producto, aunque este no tenga sentido alguno que lleve gluten. De este modo, fabricantes de aceites, de zumos de frutas, de refrescos, de aguas y licores, de azúcar y miel, de leche, de quesos, sales, cafés y otro gran número de productores de todo tipo de alimentos están utilizando la etiqueta "libre de gluten" para hacerle creer que su producto es mejor que el que no lleva dicha distinción.

No hace falta que le diga, después de lo que le he explicado, el poco sentido que tiene que un agua mineral, un zumo de fruta o un paquete de azúcar sea "libre de gluten". También he visto últimamente etiquetas de "libre de gluten" en hortalizas envasadas, legumbres y mantequillas. Lógicamente, tampoco tiene sentido alguno. Sólo aquellos productos procesados en cuyo ingrediente haya cereales pueden contener gluten. De modo que no se deje llevar por el impulso de compra que puede crear un paquete de un producto lleva el sello de libro de gluten respecto a su vecino de estantería no lo lleva. Es muy probable que lo único que le indique el dichoso sello sea la falta de escrúpulos del fabricante que le quiere confundir. Como siempre, para estar seguro, mire el etiquetado de los productos.

Si siente algunos de los síntomas que le he relacionado con anterioridad, puede hacer algo mucho más barato que un análisis de sensibilidad al gluten de manera artesanal en casa. Lo único que debe hacer para saber si existe una razonable duda de que tenga sensibilidad al gluten es estar dos o tres semanas sin consumir gluten y comprobar si los síntomas desaparecen. Aunque es cierto que patologías más complejas, de tipo neuronal, requieren hasta 3 meses en una dieta libre de gluten y baja en carbohidratos para que los síntomas remitan totalmente, en la mayoría de los casos, tres semanas es suficiente para dejar se sufrir problemas intestinales, cefaleas, calambres, dolores musculares y otra serie de síntomas más livianos.

Uno de los temas más interesantes asociados al consumo de gluten, aunque se escapa un poco del ámbito de este libro, es el trastorno por déficit de atención con hiperactividad (TDAH). Pese a ser un tema clínico fuera del ámbito del libro como acabo de decirle, quiero hablar brevemente de este trastorno porque al ser un trastorno prevalente que afecta a entre un 5% y un 10% de la población infanto-juvenil, existe una posibilidad bastante alta de que usted tenga hijos o parientes jóvenes con este problema diagnosticado y creo que la información que le voy a dar es de vital importancia que circule al máximo para que llegue a cuanta más gente mejor.

Yo mismo tengo amigos a cuyos hijos se le ha diagnosticado este trastorno y se les ha sometido a una potente y cara medicación química. En el caso concreto de un buen amigo mío, recuerdo como al principio de suministrarles la medicación a sus dos hijos esta surtió cierto efecto y los resultados fueron apreciables en su conducta, tanto en el colegio como en la casa. Sin embargo, transcurridos unos meses y tras gastar bastante dinero en estas drogas –pues estos fármacos son auténticas drogas que alteran la conciencia- ocurrió lo que ocurre con tantas otras drogas, que fueron perdiendo efecto pues crearon la dependencia al establecer el organismo un nivel de tolerancia alto a la sustancia. De modo que, tras meses esperanzadores, vuelta al punto de inicio y, en esta ocasión, con la única posibilidad de incrementar las dosis sin tener la certeza de que esto fuera a funcionar.

Pues bien, David Perlmutter, el neurólogo del que le he estado hablando en este capítulo, cree firmemente que este trastorno está intrínsecamente relacionado con la nutrición y documenta una gran cantidad de casos que ha solucionado eliminando la medicación convencional y aplicando una serie de protocolos nutricionales, el primero de los cuales era una prueba de sensibilidad al gluten, que suele ser positiva, después de la cual se aplica una dieta baja en carbohidratos y libre de gluten. Si conoce a alguien en esta situación, le pido que investigue un poco acerca de este protocolo no agresivo ni invasivo que aparentemente ha devuelto la salud a tantos niños en Estados Unidos eliminando un tratamiento que, como he dicho anteriormente, además de caro es tendente a crear adicción.

Por lo demás, si le interesa el tema de porqué Perlmutter cree que al menos el 40% de la población es sensible al gluten y el otro 60% también tiene riesgo de padecer enfermedades neuronales debido a su exposición a este compuesto y a la alta carga de carbohidratos de nuestra dieta, le recomiendo que lea el libro *Cerebro de Pan* para conocer, de primera mano, la experiencia de este médico y nutricionista en este campo y su opinión.

Cuando los pollos puedan vivir como pollos,
también sabrán como pollos.

Michael Pollan

LA GRAN MENTIRA DE LOS SUPLEMENTOS EN LOS ALIMENTOS

Sin duda habrá comprobado que un gran número de alimentos procesados incluyen cosas exóticas en su etiquetado como enriquecidos con calcio, hierro, vitaminas, isoflavonas de soja, omega 3, fibra, bacterias l. cassei o cualquier otro reclamo que llame su atención y otorgue al producto un halo de medicamento o cuando menos de comida beneficiosa para el organismo.

En este capítulo quiero hablarle sobre algunos de estos suplementos y lo que francamente puede esperar de ellos. Algunos de los suplementos que se añaden a los alimentos tienen cierto sentido, como pronto veremos, independientemente de que luego nuestro organismo pueda aprovecharse de su presencia o no. Lo que quiero decir es que aunque yo no consuma ni recomiende leche con calcio añadido, tiene cierta lógica el refuerzo de calcio en un alimento que de manera natural contiene calcio. Ahora bien, si me pregunta lo que pienso acerca de enriquecer con ácidos grasos omega 3 la leche ya no soy tan comprensivo ni permisivo.

Siguiendo en mi línea por tratar de evitar al máximo los alimentos procesados y construir mi alimentación y la de mi familia desde una base de productos frescos, en este capítulo analizaremos no sólo los suplementos habituales que los fabricantes incluyen en los alimentos, sino también aquellos alimentos en los que puede encontrar esos componentes de manera natural, en su estado original.

No creo que haga falta mucho más preámbulo ni presentación para empezar a descubrir todo lo que rodea a los elementos que le añaden a los alimentos que puede encontrar en su supermercado y si realmente tiene algún sentido comprar este tipo de alimentos. Veamos ahora, uno por uno, estos alimentos suplementados y evaluemos su verdadera utilidad dentro de nuestra dieta.

CALCIO AÑADIDO A LECHE Y OTROS PRODUCTOS LÁCTEOS

La leche y los productos lácteos son naturalmente ricos en calcio. A mí siempre me ha resultado sospechoso que haya que añadir calcio a estos productos y he investigado un poco para ver lo que hay detrás de esta práctica. Puedo adelantar que el motivo principal para añadir calcio a la leche es básicamente comercial, de marketing, y no responde a ninguna estrategia seria orientada a mejorar su salud. No he encontrado un solo estudio que asocie el consumo de una leche enriquecida en calcio con algún beneficio claro y directo para la salud.

La leche natural aporta unos 120 mg de calcio cada 100 ml de producto. Por otro lado, la cantidad diaria de calcio recomendada para los adultos se cifra en 800 mg diarios. Tengo que recordar que la cantidad diaria recomendada no es la cifra óptima de aporte de un micronutriente, sino la cantidad mínima que debemos ingerir para no entrar en procesos derivados de la carencia de ese micronutriente. Pues bien, haciendo unas matemáticas básicas, para incorporar a nuestra dieta esos 800 mg de calcio procedentes únicamente de la leche, habría que tomar unos 700 ml de leche, casi 3 vasos diarios. ¡Y esto es sólo para llegar al mínimo!

Se me ocurrió que quizás el motivo para añadir calcio a la leche natural era precisamente ese, cubrir las necesidades de calcio en un solo vaso de leche, de modo que me fui a revisar la cantidad de calcio que estas leches suplementadas aportan. La gran mayoría aporta entre un 15% y un 30% más de calcio que la leche natural, o sea, en lugar de 120 mg por cada 100 ml, aportan entre 140 y 160 mg. Coincidirá conmigo que el aumento de calcio no es como para tirar cohetes. Lo cierto es que hay un motivo para ello que debo explicar para dar un respiro a los productores de leche. Las concentraciones superiores a 160 mg/100 ml de calcio en la leche la hacen precipitar, así que incluso si quisieran añadir más, no podrían sin que su leche tuviese una apariencia nefasta y un montón de partículas se quedaran en el fondo del cartón o del vaso.

Para colmo de males, las necesidades de calcio son variables en función de una serie de factores, entre ellos la actividad física o el embarazo y la lactancia. La cantidad mínima de calcio recomendada para una mujer en gestación es de 1.400 mg/día (+/- 1 litro de leche enriquecida) y de una mujer en período de lactancia 1.500 mg/día. Repito, esta es la cantidad mínima recomendada, pero debemos aspirar a consumir más.

¿Cuál es la conclusión a la que llego? Pues básicamente que debemos ingerir el calcio como parte de una dieta variada que incluya otros alimentos ricos en calcio y no tratar de ingerirlo únicamente de la leche. Resulta que mirando un poco me he dado cuenta que hay alimentos mucho más ricos en calcio que la leche. Sin ir más lejos, el queso curado aporta 1.400 mg de calcio por cada 100 gramos de producto. Una ración de 100 gr de queso curado sería suficiente para cubrir el 100% de la cantidad diaria recomendada de una madre en gestación. Las sardinas en aceite aportan 400 mg y la mayoría de los mariscos en torno a 200 mg, hablando siempre por cada 100 gramos de producto. Obtendrá mejores resultados si se toma un vaso de leche entera normal con una lata de sardinas en aceite, que si se toma leche enriquecida con calcio, además de una mayor cantidad de proteínas, minerales y grasas beneficiosas para su salud. Por lo tanto, como acabo de demostrarle, es mucho más sencillo obtener calcio de otras fuentes que de la propia leche, incluso de la suplementada con calcio que, como habrá comprobado, es sólo ligeramente más rica en calcio que la leche normal, y de ahí el engaño que denuncio en este apartado.

Aprovechando que hablamos de la leche y del calcio, quiero contarle brevemente que para la absorción del calcio en el organismo es fundamental mantener buenos niveles de vitamina D. La vitamina D, si recuerda de capítulos anteriores, es liposoluble y además el organismo la puede sintetizar a partir del colesterol y la energía del sol. Pues bien, debe tener en cuenta dos cosas. La primera es que la leche desnatada es de manera natural carente de vitamina D. Al quitarle la grasa le quitan las vitaminas liposolubles que están en esa grasa. Esto quiere decir que si toma leche desnatada –algo que no le recomiendo de ningún modo-, salvo que le añadan de alguna forma la vitamina D después de desnatarla, este micronutriente no estará presente en dicha leche de manera natural. Si además no me hace mucho caso a lo que le he contado en los capítulos anteriores e insiste en bajar su colesterol y reducir el consumo de grasas, tendrá dificultad para sintetizar vitamina D.

Dicho esto, puede usted tomar todo el calcio que quiera, como parte de su dieta natural o como suplemento de cualquier alimento, incluyendo litros y litros de leche enriquecida con calcio. Da exactamente igual. Si toma leche desnatada, tiene el colesterol muy bajo y no consume grasas, su organismo tendrá dificultad en asimilar ese calcio por carecer de la suficiente vitamina D y a su déficit en este micronutriente añadirá el déficit de calcio que le acabo de demostrar, algo que no es nada recomendable pues el calcio juega un papel fundamental en un gran número de procesos en nuestro organismo.

Si comencé diciéndole que tomar una leche enriquecida en calcio tiene poco sentido, tomar una leche desnatada enriquecida en calcio puede ser absolutamente inútil, pues salvo que obtenga la vitamina D y la grasa necesaria para su correcta asimilación de otros nutrientes en su dieta, esa leche carece con mucha probabilidad de la cantidad de Vitamina D que su cuerpo necesita para asimilar dicho calcio, sea este natural o añadido como suplemento.

OMEGA 3 AÑADIDO A LA LECHE Y OTROS PRODUCTOS

En un capítulo anterior le explicaba que el ser humano hace cosas muy raras a veces. El tema de eliminar la grasa natural de la leche e incorporarle otra grasa es una de las cosas más curiosas que he visto. Soy consciente de que a este tipo de leche le quitan más grasa de la que le ponen, pero es que se me hace muy difícil entender el sentido que tiene tratar de ingerir una grasa presente de manera natural en unos alimentos ingiriendo otros, con lo sencillo que resultaría ingerir el alimento que es rico en la grasa que buscamos de manera natural. El colmo de la curiosidad es comprender que la grasa que le quitan a la leche es, en su mayor parte, saturada, y la que le añaden es poli insaturada. O sea, no solo aporto unas grasas que ya vienen de manera natural en otros alimentos sino que las que vienen con este alimento, que son más caras y escasas en nuestra dieta, las quito.

Los ácidos grasos Omega 3 no son escasos en la naturaleza. Una gran cantidad de animales y vegetales son ricos en Omega 3. Como le dije anteriormente, más importante que la cantidad de Omega 3 que consumimos es mantener un buen ratio Omega 3 / Omega 6, que es uno de los hándicaps a los que nos enfrentamos con nuestra dieta. Esto es cierto hasta el punto, una vez más, que no existen estudios concluyentes que asocien el consumo de Omega 3 con un descenso en la mortalidad, en la enfermedad cardiovascular o en el cáncer. Debo admitir que existen estudios –realizados por empresas del sector alimenticio y farmacéutico- que sí dicen encontrar esta asociación, pero los resultados de los meta análisis y revisiones son claros: nada de nada...

Aun así, no quiero ser tan crítico y prefiero darle una oportunidad a estos productos antes de decirle definitivamente lo que pienso, de modo que supondré que hay algún beneficio en consumir, de manera genérica, un suplemento de Omega 3 con la dieta, más allá del Omega 3 que encontramos de manera natural en los alimentos que ingerimos. El punto de partida lógico es conocer la cantidad de Omega 3 que llevan estas leches suplementadas.

Resulta que la gran mayoría incluye entre 40 y 60 mg de ácidos grasos Omega 3 por cada 100 ml de producto. De este modo, un vaso de leche de 250 ml nos aporta, en teoría, entre 100 y 150 mg de Omega 3.

¿Qué cantidades diarias de Omega 3 se han utilizado en los estudios que han analizados sus beneficios para el organismo? Entre 500 mg y 3 gramos al día, o sea, que suponiendo –que ya es mucho suponer- que la suplementación con Omega 3 tuviese efectos beneficiosos para su salud, en términos de leche suplementada con Omega 3 usted debería ingerir entre 4 y 30 vasos de leche suplementada al día para notar dichos efectos. Lógicamente, esto no beneficia a nadie que no sea el fabricante de este tipo de leches, que para colmo la vende en torno a un 25% más cara que la leche no suplementada.

Sin embargo, ya que hablamos del Omega 3, quiero explicar un poco más acerca de esta grasa. Como ya dije anteriormente, la fuente más común de ácidos grasos omega 3 en la suplementación alimenticia es el pescado. Los ácidos grasos del pescado que forman los suplementos de Omega 3 son habitualmente el EPA[13] y el DHA[14]. Pues bien, si antes le decía que los estudios no apuntan a una relación directa entre el consumo de Omega 3 y los beneficios, sobre todo cardiovasculares, que se le suponen, sino más bien a que un correcto equilibrio Omega 3 – Omega 6 puede estar detrás de estos beneficios, en el caso del DHA, la cosa puede ser distinta.

Parece ser que el consumo de DHA sí que está asociado a beneficios para la salud, pero no tanto cardiovascular sino neuronal. Al contrario que con los estudios entre el consumo general de ácidos grasos Omega 3 y la enfermedad cardiovascular, los estudios preliminares realizados con personas que ingieren un suplemento de DHA indican beneficios para la salud neuronal, en especial en la prevención y tratamiento de dolencias como la demencia y el Parkinson. Ahora bien, todos los estudios sugieren que es necesario realizar nuevos estudios con más sujetos y a más largo plazo para confirmar estos datos, pues de momento son preliminares.

Le estoy explicando esto porque creo que si se decide a tomar un suplemento de Omega 3, este debe estar compuesto principalmente por DHA y el motivo debe ser preservar o mejorar su salud neuronal y no cardiovascular. Si lo que quiere es reducir su riesgo de sufrir enfermedades cardiovasculares,

[13] Ácido Eicosapentaenoico
[14] Ácido Docosahexaenoico

además del resto de consejos que ya le he dado (ingerir más grasas, eliminar el azúcar y los carbohidratos refinados, etc...), lo que debe hacer es mejorar el ratio Omega 3 – Omega 6 todo lo que pueda, y esto lo logrará principalmente eliminando de su dieta los alimentos precocinados –algo que supongo que a estas alturas no debe sorprenderle- y eliminando los aceites vegetales de semillas de su alimentación, excepción hecha del aceite de oliva virgen, que no es rico en Omega 6 como casi todos los demás sino en Omega 9.

LACTEOS CON BACTERIAS L. CASEI

Uno de los alimentos de moda por sus supuestos beneficios sobre el sistema inmunológico y sobre nuestra salud en general son los alimentos probióticos, y especialmente los lácteos enriquecidos con baterías tipo L. Casei. Los probióticos son el grupo de alimentos cuyas ventas más ha crecido últimamente, de modo que no es difícil hacerse una idea del interés que tienen los fabricantes en seguir promocionando esta línea de productos. Hace poco he leído que los dos productos probióticos estrella de la multinacional Danone, el Actimel y el Activia (antiguo Bio) le reportan a este fabricante un 25% de sus ingresos anuales, más de 5.000 millones de dólares. De modo que, al igual que vimos en el caso de las estatinas y los esteroles, se trata de un producto que genera unos beneficios extraordinarios para los fabricantes. Si además fueran capaces de hacer lo que los fabricantes transmiten que hacen, serían unos productos estupendos para todos, pero me temo que cualquier parecido con la realidad es mera ficción.

Demos un paso atrás momentáneamente para explicar qué es esto de los alimentos probióticos y así entender mejor qué hay de cierto en estos productos. Los alimentos probióticos son aquellos que tienen microorganismos vivos adicionados que, una vez ingeridos, deben permanecer activos en el intestino y ejercer importantes efectos fisiológicos en nuestro organismo. De acuerdo con la OMS, sólo podemos considerar un alimento probiótico cuando este contiene las cantidades adecuadas de estos microorganismos que promueven la salud del organismo huésped, y en esta frase lo importante es el concepto de "cantidad adecuada" como pronto veremos. De todos modos, veamos a fondo lo que hay detrás de las famosas bacterias L. Casei[15] que tantos fabricantes incorporan a sus lácteos.

---

[15] L. Cassei es la abreviatura de Lactobacillus Casei (DN-114 001 en el caso de Danone)

Lo primero que tenemos que recordar es que un yogur es precisamente un producto lácteo obtenido mediante la fermentación bacteriana de la leche. Esto quiere decir que un yogur cualquiera del supermercado es, básicamente, leche fermentada con una bacteria concreta. La bacteria lactobacillus casei se encuentra de manera natural en la boca y el intestino humano. Su aplicación industrial más habitual es la fabricación de productos lácteos. Esta bacteria está presente, entre otros, en el queso cheddar y las aceitunas sicilianas fermentadas de manera natural y algunos tipos concretos de ella se usan como suplementos probióticos de ciertos lácteos. Sin embargo, su utilidad para nuestra salud es foco de controversia.

Para empezar, la Agencia Europea de Seguridad Alimentaria (EFSA[16]) y la Agencia de Alimentos y Medicinas Norteamericana (FDA[17]) han resuelto que no existen estudios científicos serios que avalen los beneficios de los lácteos enriquecidos con L. Casei. Por su parte, FACUA[18] y otras asociaciones de consumidores, tanto locales como internacionales, han denunciado periódicamente este mismo hecho. En efecto, pese a que los fabricantes de alimentos han presentado unos 30 informes científicos a favor de sus productos para tratar de demostrar que estos benefician al sistema inmunológico, tras ser analizados por científicos independientes, estos estudios se encontraron falseados en el sentido de exagerar los resultados, omitir los resultados negativos y estar diseñados a medida para respaldar una publicidad engañosa que se ha hecho previa al estudio.

Concretamente, fabricantes como Danone han sido acusados, tanto en Estados Unidos como en Europa, de realizar campañas de publicidad engañosa de sus productos, entre ellos los probióticos con L. Casei, que comercializa a ambos lados del atlántico.

De este modo, en Estados Unidos los fabricantes han tenido que dejar de decir que su producto otorga beneficios al sistema inmunológico por imposición de las autoridades. Sin embargo, en Europa han encontrado un resquicio legal y en ese resquicio se basa su engaño que ahora le voy a explicar. Lo que han hecho los fabricantes de estos probióticos es añadir una pequeña porción de Vitamina B6 al producto, y con un asterisco explican que

---

16 EFSA: European Food Safety Agency

17 FDA: Food and Drug Administration

18 FACUA Consumidores en Acción

"La vitamina B6 contribuye al normal funcionamiento del sistema inmunitario". O sea, a usted le hacen creer, a través de sus anuncios y publicidad en general, que está comprando un producto con una bacteria de nombre muy atrayente y científico que será de gran utilidad para su sistema inmunitario pero, como les prohíben hacer tal afirmación acerca de la bacteria –porque no está demostrado que esto sea cierto-, lejos de quitar la frase, le añaden al producto lo primero que tengan a mano, aunque sea en muy baja concentración, para poder seguir diciendo lo que dicen, en este caso hablando disimuladamente de la relación entre la vitamina B6 y el sistema inmunitario.

Este engaño es mayúsculo porque la vitamina B6 es muy abundante en nuestra dieta, tanto que la deficiencia dietética de vitamina B6 es extremadamente rara. La vitamina B6 se encuentra naturalmente en el germen de trigo, las carnes, los huevos, el pescado, las verduras, las legumbres, las nueces y los alimentos procesados ricos en granos integrales, así como en el pan y los cereales procesados. Como verá, es virtualmente imposible comer algo sin ingerir vitamina B6. Sin embargo –y si no me cree vaya al supermercado o a su nevera y compruébelo-, los fabricantes de estos productos basan su afirmación de contribución a la salud del sistema inmunológico únicamente en que su producto lleva una cantidad insignificante de vitamina B6 que para colmo usted no necesita.

En concreto, la cantidad diaria recomendada para un adulto de vitamina B6 es de 1,4 mg y un Actimel de 100 ml, por ponerle un ejemplo, lleva 0,21 mg en el momento en el que escribo estas líneas, aproximadamente el 15% de sus necesidades mínimas diarias de esta vitamina. Para que se haga una idea, consumir 150 gramos de sardinas o 200 gramos de salmón, lo que más le guste, le aportan el total de la CDR[19] de vitamina B6. El resto hasta alcanzar las cantidades más optimizadas para su organismo lo obtendrá del resto de alimentos que consuma.

Pero lamentablemente, el tema de la bacteria milagrosa no es el único engaño con que nos azotan con este producto. Si miramos atentamente su composición, vemos que cada bote de 100 g contiene 11,6 g de carbohidratos, de los cuales 11,5 g son azúcares añadidos, o sea, más o menos la misma cantidad de azúcar que llevan los refrescos y que es altamente perjudicial para su salud. Si recuerda del capítulo sobre la gran mentira del azúcar, uno de los

[19] CDR: Cantidad Diaria Recomendada

efectos atribuidos a la ingesta de azúcar es la debilitación del sistema inmunológico, por lo que es incluso probable que tomar este producto, lejos de reforzar su sistema inmunitario, lo acabe debilitando.

Por último, y esto es más un tema de marketing que de producto, la mayoría de personas que conozco que compran estos lácteos se los dan a sus hijos para desayunar. Esto no es una casualidad. Los fabricantes se han encargado de hacernos creer que esa botellita de su producto ayudará a mantener a nuestros hijos sanos, pues ese es el mensaje que nos han lanzado continuamente en sus anuncios. Sin embargo, cuando uno mira su etiquetado, vemos que las raciones y cantidades diarias analizadas son para un adulto, no para un niño, y el motivo no es otro que minimizar la cantidad de azúcar añadido que lleva el producto.

Para la dieta de un adulto, cifrada en 2.000 calorías, los 11,5 g de azúcar añadido suponen el nada desdeñable 13% de la CDR. Pero si se lo aplicamos a la dieta de un niño el porcentaje de esa CDR sería alarmantemente grande. Si de verdad el producto está destinado a los mayores, Danone es responsable de publicidad engañosa por mostrarnos a los niños tomando estos productos, y si los productos están en realidad orientados a los niños, Danone es responsable de un etiquetado incorrecto por referirse a cantidades diarias para adultos en un producto diseñado para niños. Se coja por donde se coja, este producto es una gran estafa para el consumidor desde mi punto de vista, que aparentemente comparten las asociaciones de consumidores, algunos gobiernos una serie de organismos internacionales de diversa índole que han llamado la atención de la multinacional de origen francés en repetidas ocasiones, otorgándole premios negativos o emitiendo informes reveladores acerca de dichos productos.

LACTEOS CON BACTERIAS BIFIDUS

El tema de los lácteos probióticos que le acabo de explicar no se acaba en las bacterias L. Casei. Al contrario, su negocio es tan importante para los fabricantes que dedican grandes esfuerzos a sacar otros productos con otras bacterias tratando de generar mercados igualmente rentables. Otro de los mercados que no le habrá pasado desapercibido es el de los yogures y lácteos en general que fomentan "el tránsito intestinal". El producto Activia de Danone, antes llamado Bio, es uno de los líderes del mercado, por no decir el líder absoluto.

En la televisión vemos a todo tipo de famosos explicándonos como gracias a que toman estos productos pueden ir al baño con regularidad. Sin embargo, al igual que ocurre con los lácteos enriquecidos con bacterias L. Casei, no hay estudios imparciales concluyentes de que su uso tenga consecuencia alguna, positiva o negativa en el organismo. En Estados Unidos, Danone tuvo que retirar toda su publicidad que asociaba beneficios para la digestión al ingerir sus productos después de que la FDA[20] concluyese que no había nada que indicase que el consumo de estos productos tuviese un efecto beneficioso para el organismo más allá del que tiene la ingesta de otro tipo de lácteos similares.

En la Universidad de Washington, un grupo de investigadores dirigidos por Nathan P. McNulty concluyó que el consumo de yogur probiótico no altera en modo alguno la flora intestinal. Para llegar a estas conclusiones, los investigadores realizaron pruebas con humanos gemelos y con ratones modificados genéticamente para tener flora intestinal humana. Después de varias semanas de seguimiento, no encontraron cambios significativos en la flora intestinal de los sujetos, humanos y roedores, que habían consumido este tipo de lácteos. Sin embargo, si encontraron cambios en las enzimas involucradas en diversas rutas metabólicas de los microbios, en concreto en las relacionadas con la absorción de los carbohidratos.

Curiosamente, en la misma línea se decanta un estudio del investigador francés Didier Roult, director del laboratorio de virología en el hospital de La Timone en Marsella, que concluye que estos productos probióticos que se llevan comercializando desde hace cerca de 20 años podrían tener un papel serio en la epidemia de obesidad que golpea a los niños en Francia y en otros países con pautas nutricionales similares. De acuerdo con este estudio, algunas de las bacterias utilizadas para la fabricación de estos lácteos son las mismas que se utilizan para suplementar la alimentación del ganado como activadores del crecimiento para lograr que los animales engorden más rápidamente.

Es difícil comprender la magnitud de este engaño pues muchas personas que sufren de estreñimiento o "tránsito lento" lo toman constantemente. Lo cierto es que, según informó la BBC en 2010, la filial norteamericana de Danone aceptó pagar 21 millones de dólares de indemnización en Estados Unidos por exagerar las propiedades de sus productos Activia y DanActive[21]. La FTC[22]

---

[20] FDA: Food and Drug Administration, la Administración de Alimentos y Medicamentos en Estados Unidos.

expuso que no había evidencia científica que avalase las bondades de los productos del gigante francés de los lácteos y que había llegado al acuerdo de indemnización por parte de Danone que además incluía el compromiso de no atribuir en el futuro a sus alimentos propiedades que no estuviesen directamente avaladas por la FDA.

Después de mucho leer e investigar acerca del estreñimiento y el tránsito intestinal, le puedo garantizar que hay tres cosas que tienen una importancia sublime en este tema para las personas sanas, y ninguna de las tres tiene mucho que ver con estos productos. Por un lado, el consumo de fibra no soluble es fundamental, pues ayuda a la correcta creación del bolo fecal. En segundo lugar, el consumo de grasas es importantísimo, pues de esas grasas se produce la lubricación que el bolo necesita en su avance por el intestino. Muchas personas que he conocido que sufrían estreñimiento lo han eliminado incrementando su consumo de grasas. En tercer lugar, el tono muscular juega un papel crucial en la lucha contra el estreñimiento. Los movimientos del intestino dependen de músculos. Si nuestra musculatura está debilitada el movimiento del bolo alimenticio a través del intestino será más lento y difícil.

De modo que si quiere evitar el estreñimiento tiene muchas más posibilidades de conseguirlo comiendo una buena cantidad de fibra a diario, incrementando su consumo de grasa y manteniendo un buen tono muscular, para lo cual, como le dije al principio del libro, es fundamental ingerir proteína completa.

Los suplementos alimenticios para niños

En mi opinión, el mayor disparate que existe en el tema de los suplementos nutricionales añadidos a los alimentos lo constituye una creciente gama de productos que lejos de ser alimentos suplementados quieren aspirar a ser suplementos –o más bien sustitutos- de los alimentos de los niños. Sin duda no le habrán pasado desapercibidas las potentes campañas de publicidad de un puñado de fabricantes que han creado una serie de productos para suplementar la dieta de sus hijos. La idea, según explican en su publicidad, es garantizar que comen todos los nutrientes que necesitan, pero, ¿es cierto que

---

[21] DanActive es el nombre comercial que recibe el equivalente al Actimel en Estados Unidos.

[22] FTC: Federal Trade Commission, la Comisión Federal del Comercio en Estados Unidos.

su producto aporta las cantidades adecuadas de nutrientes para su hijo? Dicen que el producto es para niños que se dejan comida en el plato, pero, ¿cómo saben lo que se ha comido el niño y lo que se ha dejado en el plato? Quiero decir, si le ponemos a un niño de 6 años medio kilo de carne y otro medio de patatas en el plato y se deja algo, ¿Necesita tomar un suplemento nutricional por haberse dejado parte de la ración en el plato? El concepto en si es bastante tosco, casi grotesco diría yo.

El simple hecho de crear un producto que suplemente la alimentación de sus hijos es bastante atrevido. Quiero decir, una cosa es suplementar la alimentación con micronutrientes, vitaminas y minerales, y otra bien distinta es suplementar todos los nutrientes, tanto los micronutrientes como los macronutrientes.

La principal diferencia es que ingerir más micronutrientes de los estrictamente necesarios rara vez tiene efectos negativos para la salud. Es muy difícil que consumir muchas vitaminas o muchos minerales produzca un efecto negativo en la salud salvo que realmente hablemos de cantidades descabelladas. Por el contrario, ingerir más macronutrientes de los necesarios, sobre todo de manera continuada, puede tener efectos no deseados o incluso muy negativos sobre la salud. Yo consumo de manera diaria un complejo multivitamínico y multimineral (micronutrientes), y esto se debe a que creo que una gran parte de las vitaminas y minerales que deberíamos ingerir con nuestras raciones de fruta y verdura no las ingerimos, principalmente porque los vegetales ya no contienen tantas cantidades de vitaminas y minerales como deberían debido al tipo de agricultura que se usa, a la utilización excesiva de productos químicos, y a las prácticas de recolección temprana y maduración en cámaras a que se somete a una gran parte de estos vegetales.

Del mismo modo, mis hijos toman un suplemento de vitaminas y minerales específicamente diseñado para niños. Esto nos garantiza que, al menos, todos ingerimos el 100% de las cantidades diarias recomendadas de una serie de vitaminas y minerales que tienen un papel importante en nuestra salud. El resto de micronutrientes que ingerimos con nuestra dieta habitual viene a suplementar estas cantidades mínimas recomendadas, optimizándose por tanto nuestra ingesta de micronutrientes. Como he dicho antes, es virtualmente imposible sufrir un exceso de micronutrientes, salvo que a alguien se le ocurra tomarse un bote completo de su multivitamínico y multimineral cada día, y aun así, los efectos no serían notables hasta pasados bastantes días, pues la mayoría de estos micronutrientes en exceso los podemos excretar con relativa facilidad. Sin embargo, en el tema de los macronutrientes, la cosa es bien distinta, sobre todo con los carbohidratos como ahora le explicaré.

La lógica que encierra el producto que denuncio, según nos explican en la publicidad, es que si los niños se dejan en el plato parte de la comida, estos suplementos nos garantizan que los niños ingieren todos los nutrientes que necesitan. El primer error que veo en este planteamiento es que las necesidades de macronutrientes son muy variables en función de la edad, el peso y la actividad física. Sin embargo, parece que las raciones que sugieren los fabricantes no varían demasiado de un caso a otro. Para analizar esto en detalle voy a utilizar el suplemento más conocido, el que más personas conocen a través de la publicidad, PediaSure, de los laboratorios Abbott. Lo cierto es que podía usar el Meritene de Nestlé o cualquier otro y mis conclusiones no serían muy distintas porque lamentablemente son todos bastante parecidos.

Empecemos por los ingredientes. No voy a extenderme analizando en detalle todos los ingredientes, porque este preparado contiene la friolera de 51 ingredientes, pero al menos quiero mencionar la base del producto y las cosas que me llaman más la atención de su composición. Recordemos que los ingredientes tienen que ir en el envase ordenados de mayor a menor cantidad por lo que es sencillo saber qué es lo que más lleva y qué es lo que menos lleva. El principal ingrediente de este compuesto es el almidón de maíz hidrolizado. Se lo voy a traducir para que lo entienda: el almidón de maíz es el polisacárido del maíz, o sea, el azúcar del maíz, conocido habitualmente como maicena. El segundo ingrediente es la sacarosa. ¿Le suena? Se lo expliqué hace unos capítulos. La sacarosa es el nombre técnico del disacárido más común en nuestra dieta, el azúcar de mesa. Por último, encontramos a la mitad de la lista de ingredientes los fructo-olisacáridos, o sea, la fructosa que es otro tipo de azúcar. Quiero pensar que este último se lo añaden porque puede tener efectos beneficiosos en el intestino y no para endulzar más todavía. Según se desprende de la tabla de valores nutricionales del producto, casi 59 gramos de cada 100 gramos de este producto son hidratos de carbono de los cuales, más de 33 son aparentemente sacarosa, azúcar blanca. La primera en la frente. Este suplemento que nos venden como súper completo y equilibrado es en realidad azúcar común en un 33% y en cerca de un 60% carbohidratos de asimilación rápida en general, energía pura sin valor nutricional significativo alguno.

Esa cantidad de carbohidratos choca frontalmente con la publicidad del producto. Si ha visto algún anuncio o ha leído lo que pone el envase, se supone que el producto está destinado a niños que comen mal y se dejan parte de la comida en el plato. Supongamos que le pone usted un plato de comida a su hijo y que el plato lleva cualquiera de estos ingredientes habituales en la dieta de un niño: carne o pescado, patatas fritas, verduras, pasta, pan o queso. ¿Qué ingredientes son los que con más probabilidad su hijo no querrá comer? Yo creo que la carne o el pescado y las verduras, o sea, las proteínas y grasas de calidad y los carbohidratos de asimilación lenta. Lo más probables es que su hijo no tenga problema en comerse los carbohidratos de asimilación rápida como la patata, la pasta o el pan. Sin embargo, tenga en cuenta que si su hijo se come las patatas, el pan y/o la pasta y usted le endosa después un batido a base de estos productos, lo que está es reforzando el pico de azúcar que se produce en su organismo, generando más glucosa, liberando más insulina y acercándoles un poquito más al síndrome metabólico.

Pero vamos a suponer por un momento que el fabricante de este producto no se ha enterado todavía que ingerir un 60% de carbohidratos de asimilación rápida en la dieta es el camino más rápido hacia la obesidad y que ingerir un 33% de azúcar en cada ingesta de alimento que hagamos conduce a la diabetes y a la enfermedad cardiovascular. Supongamos que difiere de estas afirmaciones y que, de buena fe, cree que esos porcentajes de macronutrientes son adecuados. Y supongamos que tampoco sabe que los que el niño no tendrá problemas en comerse de su plato habitual serán precisamente los carbohidratos de asimilación rápida como la pasta, el pan o las patatas. La pregunta que me tengo que hacer es ¿por qué me ha costado un bote de 400 gramos de PediaSure 17€ en la farmacia? Por si no se ha dado cuenta, esto significa que el precio por kilo de este producto es de más de 42€, y francamente, pagar 42€ por kilo de un producto que es en un 60% maicena y azúcar se me hace un poco cuesta arriba. ¿Será que las proteínas y las grasas son de mucha calidad? Veamos...

El siguiente elemento de la lista de ingredientes es, afortunadamente, la proteína. Comprobamos en la tabla de valores nutricionales que hay unos 13 gramos de proteína por cada 100 gramos de producto, que en mi opinión es bastante poco, pero bueno, menos da una piedra. Para comprobar la calidad de esta proteína hay que irse a la web del fabricante, porque en el bote no especifica los aminoácidos que contiene, que son los que nos permitirán determinar si es una proteína completa o no. Lo único que indica el bote es que el producto tiene una triple fuente de proteína, que al mirar los ingredientes compruebo que es más o menos cierto. Digo más o menos cierto porque la realidad es que sólo hay dos fuentes de proteína en el producto, la leche y la soja. Dos tipos distintos de proteína de leche y un tipo de proteína de soja.

Al aterrizar en la página del producto me llevo la primera sorpresa. Yo estaba convencido de que existían 9 aminoácidos esenciales, pero su información dice textualmente "incluye los 8 aminoácidos esenciales". Después de investigar un poco, compruebo que ciertos expertos no consideran esencial la tirosina. Sin embargo, también hay otros expertos que consideran que la histidina y la arginina son esenciales en la infancia, por lo que de los once aminoácidos que yo esperaba encontrar como mínimo en el preparado sólo tenemos ocho. Y esto sin contar que hay un grupo de aminoácidos, los condicionalmente esenciales, que son de suma importancia y son los que el organismo no puede sintetizar en caso de estrés o enfermedad. Piénselo, ¿Cuándo serán los padres más proclives a utilizar este tipo de suplementos con sus hijos? Probablemente cuando los vean más débiles o enfermos, y justo cuando necesitan ingerir la mayor variedad posible de aminoácidos, parece que sólo ingieren ocho de los veinte posibles, o bien el fabricante se ha olvidado de documentar el resto en su web y en el etiquetado del producto.

Lo siguiente en la lista de ingredientes es el aceite de soja. La soja es un elemento recurrente –y barato- de este producto. Además del aceite de soja encontramos aislado de proteína de soja, ácido docosahexaenoico procedente de la soja y ácido araquidónico procedente igualmente de la soja. Más allá de que me parezca que un alimento para niños no debe llevar soja porque, como ya hemos visto, es un gran alergénico y procede principalmente de agricultura modificada genéticamente y muy expuesta a químicos y pesticidas, repito el tema del precio, 42€ por kilo de producto que lleva, además de azúcar y proteína barata, soja.

En cuanto a las grasas, si bien parece que la calidad de las grasas contenidas en el producto es razonable, las cantidades son en mi opinión absurdamente pequeñas. Le pondré un ejemplo. ¿Recuerda que le hablé hace poco del DHA, la grasa Omega 3 que parece que es realmente beneficiosa? Pues bien, este preparado lleva 0,2 gramos de esta grasa por cada 100 gramos de producto. En general, su aporte de grasa no llega a los 18 gramos por cada 100 gramos de producto, algo que escapa a toda lógica pues cada vez resulta más evidente que la grasa debe ser uno de los componentes más importantes en nuestra dieta para mantener una buena salud.

Por último, la variedad de vitaminas y minerales es adecuada pero opino que las cantidades, una vez más, son absurdamente ridículas. Con la excepción de la vitamina B1, no lleva ningún micronutriente en cantidad suficiente para aportar el 100% de la cantidad diaria recomendada en una dosis. Quizás esto se deba a que el fabricante recomienda que los niños de entre 1 y 4 años tomen de una a dos dosis al día y los niños de 5 a 10 años tomen de dos a tres dosis, y aquí viene la parte divertida. Una dosis contiene unos 50 gramos de producto y el bote trae 400 gramos, por lo que un bote trae 8 dosis. Si tiene usted tres niños como yo, y cada niño toma de media dos dosis diarias como sugiere el fabricante, sepa que sólo necesita comprar unos 23 botes al mes, que a razón de unos 17€ le costarán aproximadamente 390€ y pesarán unos 9 kilos de producto, que contendrán más de 3 kilos de azúcar y más de 2 kilos de maicena, o sea, más de la mitad en peso del producto tendrá un valor de mercado que ronda los 7€. ¿Verdad que ya no le extraña tanto que puedan pagar las campañas de publicidad tan agresivas que hacen en televisión?

Mire, comprando un kilo de sardinas frescas, que tienen un rendimiento en la parte comestible de aproximadamente un 60% y que en el mercado le puede costar entre 2€ y 4€, puede proporcionarle una cena súper nutritiva a sus hijos que contiene un 18% de proteínas, un 10% de grasa y no aporta carbohidratos. Además de las proteínas y las grasas (de las cuales una buena parte son grasas Omega 3), las sardinas contienen cantidades significativas de hierro, magnesio, potasio, fósforo, zinc, yodo, vitaminas B1, B2, B3, B9, B12, A, D, y E. Además, en las espinas que se acabe comiendo estará ingiriendo una importante cantidad de calcio que la propia vitamina D de la sardina le permitirá asimilar con facilidad.

Como padre entiendo que es mucho más engorroso comprar un kilo de sardinas, prepararlas, pelarlas y dárselas a los niños que abrir un bote de batido de azúcar sabor a chocolate o vainilla, mezclarlo con agua y hacer que se lo beban. Sin embargo, para mí la diferencia es que las sardinas son un alimento natural y nutritivo que le puedo dar a mis hijos sin preocuparme de nada y este tipo de productos son bombas de carbohidratos de asimilación rápida con una composición, cuando menos, sospechosamente barata de fabricar para el precio de venta al público que tienen.

No me gustaría acabar este capítulo sin agradecer públicamente a la Sociedad Española de Nutrición Comunitaria que haya emitido unas recomendaciones nutricionales que permitan a estos fabricantes crear estos productos y afirmar orgullosos que sus productos siguen las recomendaciones de esta asociación que tiene más de 200 socios, según leo en su página web. En efecto, según he podido leer en sus recomendaciones diarias figuran, entre otras cosas de gran rigor científico, tomar entre 4 y 6 raciones diarias de patatas, arroz, pan, pan integral y pasta. Según estos eruditos señores, una ración de pasta o arroz en crudo son entre 60 y 80 gramos, una ración de pan son entre 40 y 60 gramos y entre 150 y 200 gramos de patatas. Así que sepa usted que le recomiendan que en su dieta diaria pueda tomar hasta 1,2 kilos de patatas al día pesadas en crudo, o medio kilo de pasta o arroz pesados también en crudo, o incluso 360 gramos de pan.

Eso sí, trate de no sobrepasar las 2 raciones de 150-200 gramos de verduras diarias, que es el segundo escalón de su pirámide. O sea, cómase 1,2 kilos de patatas al día con tranquilidad pero no se le ocurra comerse más de 400 gramos de brécol, espinacas, acelgas, champiñones, col, o incluso lechuga, no vaya usted a engordar. En fin, un disparate mayúsculo, por más catedráticos y médicos que haya en esta asociación y que permite a estos fabricantes crear un producto cuya base principal es la maicena y el azúcar y además sentirse respaldados por los expertos cobrándolo a precio de oro.

Una mentira es como una bola de nieve;
cuanto más rueda, más grande se vuelve

Martín Lutero

LA GRAN MENTIRA DE LA DIETA MEDITERRÁNEA

Me hubiese gustado que este capítulo fuese uno de los primeros del libro, pero creo sinceramente que hubiese creado demasiados prejuicios y que muchas personas se habrían limitado a cerrar el libro y no leerlo. Ahora que llevamos más de 200 páginas intimando, creo que le resultará más sencillo otorgarme el beneficio de la duda y leer lo que le tengo que decir acerca de la Dieta Mediterránea y sus milagrosos poderes.

Aunque le resulte prácticamente increíble creerme, puedo garantizarle que el concepto de Dieta Mediterránea está mucho más orientado hacia un fin comercial que hacia cualquier otro fin. En este capítulo vamos a hacer un rápido repaso al origen, la historia y la realidad de la Dieta Mediterránea, y estoy convencido que cuando hayamos acabado pensará que, una vez más, nos meten ideas en la cabeza y nos falta capacidad de crítica para tratar de analizar si la información que recibimos tiene sentido o no lo tiene.

Hace años que sospecho que la Dieta Mediterránea, al menos de la manera en que nos la venden, es un gran fraude. No es una idea que haya surgido en mi cabeza de repente ni mucho menos. Hace casi diez años, cuando comencé a trabajar intensamente con empresas de otros países de Europa y el norte de África, especialmente con Grecia, Francia, Italia y Marruecos, entablé amistad con bastantes personas de esos países. En mis viajes de trabajo a cualquiera de estos países, además del trabajo, siempre había tiempo para el ocio y en ese ocio la comida tenía un papel predominante.

Si en algo nos parecemos los habitantes de los países del mediterráneo es en que todos pensamos que lo nuestro es lo mejor. En España pensamos que nuestro aceite de oliva es el mejor del mundo, pero esto es lo mismo que piensan los Italianos de su aceite y los Griegos del suyo, por poner un ejemplo de los mil que se me vienen a la cabeza. Ciertamente he probado aceites de oliva tanto en Italia como en Grecia de magnífico sabor y características culinarias. No podría afirmar rotundamente con una simple cata si sus propiedades para la salud son iguales, mejores o peores que la del aceite de oliva Español, pero desde luego mi opinión atrevida es que no deben ser muy distintas.

Como le decía, en estos viajes, igual que cuando otras personas venían a España a visitarme a mí, siempre había un momento para ir a un restaurante y probar la comida local, y aquí fue donde se me empezó a atragantar la Dieta Mediterránea, o más bien el concepto de Dieta Mediterránea, porque la comida de todos estos países me gusta y no se me atraganta. En efecto, había similitudes en la forma que comíamos, pero también había diferencias, y muchas... Sin embargo, todos mis amigos de estos países, sin excepción, piensan que la Dieta Mediterránea es la que se sigue en su país y no en el resto de países de la zona y hemos tenido grandes discusiones al respecto. Veamos quién de nosotros tenía razón al suponer que la Dieta Mediterránea era la que se seguía en su país.

El concepto de Dieta Mediterránea lo creó un señor que a estas alturas debe sonarle de algo: Ancel Keys. En realidad lo que Keys inventó fue el predecesor de la Dieta Mediterránea, el *Estilo Mediterráneo*[23]. Por si no recuerda quién fue Ancel Keys, le refrescaré rápidamente la memoria. Ancel Keys fue el fisiólogo norteamericano que ocultó datos cuando publicó el estudio que asociaba erróneamente el consumo de grasa con la enfermedad cardiovascular que nos ha llevado a demonizar las grasas y a atiborrarnos a cereales gracias a la pirámide nutricional del Departamento de Agricultura de los Estados Unidos y de la teoría de los lípidos que él mismo propuso y que persiste en muchas áreas de la nutrición hasta nuestros días y que la mayoría de médicos abrazan por claro desconocimiento de la realidad.

En esta ocasión, lo que hizo Keys fue asociar una dieta y un estilo de vida a un caso concreto de baja enfermedad cardiovascular, el caso de la isla de Creta. En realidad, cuando Keys y sus ayudantes utilizaron el caso de Creta y de otras zonas del sur de Europa lo hacían con parte del trabajo hecho. El epidemiólogo Leland D. Allbaugh había estudiado comparativamente el modo de vida y la alimentación de Creta con respecto a Grecia y Estados Unidos. Lo que Leland constató es que los casos de muerte por enfermedad cardiovascular en Creta eran muy escasos, unas 9 muertes por cada 10.000 habitantes en un período de 10 años. Esto fue lo que llevó a Keys, en su constante búsqueda –un tanto sesgada como ya hemos visto anteriormente- de los orígenes de la enfermedad

---

[23] The Mediterranean Way, un estilo de vida muy activo físicamente, frugal, y con una ingesta predominante de productos vegetales y reducida en productos de origen animal.

cardiovascular a la isla de Creta y al estudio de sus habitantes, sus costumbres y su alimentación.

En efecto, en los países colindantes y en la misma época, los casos de muerte por enfermedad rondaban los 180, unas 20 veces más que los de Creta, pero en Estados Unidos hubiese sido difícil defender una "Dieta Cretense" y por el contrario todo lo "Mediterráneo" gozaba de buena reputación, así que pese a que todo se basaba en el estudio de una isla de Grecia, la dieta pasó a llamarse con el tiempo Dieta Mediterránea. Una vez más, Keys utilizaba la información que le servía para sus propósitos y ocultaba la que no le interesaba, en este caso los ratios de muerte por enfermedad cardiovascular en el resto de países de la zona.

Sin embargo, en estos 70 años, el tema de la Dieta Mediterránea se ha convertido en un auténtico boom en todo el mundo. No es casualidad, como pasó con la pirámide alimenticia, que muchos de los productos que se proponen en la Dieta Mediterránea sean productos que se producen localmente en algunos de estos países y que, como es lógico, aspiran a poder exportar estos productos a la mayor cantidad posible de destinos.

En 2010, y tras un intento fallido previo por parte del gobierno de Jose Luís Rodríguez Zapatero en 2007, la Unesco declaró finalmente la Dieta Mediterránea como Patrimonio Cultural Inmaterial de la Humanidad, a petición conjunta de España, Grecia, Italia y Marruecos. Sin embargo, la declaración final incluyó además a Chipre, Croacia y Portugal. De modo que ahora tenemos que oficialmente la Dieta Mediterránea es el modo de alimentarse de España, Grecia, Italia, Marruecos, Chipre, Croacia y Portugal, que como usted sabrá si ha viajado por estos países, es exactamente el mismo, ¿verdad? Es curioso que Francia haya quedado fuera y Portugal dentro, más que nada por aquello de que la primera tiene una gran extensión de su litoral bañada por el Mediterráneo y la segunda ni un solo metro, pero supongo que lo del Mediterráneo aquí debe ser lo de menos y que otros factores –quizás de índole económica- han influido más en la inclusión o no de un país en la dieta.

A decir verdad, hay una parte de nuestra realidad que realmente compartimos todos estos países y que se ha probado una y otra vez, estudio tras estudio, que ofrece grandes beneficios para la salud, y esta no es otra que la exposición al sol. En efecto, todos estos países comparten un buen número de días de sol al año. También es cierto que una buena cantidad de los ingredientes de nuestras cocinas son similares, pero no es menos cierto que las cantidades que consumimos no son, ni por asomo, parecidas.

Ahora bien, cada país tiene sus organismos dedicados al estudio y promoción de la Dieta Mediterránea –y de sus productos. Algunos países, como España, tienen más de un organismo. Imagino que esto, en un país conocido por las duplicidades, la burocracia, el enchufismo y el despilfarro público no debe extrañarle demasiado a estas alturas. Por ejemplo, a pocos minutos de mi casa, en el Parque Tecnológico de Andalucía, se encuentra el Instituto Europeo de la Alimentación Mediterránea, que corre a cargo de la Agencia de Gestión Agraria y Pesquera de la Junta de Andalucía, y que define su objetivo estratégico como "generar valor para la Sociedad Andaluza..." pese a ser "Europeo" en su definición. Cosas de los políticos y la asignación de fondos públicos, supongo.

En Barcelona, a más de 1.000 Km de distancia de este Instituto supuestamente "Europeo" que genera valor para la Sociedad Andaluza, se encuentra la Fundación Dieta Mediterránea, que además de estar patrocinada por el Ministerio de Agricultura del Gobierno de España, por la Generalidad de Cataluña y por el Ayuntamiento de Barcelona, tiene otros curiosos patrocinadores como Danone, Gallina Blanca, Torres o Freixenet, porque como puede imaginarse, los lácteos probióticos que acabamos de analizar, las sopas en polvo, el vino tinto o el cava eran los alimentos predominantes en la Creta de la posguerra que analizó Ancel Keys a mediados del siglo pasado y el papel de estos fabricantes de alimentos y bebidas en la difusión de estos alimentos se hace indispensable, ¿verdad? ¿Empieza a ver por dónde voy, o mejor dicho, por dónde van ellos? Sigamos un poco más por esta línea...

En la web de la Generalidad Valenciana asocian los beneficios de la Dieta Mediterránea al consumo de Cítricos. Curiosa coincidencia. En Murcia, el presidente de la asociación de Jefes de Cocina dice que la cocina de Murcia representa la auténtica Dieta Mediterránea. Vamos, que no sólo cada país la hace suya, sino que cada región se atribuye no sólo la dieta, sino el producto o servicio que produce los principales beneficios dentro de esta dieta. La Facultad de Ciencias, Nutrición y Dietética de la UNED incluye a Francia en la Dieta Mediterránea, pese a que la Unesco la ha dejado fuera. Los marroquíes, que no comen cerdo, si están dentro, pese a que el cerdo es un ingrediente básico en la dieta Española. Los Italianos comen mucha pasta, que los griegos prácticamente no toman. En fin, que no hay una uniformidad clara en esta dieta, principalmente porque obedece a intereses económicos y por lo tanto cada uno la maneja a su antojo y algunos, como hemos visto, al antojo de algún fabricante de alimentos.

2014 es el Año Internacional de la Dieta Mediterránea y como es lógico ya hay un "órgano administrativo gestor" dentro de una secretaría llamada "Año Internacional de la Dieta Mediterránea", dentro de la Dirección General de la Industria Alimentaria, que es parte del Ministerio de Agricultura, Alimentación y Medio Ambiente. Todo esto aparte lógicamente del instituto que está en Málaga y de la fundación que está en Barcelona. ¿Cuánta gente come de esto de manera directa? Yo diría que bastante. Lo cierto es que atufa a política.

Pero, ¿qué es exactamente la Dieta Mediterránea? ¿Qué alimentos la componen? Pues depende de a quién le pregunte. Mire estas dos imágenes, una de un organismo y la otra de otro, ambos oficiales.

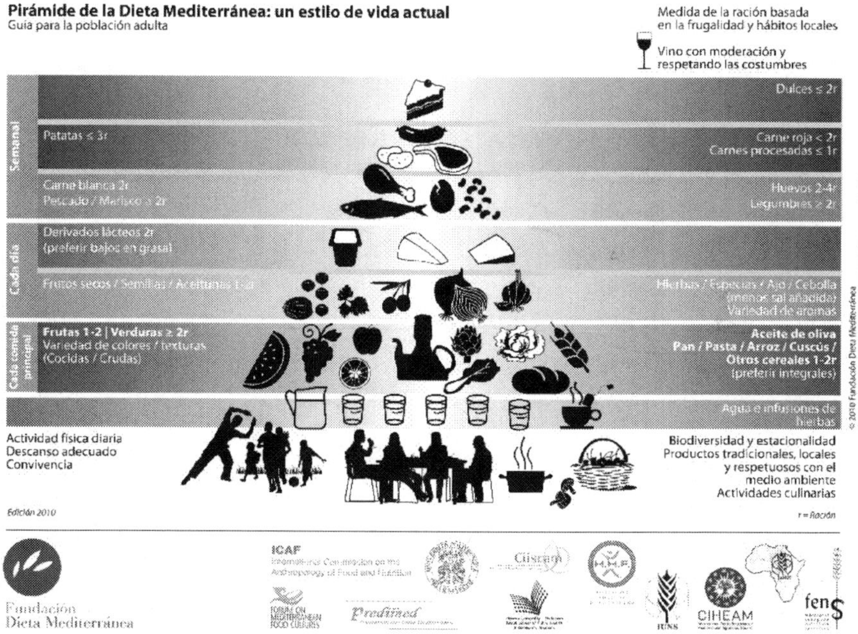

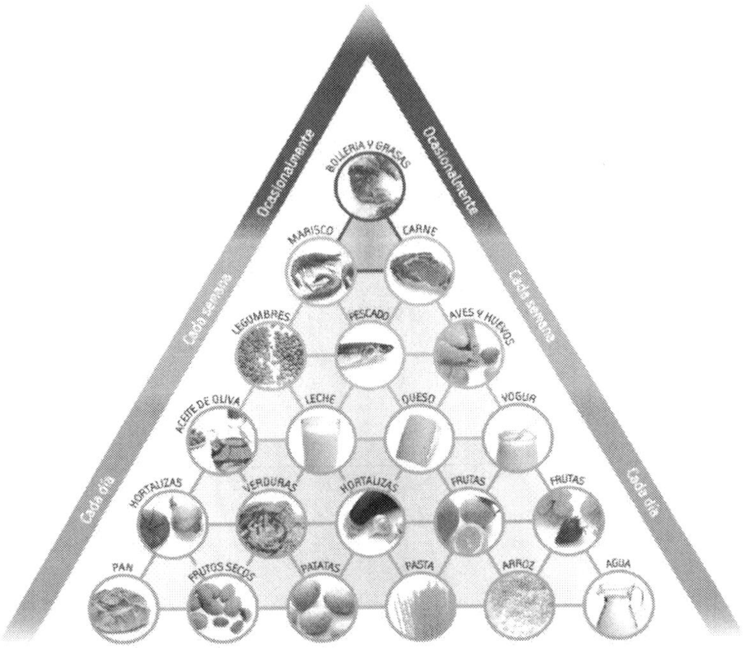

Para la Fundación Dieta Mediterránea (primera pirámide), la patata está en la cúspide de la pirámide y debe consumirse ocasionalmente. Para el Instituto Europeo de la Alimentación Mediterránea, la patata está en la base de la pirámide y hay que consumirla varias veces a diario. Incluso en la pirámide de la fundación nos dicen que consumamos productos tradicionales y locales. ¿A alguien se le ocurre algo más tradicional y local en España que un chorizo casero? Sin embargo, los embutidos están limitados a una ración o menos a la semana.

Lo cierto es que si analizamos pirámides del resto de países las diferencias son aún más notables. En Italia sitúan la carne roja por encima de los dulces, o sea, hay que comer más dulces que carne roja. Sin embargo, las legumbres las bajan al nivel de las frutas y verduras, para comerlas a diario. En Marruecos, el marisco lo ponen al nivel del pescado, por debajo de los lácteos, que para nosotros están por encima. La pirámide que usan los griegos tiene tantos escalones que no hay por dónde meterle mano, pero en general tiene una estructura similar a la italiana aunque sin las pastas, que desaparecen misteriosamente.

Supongamos por un momento que esta falta de criterio y uniformidad, como denuncio, es cierta. ¿Cómo es posible entonces que muchos estudios apunten a que la Dieta Mediterránea es buena para la salud cardiovascular, entre otras cosas? Pues porque la realidad de lo que comían en Creta, en donde se hizo el estudio principal, no se parecía a la pirámide que hoy nos venden, a ninguna de ellas. Para empezar, en Creta consumían muchos más vegetales que cereales y legumbres. Además, en esa época los cereales que consumían, en forma de panes o pastas, serían muy distintos a los altamente refinados que consumimos hoy. Por otro lado, su consumo de grasas naturales era alto. Lógicamente comerían más grasa de origen animal ya que, entre otras cosas, su plato tradicional, la staka, utiliza como base la mantequilla de cabra. A estos cretenses no los pillaría Keys cuando llegó allí untando Tulipán en una rebanada de pan blanco y tomando cereales Special K, de eso estoy seguro.

Y esto nos lleva a una conclusión que tiene que ver con el caso de Creta, con las paradojas española, francesa y suiza, y con algo que vimos al principio del libro: la importancia de las grasas en la dieta. Tengo claro que uno de los motivos por los que en los países de nuestro entorno la enfermedad cardiovascular está más contenida que en otras zonas es por la cantidad de grasa que consumimos aquí. El Aceite de Oliva Virgen Extra, como es natural, juega un papel importantísimo en nuestra ingesta de grasa, pero no es el único. Tradicionalmente, somos países que consumimos mucha grasa animal. Tanto procedente de la carne y el pescado como de los lácteos, principalmente el queso y la mantequilla.

Francia y Suiza, en concreto, tiene un consumo muy alto de grasa saturada de origen animal y bajas tasas de enfermedad cardiovascular. En lugar de rendirse a la evidencia, a esto lo llaman la paradoja francesa. En España, el consumo de grasa saturada ha crecido paralelamente al descenso de la enfermedad coronaria. A esto le llaman la paradoja Española. Estará de acuerdo que es muy de políticos esto de darle la vuelta a la realidad y ponerle un nombre intrigante como "paradoja francesa".

La Dieta Mediterránea se ha idealizado erróneamente como una dieta baja en grasas saturadas. De acuerdo con el epidemiólogo John Powles, se puede observar también que en Francia e Italia hubo un descenso de la mortalidad por enfermedad cardiovascular al tiempo que había un aumento del consumo de grasa saturada, algo que como he dicho también ocurrió en España entre 1966 y 1990, según el American Journal of Clinical Nutrition.

Los hábitos de la población de todos estos países tampoco son tan similares como nos podemos creer. La actividad física en España es superior a otros países de nuestro entorno, especialmente si la comparamos con Marruecos. Por su parte, en Grecia, incluyendo como es lógico a Creta, practican bastante el ayuno, algo que nosotros y el resto de vecinos hacemos menos, a excepción de Marruecos que si lo hace durante el Ramadán, y de manera diaria.

Aparte de las grasas, que ya hemos visto que predominan en todos los países de la zona, el consumo de pescados, frutos secos, huevos y vegetales es más abundante en estos países que en el resto del mundo. De ahí que se asocien los ácidos grasos Omega 3 a la Dieta Mediterránea. Como le dije en un capítulo anterior, lo que realmente parece ser significativo conforme apuntan todos los estudios no es un alto consumo de Omega 3, sino una apropiada relación Omega 3 – Omega 6, que en otras culturas está muy desproporcionada. Porque en países como estados unidos también consumen muchos frutos secos (recuerde las nueces de California o la mantequilla de cacahuete) sin embargo la incidencia de enfermedad cardiovascular es alta. Esto no se explica –como quizás haría algún político listillo- creando la paradoja norteamericana, sino entendiendo que incluso teniendo un aporte sustancial de grasas omega 3, la sociedad norteamericana sufre una sobrexposición crónica a las grasas omega 6 que le descompensan el ratio considerado idóneo.

En nuestro caso, al consumir mucho aceite de oliva (Omega 9 principalmente) ingerimos menos Omega 6 que otros países que consumen otro tipo de aceites vegetales, y esto explicaría que nuestro ratio Omega 3 – Omega 6 estuviese compensado con el aporte extraordinario del pescado y los frutos secos y la menor ingesta de aceites vegetales de semillas ricos en Omega 6.

Algo que no se me escapa, ni quiero que se le escape a usted, es el tema de los granos y los cereales. Si bien nuestra dieta ha tenido un aporte de cereales desde hace muchos años, no es hasta hace unas décadas que el consumo de cereales y granos se ha disparado. Nuestros abuelos no se criaron desayunando cereales, comiendo cereales y cenando cereales. En todo caso se criaron con potajes y platos de cuchara que, si bien tenían su ración de hortalizas y legumbres, eran eminentemente grasientos. Un cocido, unas lentejas, unas fabes, un gazpacho, un potaje o unas coles son, si se para a pensarlo, platos con un alto contenido en grasa, muchos de ellos de origen animal. En Málaga, donde yo vivo, la sopa de verano, además del gazpacho, que contiene mucho aceite de oliva, es el ajoblanco, a base de almendras molidas, o sea, con un altísimo contenido en grasa. Nuestra sopa típica de invierno es el gazpachuelo, a base de sopa de pescado con mayonesa, o sea, con huevos y aceite de oliva. Dudo que haya sopas con más contenido graso, tanto animal como vegetal, que estas que tomamos en España.

Los mismos que le dicen que reduzca la grasa animal le dicen que coma platos típicos, de toda la vida. No se puede seguir la recomendación de reducir la ingesta de grasas y además tomar platos típicos. Es absolutamente imposible porque nuestra dieta tradicional es, afortunadamente, muy rica en grasas, y no especialmente en las grasas Omega 6 en que son ricas otras dietas como la norteamericana.

Otro de los alimentos que son naturalmente ricos en Omega 3 son los huevos. Aunque oficialmente la Dieta Mediterránea pide moderar su consumo a 2-4 raciones a la semana, lo cierto es que en la Creta de los tiempos de Ancel Keys el consumo de huevos se cifraba en 10 a la semana. Pero claro, después de todo el miedo que han creado con el colesterol y los huevos no espere que vayan a salir ahora a decirle que coma más huevos porque tienen Omega 3 en la yema y son parte de la dieta mediterránea. Supongo que esta debe ser la "paradoja de los huevos". De hecho, si se fija, todo el mundo asocia el Omega 3 a los frutos secos y el pescado, cuando es mucho más barato, sencillo y eficiente ingerirlo de los huevos.

En general, si miramos la Dieta Mediterránea real, o sea, las pautas de consumo que realmente seguimos, estas se parecen bastante poco a las marcadas por los distintos organismos y, aun así, tenemos una buena salud cardiovascular cuando se nos compara con otros países desarrollados. Así, según el informe de consumo del Ministerio de Agricultura, Alimentación y Medio Ambiente, y en base al peso, en la base de nuestra pirámide están la leche y los derivados lácteos, que suponen más de un 17% del consumo total de alimentos, o sea, la grasa saturada de origen animal. A esto le siguen las frutas frescas con un 15%, las hortalizas con un 13%, la carne con un 8%. Mucho más arriba encontramos el pan, con un 5%, la pesca, con un 4%, el aceite con un 2% y los huevos que sólo suponen un 1% aproximadamente del peso de nuestra cesta de la compra. Curiosamente, si miramos el gráfico de consumo por coste en lugar de por peso, la carne y el pescado son los productos en los que los Españoles nos gastamos más dinero, con diferencia, sólo seguido por la leche y los derivados lácteos.

¿Cómo se explica entonces que, si lo que predomina en nuestra dieta no son los cereales sino las grasas de origen animal, y nuestra salud es mejor que la de la gran mayoría de países desarrollados, sigamos discutiendo acerca de la idoneidad de modificar nuestra dieta para incluir más cereales, reducir el consumo de grasa y alterar significativamente el ratio Omega 3 – Omega 6 que hemos conseguido mantener bueno hasta hoy? Yo creo que se trata básicamente de intereses comerciales porque, científicamente hablando, lo que nos cuentan y lo que se desprende de la realidad cotidiana no se parece en nada. Por eso, le ponen un nombre chulo y se lo encasquetan a la menor oportunidad.

La competencia se ha mostrado útil hasta cierto punto y no más allá, pero la cooperación, que es por lo que debemos esforzarnos hoy, comienza donde la competencia acaba.

Franklin D. Roosevelt

LA GRAN MENTIRA DE LA COMPETENCIA EN EL MERCADO

Cualquiera que entre en un supermercado puede llegar a la conclusión equivocada que existe mucha competencia en el sector de la alimentación y la nutrición y que esa competencia dirige al sector directamente a una excelencia en la producción en una guerra por fabricar el mejor producto al mejor precio posible. Me temo que nada más lejos de la realidad.

En la economía global actual, diez o doce fabricantes se reparten una gran parte del pastel de nuestra alimentación y esa falta de competencia se traduce en un estancamiento del mercado que no beneficia para nada los intereses de los consumidores. Afortunadamente, esta situación se da principalmente en los alimentos procesados, que son los que le insisto continuamente que debe evitar. Si todos los argumentos que le he dado hasta ahora no han sido suficientes para convencerle de que evite al máximo los alimentos procesados, quizás este último que le voy a mostrar sea el que necesita para entender mejor que siguiendo una alimentación basada en productos procesados su salud se acabará resintiendo.

Según el informe *Behind the Brands*[24] elaborado por Beth Hoffman para Oxfam[25] America, un grupo de tan sólo 10 corporaciones multinacionales controla la mayor parte de las marcas comerciales de éxito en el mercado. Si bien el primer problema que esto supone a nivel global es que la falta de competencia real en muchos segmentos de productos evita que los productos evolucionen de manera saludable, no menos importante son las consecuencias sociales de la supremacía de estas corporaciones.

En Pakistán, las comunidades rurales acusan a Nestlé de embotellar y vender agua subterránea cerca de poblados que no disponen de agua limpia para su consumo. En 2009 Kraft fue acusada de comprar carne de reses de productores brasileños involucrados en la deforestación de la selva amazónica

---

[24] Behind the Brands: Tras las Marcas Comerciales. Para más información visite www.behindthebrands.org.

[25] Oxfam es una confederación internacional de 17 organizaciones que trabajan conjuntamente en más de 90 países para erradicar la pobreza.

para ganar terreno para el ganado. En Filipinas, Coca- Cola se enfrenta a una acusación de empleo de mano de obra infantil en su cadena de producción. Pero esto no son más que anécdotas de un mercado en el que estas grandes corporaciones implantan sus productos con velocidad en la mayor parte del planeta.

El informe de Oxfam se centra concretamente en 10 de las más poderosas compañías de alimentación, cuyos productos están representados en el gráfico que le presento más adelante. Estas empresas son Associated British Foods (ABF), Coca-Cola, Danone, General Mills, Kellogg's, Mars, Mondelez International (antes Kraft Foods), Nestlé, PepsiCo y Unilever. Es probable que no haya oído hablar de alguna de estas empresas, pero es imposible que no conozca algunos productos de todas y cada una de ellas. No son todas ni las más grandes, pero si las que tienen la mayor parte del mercado alimenticio.

En el gráfico[26] que incluyo más adelante comprobará por ejemplo que Kellogg's y General Mills monopolizan casi por completo el mercado de los cereales procesados. No debe extrañarle por tanto que la calidad y composición de los cereales sea tan nefasta para nuestra salud. Muchos cereales de desayuno, sobre todo los orientados a los niños, contienen hasta un 80 o 90 por ciento de carbohidratos, de los cuales una gran parte es directamente azúcar añadida, convirtiendo el desayuno en una comida que, lejos de ser nutritiva, es absolutamente nociva para la salud de las personas que, para colmo, los consumen pensando que son una alternativa sana para su desayuno. Por si esto no fuera suficiente, se sospecha que estas empresas son además las que fabrican las marcas blancas de las grandes superficies, llegando de este modo a monopolizar por completo la oferta en el mercado.

Pero el caso de los cereales no es el único que debe llamarle la atención. Igual de nefasto para nuestra salud, o incluso peor, son las bebidas envasadas, y en ese mercado, como verá, el pastel se lo reparten también un puñado de empresas. Es prácticamente imposible que estas empresas abandonen la práctica de inundar con azúcar sus bebidas pues no tienen una competencia real que produzca bebidas más sanas cuyo contenido en azúcar sea más adecuado a nuestras necesidades nutricionales.

---

[26] Reproducido con autorización expresa de Oxfam America. Todos los derechos reservados por parte de Oxfam America.

En algunas ocasiones, una de estas empresas es dueña de varias de las marcas líderes del mercado, manejando a su antojo de este modo la oferta, los precios y la publicidad. Nestlé es dueña, por ejemplo, de las dos marcas de agua con gas más importantes a nivel mundial, que son Perrier y St. Pellegrino. Además, Nestlé es también la dueña de Poland Springs, la marca de agua embotellada líder en Estados Unidos. Pero si su agua embotellada favorita no pertenece a Nestlé, no se preocupe. Coca-Cola es dueña de Apollinaris y Bonaqua y PepsiCo es dueña de Aquafina. Danone por su parte es dueña de Evian y Volvic.

Si su pasión son los helados, sepa que Unilever es dueña de las marcas Frigo, Magnum, Cornetto y Ben & Jerry's. Nestlé es dueña de Helados Nestlé (antes Camy) y Movenpick. General Mills es dueña de Häagen-Dazs y Yoplait. Pero en el resto de sectores las noticias no son mucho mejores. Condimentos, salsas, alimentos infantiles, chocolates y chocolatinas, dulces, galletas, infusiones... Aunque este gráfico muestra las marcas internacionales, muchas de las marcas locales que venimos consumiendo habitualmente pertenecen también a estas empresas.

Por ejemplo, en el mercado de las margarinas en España y aunque no aparecen en el gráfico, Unilever es dueña de Tulipán, Flora, Zas, Phase y Dorina. Esta misma empresa es dueña de las mayonesas Hellmann's, Calvé y Ligeresa.

Quizás esté tentado de no darle demasiada importancia a este tema de la concentración de marcas, sin embargo, déjeme que le explique lo que esto puede llegar a suponer para su salud. Recuerde que anteriormente, cuando hablábamos de las grasas, le explicaba que las grasas que son realmente dañinas para la salud, como manifiestan infinidad de estudios, son las grasas hidrogenadas. También le expliqué que con la teoría de los lípidos uno de los grandes problemas nutricionales que surgieron fue la sustitución de las grasas saturadas naturales como la manteca o la mantequilla por grasas vegetales poli insaturadas e hidrogenadas, en forma de margarinas o grasas de cocina. Bueno, pues la empresa líder del mercado en este tipo de grasas es precisamente Unilever, que como acaba de ver es dueña de las marcas de margarina más importantes del mercado. Si bien es cierto que margarinas como Tulipán y Flora no llevan en la actualidad grasas hidrogenadas, este fabricante no ha dejado de utilizar este tipo de grasas en sus alimentos. Más bien al contrario, las ha incluido en otros productos a sabiendas de que el consumidor va a examinar las marcas líderes, pero no las segundas marcas.

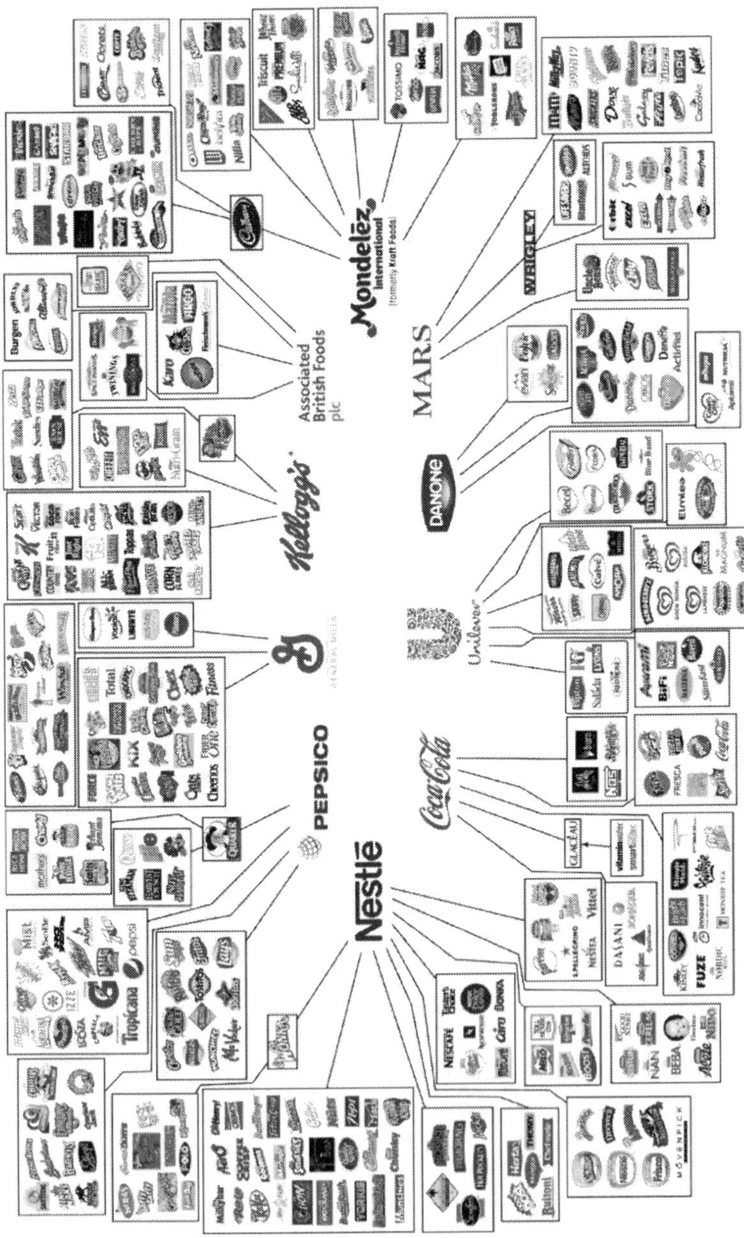
Mondelēz International
(formerly Kraft Foods)
Associated British Foods plc
Kellogg's
PEPSICO
Nestlé
MARS
WRIGLEY
DANONE
Unilever
Coca-Cola

De hecho, la doble moral de esta empresa le hace comercializar productos como Flora o Tulipán, a los que trata de asociar beneficios para la salud añadiendo suplementos y realizando importantes campañas de marketing para que asociemos esas marcas con la salud, al tiempo que comercializa también marcas como Zas o Krona, cuyos productos están compuestos principalmente por grasas hidrogenadas. Obviamente, el fabricante no está interesado realmente en nuestra salud, sino en vender la mayor cantidad de productos posible a la mayor parte posible de la población. Si le interesa el tema de los alimentos que contienen grasa hidrogenada y que en mi opinión debería evitar consumir con frecuencia, precisamente en el blog de mi libro *Adelgazar sin Milagros*[27] dedico un artículo a la nata vegetal para cocinar Krona, cuyo empaquetado está diseñado, desde mi punto de vista, para confundir al consumidor incauto que puede comprarla pensando que se trata de nata de leche para cocinar cuando en realidad se trata de una grasa vegetal hidrogenada cuyas características nutricionales no se parecen en nada a las de la nata tradicional.

Al final, consuma lo que consuma, su cocina está muy probablemente llena de productos de estas 10 empresas y alguna otra como Procter & Gamble, y el problema nutricional que esto supone viene a intensificarse con el tiempo dado que cada vez que aparece una empresa con un producto exitoso, una de las grandes la compra, pasando a engrosar esta inmensa lista de marcas bajo el control de unas pocas empresas y modificando probablemente la receta original para maximizar el beneficio y optimizar la producción. El poder de alguna de estas empresas, como Unilever o P&G transciende el mercado de los alimentos, pero eso sería objeto de discusión en otro tipo de libro.

No quiero que piense que soy algún tipo de líder anti sistema o que tengo ideas contrarias al libre mercado. Todo lo contrario, creo que el libre mercado es la clave para el desarrollo económico y social. Sin embargo, el poder de estas empresas tiene el efecto exactamente contrario al libre mercado. Suponga por un momento que una cadena de televisión quisiese hacerse eco de que un producto de los que fabrican puede presentar algún riesgo para la salud. ¿Cree usted que esa cadena de televisión se arriesgaría a perder el contrato de publicidad de una de estas diez empresas por hacer o emitir un reportaje sobre alguno de sus productos? En este sentido, la libertad de mercado no existe

[27] El blog del libro *Adelgazar sin Milagros* está disponible en la web www.adelgazarsinmilagros.com/blog

porque la información no fluye de manera libre por los medios dado que está sujeta a intereses superiores.

De nada sirve que yo le diga que los refrescos enlatados contienen una cantidad demencial de azúcar y que tienen unos efectos devastadores para su salud a largo plazo. Cuando ponga usted las noticias antes del fin de semana o del puente, un presentador se encargará de recomendarle que tome refrescos si va a conducir para evitar la deshidratación cuando lo razonable sería que le recomendase beber agua, que además de ser mucho más barata tiene un efecto infinitamente más apropiado sobre su hidratación que un refresco enlatado, que entre otras cosas puede llevar sal.

Otro tema que me preocupa sobremanera en el tema de los alimentos procesados, además de los que ya hemos visto que no son pocos, es el tratamiento de producto comercial que se hace de los alimentos con los niños. En efecto, la publicidad de muchos de estos productos está especialmente diseñada para que sean sus hijos los que le reclamen comprar una caja específica de cereales, el cacao soluble de una marca concreta, el lácteo que trae el juego o las galletas que traen un regalo de cualquier tipo que ha llamado la atención de sus hijos en la televisión.

En mi opinión, este tipo de publicidad no debería estar permitida en los alimentos orientados al público infantil –o cuando menos debería estar regulada de manera eficiente- pues la decisión de comprar un producto u otro tendría que estar sujeta a parámetros económicos y nutricionales, y no a que un niño se lleve un berrinche por querer una marca específica de cereales o de cualquier otro producto porque resulta que trae un juguete, una pegatina o cualquier otra cosa que en nada repercute en la buena salud y nutrición del niño, y mucho menos en su economía familiar, pues no se engañe, el dinero que se destina al regalo que trae el producto sale directamente de su bolsillo y merma la calidad del producto, no el beneficio del fabricante; no sea ingenuo.

En mi experiencia como padre de tres hijos, es fundamental educar desde el principio a los niños y explicarles la diferencia entre comida sana y nutritiva y comida comercial. Mis hijos aprendieron hace mucho tiempo que en nuestra casa no se compra una marca u otra porque incluya una pegatina, un regalo o un juguete de cualquier tipo, sino porque les aporte unos valores nutricionales adecuados. Cuando vamos a comprar no discriminamos marcas de ningún tipo. Simplemente comparamos ingredientes y valores nutricionales y escogemos los que creemos más adecuados para la salud de nuestros hijos. Si usted cree que esto le produce algún tipo de trauma a mis hijos, le garantizo que no lo hace. Por el contrario, concienciarles desde pequeños de la importancia de saber lo que comen ha sido clave desde el principio porque son ellos mismos los que, cuando ven algo que les llama la atención, nos preguntan si es sano o no antes de pedir que lo compremos. Los alimentos sanos los pueden comer casi sin moderación, los poco sanos ocasionalmente y los nada sanos en ocasiones muy especiales.

Creo que la clave con los niños no es prohibirles de manera absoluta ningún alimento, sino limitar la ingesta de alguno de ellos al máximo. Como he explicado en algún artículo que he escrito al respecto en el blog, el hecho de que yo no les de patatas fritas a mis hijos no quiere decir que no las coman nunca. Cuando van a algún cumpleaños en un restaurante de comida rápida, pues las comen como el resto de los niños. La diferencia es que ellos las comen en esas ocasiones muy puntuales y otros niños las comen prácticamente a diario. Lo mismo ocurre con los dulces y chucherías. En nuestra casa no se compran ni se consumen, pero si un día van a un sitio donde forman parte de la fiesta o del menú, o sus abuelos les traen alguna chocolatina, pues las toman puntualmente. Curiosamente, porque tienen bien asociado que no son buenas para la salud, cuando las toman no abusan ni se aprovechan en exceso de la permisividad. Al contrario, toman porciones razonables sin la ansiedad que veo en otros niños por acabarse los paquetes de chucherías rápidamente para poder comerse otro.

Si en los alimentos procesados hay que ser siempre cautos con los ingredientes y los valores nutricionales, con los alimentos infantiles hay que ser especialmente cauto pues es muy probable que justo aquel alimento que le quieren hacer creer que es muy sano y nutritivo para su hijo sea precisamente lo contrario. Por eso, el último consejo que le doy al respecto de los alimentos procesados de las grandes marcas es que no ahorre diez segundos en leer la lista de ingredientes y simplemente se pregunte antes de comprar un alimento si quiere que su hijo se coma las cosas que pone la lista. Su cerebro hará la selección natural de productos más adecuada para sus hijos. Acabamos de ver el ejemplo de los suplementos nutricionales para niños y ya ha visto que la composición de estos puede no ser la más idónea para su salud y desarrollo. Pues si en un alimento que venden como específicamente diseñado para su salud y desarrollo las lagunas son tan grandes, hágase una idea de cómo son el resto de alimentos.

Esta falta de competencia real en el mercado que le estoy presentando ha tenido una importancia suprema en la internalización de la dieta norteamericana y la expansión de las epidemias de diabetes, obesidad y enfermedad cardiovascular. En efecto, estas empresas han exportado los productos de éxito en los Estados Unidos al resto del mundo. Esto explica que hoy los cereales de desayuno sean habituales en nuestras cocinas o que las salsas industriales llenen nuestras neveras. En efecto, hemos pasado de hacer nuestra mayonesa con un huevo, aceite de oliva, un chorrito de limón y una pizca de sal, a consumir salsas envasadas que no han visto el aceite de oliva ni en pintura, por mucho que se lo pongan en la etiqueta.

La mayoría de las personas no es consciente, pero se lo explicaré rápidamente. En la mayoría de los casos, cuando un fabricante planta el aceite de oliva en la etiqueta lo hace ocultándole parte de la verdad. La principal cosa que le ocultan es que normalmente y salvo que especifique lo contrario, ese aceite de oliva que lleva su producto no es el Aceite de Oliva Virgen Extra que suele ser el que usted utiliza en su cocina, sino un aceite de oliva refinado cuyas características son bien distintas al suyo. Más allá de las características, debe saber que en muchas ocasiones la inclusión de aceite de oliva en estos alimentos procesados se realiza de manera testimonial. Así, es sencillo encontrar botes de tomate frito que anuncian que están hechos con aceite de oliva pero que, al examinar la lista de ingredientes, queda patente que están hechos con otros aceites vegetales y una pizca de aceite de oliva, que además, como le acabo de explicar, suele ser refinado.

Al no existir una competencia real en el mercado, estos fabricantes no se ven obligados a mejorar las recetas de sus productos. En realidad sí que las mejoran continuamente, pero no en la forma en que cabría esperar. Las hacen más rentables para sus intereses, aumentando el azúcar, la soja, el maíz y la fécula que usan en la composición de muchos de sus alimentos procesados y reduciendo considerablemente los nutrientes de calidad. También aumentan la cantidad y tipo de conservantes para alargar sus tiempos de vida y evitar las mermas.

Si cree que estoy exagerando le reto a sea capaz de desmentir cualquiera de estos dos ejemplos que voy a ponerle. Para empezar, encuentre en su supermercado un pan o una pasta que sea realmente integral. La ausencia de competencia en el mercado de la pasta y del pan, en que un puñado de empresas se reparten todo el pastel, propicia que sea completamente imposible encontrar productos realmente integrales. Si se fija con detenimiento verá que lo que le venden como pasta integral es en realidad pasta elaborada con harina refinada a la que le han añadido salvado de trigo. El concepto de harina integral, y por tanto de producto integral, es bien distinto. Se trata de utilizar una harina que se produce con el grano completo, lo que rebaja considerablemente su índice glucémico y la capacidad del sistema digestivo para asimilarla, teniendo un alto contenido en fibra saciante y una menor incidencia en la glucemia.

Lo que hacen los fabricantes de pasta es añadirle salvado de trigo a la harina refinada y elaborar su pasta con esa mezcla de la cual, además, desconocemos sus proporciones. Por su parte, los fabricantes de pan industrial hacen algo incluso peor. Elaboran sus panes con harina refinada y le añaden pequeñas cantidades de harina integral. De modo que cuando uno compra un pan que cree que es realmente integral, porque es lo que pone en el etiquetado, en realidad está comprando un pan elaborado con harina refinada y harina integral, nuevamente en proporciones que desconocemos en la mayoría de los casos.

Dígame, con honestidad, ¿cuantas marcas de pasta conoce además de Gallo y Buitoni? Sí, es cierto que hay alguna más, pero no demasiadas, ¿verdad? Como habrá visto en el gráfico que le mostré anteriormente, Buitoni pertenece a Nestlé y es la única empresa que le puede hacer sombra a Gallo. Pero no una sombra demasiado grande. Gallo está presente en el 99% de los puntos de venta de España y alcanza una penetración del 98% de los hogares[28] en España. ¿Cree realmente que hay competencia?

Y ¿qué me dice del pan? ¿Qué marcas de pan industrial conoce además de Bimbo y Panrico? Si va a hablarme del pan tostado Ortiz o del pan integral Silueta, ya le digo que se puede ahorrar el intento, ambas son marcas del fabricante Bimbo. Por su parte, Panrico, además de ser fabricante de pan industrial, es el líder del mercado de la bollería industrial, con marcas como Donuts o Bollycao, que manejan cifras de auténtico record. Según el fabricante, en España se consumen 19 Donuts por segundo[29] a diario. Pero Panrico no está sola en ese mercado, Bimbo le trata de hacer sombra con una amplísima gama de bollería y pastelería industrial. Si le viene a la cabeza la marca de repostería

---

[28] Datos extraídos de la web de Pastas Gallo (www.pastasgallo.es)
[29] Datos extraídos de la web de Panrico (www.panrico.com)

industrial Martínez como el tercero en discordia en el mercado, olvídelo, Bimbo compró la empresa Repostería Martínez, S.A., dueña de la marca, en 1999 para hacerse con el 40% del mercado según las notas de prensa de la época.

En fin, podría escribir un libro entero sobre estas corporaciones, sus marcas, y su control absoluto del mercado del producto procesado, pero no voy a aburrirle con ello. Sin embargo, quiero exponerle un último caso para que comprenda el concepto de "falso fresco". Para mí los alimentos falsamente frescos son los que, aparentando ser frescos por su envasado y apariencia, no lo son. Y en ese mercado también existe una gran concentración de negocio por parte de un puñado de fabricantes.

Un ejemplo claro de este tipo de productos es la carne picada y las hamburguesas que vienen envasadas en bandejas en el supermercado. Si bien es posible que esa carne proceda de la carnicería fresca del supermercado, si es que la tiene, lo más probable es que no provenga de ahí, sino de grandes empresas especializadas en lo que usted llama carne picada y ellos llaman "Burger Meat", que no es lo mismo.

La carne picada debería ser carne picada y nada más. Sin embargo, si mira la composición de estos preparados cárnicos con detenimiento comprobará que existen otros ingredientes –más baratos que la carne- en su composición. En esta lista de ingredientes puede haber cereales, vegetales deshidratados, fécula de patata, proteína de soja, jarabe de maíz o cualquier otra cosa que el fabricante de turno haya tenido a bien incluir en su hamburguesa o carne picada. He visto hamburguesas cuya cantidad de carne en la composición era inferior al 75%. Aquí no estamos discutiendo si se adereza un poco la carne o no, le estoy contando que a veces compra carne y le venden un preparado de baja calidad con mucho vegetal al que usted se refiere como carne, por llamarlo de alguna forma.

Como le decía antes, en este mercado también existe una concentración de marcas, si bien algunas de estas son menos conocidas y no merece la pena que entremos a discutirlas. Otras son sus fabricantes habituales de productos cárnicos elaborados. Me resulta particularmente interesante el caso de la empresa BPI, uno de los principales productores de relleno para carne procesada en Estados Unidos, cuyo producto está en el 70% de las hamburguesas, incluyendo las de las cadenas de comida rápida, cuyo caso salió a la luz en varios frentes al mismo tiempo por utilizar hidróxido de amonio[30] para lavar la carne que se utiliza en el relleno y reducir la cantidad de bacteria que contiene. Curiosamente, los fabricantes de carne no están obligados a poner en el etiquetado que su producto contiene hidróxido de amonio porque no se trata de un ingrediente añadido a la receta, sino de un producto que se incorpora en el tratamiento industrial de la materia prima, en este caso al lavar esa carne de relleno.

En efecto, en la década de los 60 había miles de mataderos en Estados Unidos que suplían de carne a todo el mercado. A finales de la década de 2010, la industria estaba concentrada en 17 cadenas de mataderos y, nuevamente, la reducción de la competencia en el mercado hace que el producto terminado, el que llega a su mesa o a su cocina, sea de una calidad nutricional dudosa.

Si le interesa este tema, le aconsejo que vea la película documental *Food, Inc.*, en la que se destapan bastantes realidades de la industria alimenticia en general, pero muy especialmente de la agricultura y la ganadería norteamericana.

---

[30] El hidróxido de amonio es una solución de amoniaco en agua y aunque los fabricantes de carne le digan que es una sustancia natural en el músculo, las concentraciones en las que podemos encontrar esta sustancia de manera natural en la carne son muy bajas y desde luego nada que ver con sumergir la carne en máquinas lavadoras llenas de hidróxido de amonio, que es lo que ellos hacen.

"Pronto adquirió el aspecto desolado que uno ve en los vegetarianos"

Gabriel García Márquez, en *Cien años de Soledad*

LA GRAN MENTIRA DE LOS VEGETARIANOS Y VEGANOS

Aunque creo que en el inicio del libro, cuando le hablaba del ser humano, ya le dejé bastante claro que no somos una especie vegetariana ni vegana, ni mucho menos herbívora o rumiante, creo que es importante dedicar todo un capítulo al tema del vegetarianismo y veganismo, porque está en pleno auge en muchas zonas del mundo occidental, principalmente debido a que persisten una serie de mitos y engaños que debemos desterrar. Creo que hay suficiente evidencia histórica que soporta la idea de que los homínidos, desde el principio de los tiempos, hemos sido, cuando menos, omnívoros si no totalmente carnívoros. Si alguien se empeña en explicarle lo contrario siempre puede mandarlo a la cueva de Altamira a ver los dibujos del paleolítico y del hombre que cazaba animales para sobrevivir y alimentarse.

Existen diferentes versiones más o menos radicalizadas de las dietas vegetarianas. Cabe destacar que hay vegetarianos más radicales (veganos) y menos radicales como los ovo-vegetarianos (vegetarianos que consumen huevo), ovo-lacto-vegetarianos (vegetarianos que consumen huevo y lácteos) y además un grupo más problemático, los vegetarianos macrobióticos, que consumen exclusivamente cereales.

No voy a entrar a discutir en este capítulo la importancia de los cereales para la expansión y crecimiento de la sociedad, que es un hecho innegable, pero esto tiene poco o nada que ver con nuestro organismo, nuestro genoma y nuestra digestión de los alimentos en general. Le voy a contar una cosa que quizás le sorprenda. Esa misma táctica de abundancia de alimentos basados en granos y cereales que ha servido para hacer crecer a la especie humana de manera exponencial es la que se utiliza para generar grandes cabañas de ganado que luego acaba en nuestras mesas, y cuya alimentación también tiene consecuencias para nuestra salud.

Ya le he hablado del uso de la soja y el maíz como alimento para los rumiantes, y también le expuse al principio del libro el funcionamiento básico de la digestión de los rumiantes, pero lo que voy a contarle ahora puede que le resulte un poco chocante. Este aumento del consumo de granos y cereales por parte del ganado vacuno es el principal causante de que la carne de hamburguesa de la que le acabo de hablar en el capítulo anterior acabe bañada en hidróxido de amonio.

Resulta que, al igual que los humanos, el genoma de la vaca no está diseñado para alimentarse principalmente de maíz o de soja. Al contrario, lo que una vaca espera ingerir cuando nace es pasto, hierba, y no cereales ni granos en superabundancia. Los estudios de varias universidades norteamericanas han demostrado que el cebado con maíz del ganado vacuno está detrás de la proliferación de un tipo de bacteria en el sistema digestivo de los animales que es altamente nocivo para los humanos. No se trata de una bacteria e.coli normal, sino de una cepa específica que se ha desarrollado debido a este tipo de alimentación, en concreto debido a la tremenda ingesta de maíz.

Es precisamente esta bacteria la que ha causado numerosas campañas de retirada de carne de las estanterías por encontrarse esta contaminada, sobre todo la carne de producción industrial, la que ya viene cortada y preparada en bandejas o cajas congeladas. Pues bien, del mismo modo que la variación en la dieta del ganado tiene efectos en su salud, la variación en nuestra dieta tiene efectos en la nuestra.

El profesor asociado e investigador del Centro de Investigación en Prevención de Stanford, Christopher Gardner, un vegetariano confeso por motivos éticos, sorprendió al mundo en 2007 al publicar un estudio comparativo de varias dietas y el seguimiento de la salud de los sujetos que las habían llevado a cabo durante años. Lógicamente, su intención al comenzar este estudio era demostrar las bondades de la dieta vegetariana en que él creía sobre el resto. De todas las dietas que analizó, la dieta Atkins, rica en grasa y baja en carbohidratos –o sea, más animal y menos vegetal- salió ganadora al compararla, entre otras, con la dieta Ornish, que es rica en carbohidratos y baja en grasas, o sea, vegetariana. De acuerdo con sus propias palabras en un programa de radio de 2012, el resultado del estudio fue una píldora amarga de digerir para un vegetariano como él.

Pero esto no es sino la punta del iceberg, de un iceberg de grandes dimensiones que se va extendiendo por muchos lugares rápidamente. Con los datos en la mano, y analizando el tema de manera científica, no hay color entre un tipo de dieta y otra, entre ser omnívoros y ser herbívoros. Una dieta que –además de vegetales- incluye carnes, pescados y lácteos es infinitamente más rica y completa que una basada solo en los cereales o sólo en los vegetales. Como vimos anteriormente, la proteína completa suele estar presente en los alimentos de origen animal y la proteína incompleta suele estar presente en los alimentos de origen vegetal, y esto ya debería darnos una idea de la importancia que tiene consumir alimentos de origen animal, dado que estamos construidos básicamente de proteínas. Bueno, esto y el hecho de que nuestro estómago, a diferencia del de los herbívoros, segrega ácido clorhídrico y enzimas para descomponer y asimilar la carne, algo que los herbívoros no pueden hacer ni contando con varios estómagos.

Por otro lado, ciertos micronutrientes son abundantes en los alimentos de origen animal y escasos en los de origen vegetal, como el hierro, la vitamina B12, la Coenzima Q10 o la vitamina A, de modo que el consumo de los productos de origen animal nos protege contra la anemia y, contrariamente a lo que le hacen creer, también protege su sistema cardiovascular.

En el apartado de las grasas, las cosas tampoco son como puede imaginarse por la cantidad de campañas que se lanzan al respecto. Los ácidos grasos Omega 3, con excepción de ciertos frutos secos, son bastante escasos en el mundo vegetal, por lo que su mayor posibilidad de ingerirlos está directamente asociada al consumo de huevos y de pescado.

De hecho, los veganos tienen más riesgo cardiovascular que los vegetarianos y los omnívoros precisamente por la exclusión total de los productos de origen animal, o sea, además de la carne, el huevo y los lácteos. En una larga revisión de estudios se ha concluido que los veganos tienen mayor riesgo de generar trombos y arterosclerosis y por ende soportan mayor riesgo cardiovascular. Esto no viene sino a confirmar lo que ya le adelanté cuando hablamos de las grasas y del azúcar. Obviamente ellos le dirán lo contrario, pero no se preocupe, no se lo podrán demostrar con estudios.

En general, la dieta vegetariana y muy especialmente la vegana, cargada de cereales y granos, es una dieta inflamatoria, o sea, contribuye a la inflamación de los tejidos de su cuerpo, que ahora empezamos a descubrir que es una de las causas más comunes de todo tipo de patologías, tanto cardiovasculares como neurológicas, digestivas, sexuales e incluso psicológicas. Si no me cree, pregunte a cualquier médico por la inflamación crónica. Estoy seguro que le dirá que está detrás de problemas de salud de su especialidad concreta, sea esta la que sea.

En efecto, en estudios llevados a cabo en diversas universidades, se ha descubierto que los veganos tienen niveles altos de homocisteína, un aminoácido asociado habitualmente a enfermedades cardiovasculares, además de bajos niveles de la HDL y altos niveles de triglicéridos. Esto, como comprendo perfectamente, es justo lo contrario de lo que le dice a diario la mayoría de las personas que conoce, pero simplemente es así porque se limitan a repetir lo que han oído sin investigarlo. A los omnívoros no les ocurre esto porque la vitamina B12 contenida en la carne transforma la homocisteína en metionina. Aunque se especula con que ciertos vegetales –sobre todo ciertas algas- contienen vitamina B12, lo cierto es que ningún estudio ha demostrado que su ingesta aumente la vitamina B12 en el organismo o prevenga su pérdida.

Otra cosa que habrá escuchado y que es realmente opuesta a la realidad es que ingerir productos de origen animal reduce el calcio en nuestros huesos e incluso puede derivar en osteoporosis. En general, lo que los estudios demuestran es que los vegetarianos tienen, de media, un 5% menos de calcio en sus huesos que los omnívoros, aunque esto tampoco es demasiado significativo para ser riguroso.

Un reciente informe de la Universidad de Medicina de Graz, en Austria, afirma que la dieta vegetariana no es adecuada para el organismo, principalmente porque aumenta el riesgo de padecer cáncer, alergias y problemas de salud mental como la depresión. El informe, publicado en la revista científica PLOS ONE, revela las investigaciones llevadas a cabo en un grupo de 1320 sujetos agrupados de acuerdo a su edad, sexo y nivel socioeconómico en 4 grupos de 330 participantes cada uno, entre los que había vegetarianos y omnívoros. Las conclusiones fueron claras: "los adultos austriacos que consumen una dieta vegetariana son menos saludables en términos de cáncer, alergias y trastornos de la salud mental, tienen una menor calidad de vida y también requieren más tratamiento médico."

En cuanto a los que siguen una dieta macrobiótica, exclusivamente a base de cereales, los problemas de salud de este grupo son todavía mayores. A la falta del aminoácido esencial Lisina en su dieta hay que añadir la carencia de vitamina A, de vitamina D, de vitamina B12 y de vitamina C, que se unen a la reducida absorción de calcio y hierro de origen vegetal, que para colmo se ve dificultada por la presencia de ácido fítico, como vimos anteriormente cuando hablamos de la soja, lo que aumenta el riesgo de padecer raquitismo y anemia.

La soja, por cierto y siendo estricto, no es un cereal sino más bien una legumbre.

Esta falta de calcio y hierro es especialmente importante en la mujer durante el embarazo, pues sus necesidades de estos nutrientes son todavía mayores. Cabe recordar que es fundamental para las mujeres embarazadas ingerir calcio de fácil asimilación, como el que se encuentra en los lácteos de origen animal o el pescado. Por otro lado, un reciente informe pone de manifiesto que los bebés amamantados de madres veganas y vegetarianas tienen más riesgo de sufrir problemas nutricionales, desde alergias hasta incluso enfermedades crónicas.

Lamentablemente, hace poco asistimos en Amiens, Francia, al juicio y condena a cinco años de prisión a unos padres veganos cuyo hijo falleció a los 11 meses de edad por no recibir los suficientes nutrientes en la leche de su madre, vegana estricta. Estos padres, desoyendo los consejos de su médico, decidieron criar al niño –hasta el momento de su fallecimiento- únicamente con leche materna, que debido al tipo de dieta de la madre, era baja en varios nutrientes esenciales para el bebé, que además era sometido a terapias alternativas, algo que no impidió que sólo pesara algo más de 5 kilos con 11 meses de edad. Lamentablemente esta no es la primera muerte de un bebé en estas circunstancias y tampoco será la última. Todo lo que leo me lleva a la misma conclusión: el vegetarianismo en general y el veganismo en particular ciegan a muchos de los que caen inicialmente en el engaño y les imposibilita ver la verdad. Si lee un poco e investiga las páginas vegetarianas y veganas verá que la sucesión de mentiras y estupideces que puede llegar a encontrar en ellas es desconcertante.

La realidad es que no existe un solo artículo científico -que no sea de naturaleza observacional- que concluya que eliminar por completo la carne, los lácteos y el pescado de nuestra dieta tenga algún efecto beneficioso para el organismo. Los estudios observacionales demuestran correlación, no causa, de modo que no sirven para elaborar las teorías que los vegetarianos pretenden venderle basadas en este tipo de estudios. En el caso concreto de los estudios observacionales de vegetarianos, esto se debe a que normalmente, los vegetarianos suelen ser personas que además no beben alcohol, no fuman, no llevan una vida sedentaria y practican actividad física con cierta regularidad, o sea, llevan en general una vida sana. Por ello, aunque en los estudios observacionales de los Adventistas del Séptimo Día[31] se han encontrado niveles de mortalidad más bajos, no pueden asociarse únicamente al vegetarianismo pues el resto de factores que acabo de enumerar, entre otros, también entran en la ecuación con igual o más peso para determinar qué es lo que hace que su mortalidad cardiovascular sea inferior.

De hecho, en los estudios con sujetos aleatorios controlados, que son el santo grial de la ciencia, no se puede apreciar ningún beneficio de seguir una dieta vegetariana. En un estudio de este tipo sobre 10.000 individuos, en que todos los sujetos –vegetarianos y omnívoros- seguían vidas saludables, no se pudo apreciar ninguna diferencia directa en la mortalidad cardiovascular de los grupos.

De todos modos, si le gustan los estudios observacionales, apunte esto: en India, cuya población vegetariana es superior al 40% del total, el 25% de las muertes entre 25 y 69 años ocurren por enfermedades cardiovasculares, siendo la principal causa de muerte tanto en zonas urbanas como rurales de este país. India, junto con China y Estados Unidos, está a la cabeza de muertes por enfermedad cardiovascular.

Si miramos a occidente, en Reino Unido, uno de los países con mayor número de vegetarianos, se estima que el 7% de la población elige este modo de alimentación, sólo superado por Alemania, con un 9% de la población, según cifras del Eurostat[32] de 2003. En Gran Bretaña, la mayor causa de mortandad es la enfermedad cardiovascular. En aquella época, y en la otra escala de la balanza, en España se estimaba que había un 0,5% de vegetarianos y en Francia entre un 1% y un 2%. Una vez más, las cifras de enfermedad cardiovascular dan la razón a Francia y España. ¿Dieta Mediterránea? ¿Paradojas? A mí me huele más a hábitos racionales de alimentación, en que las grasas y las proteínas animales son parte indispensable de la dieta, pero desde luego, esto es simplemente observacional y no científico.

En cualquier caso, y para resumir un poco el capítulo, quiero repetirle que no existe ningún estudio científico –científico, no observacional- que asocie una dieta vegetariana con una mejor salud. Más bien al contrario. Científicamente sabemos que la dieta vegetariana es carente de ciertos nutrientes que en casos

---

[31] Los Adventistas del Séptimo día suelen ser vegetarianos que siguen un estilo de vida muy saludable en general.

[32] El Eurostat (Statistical Office of the European Communities) es la oficina estadística de la Comisión Europea.

agudos, como el de los padres franceses que le he contado antes, puede desembocar incluso en la muerte del ser humano.

A la carencia de vitamina B12, la dificultad para asimilar hierro y calcio de los vegetales y la baja calidad de la proteína vegetal, cualquier vegetariano o vegano le contestará que en el mundo vegetal se pueden encontrar todos los nutrientes que necesitamos para vivir de manera saludable. No se lo voy a negar. Es cierto. Si desea introducir en su dieta diaria cereales como la quinoa, algas como el kombu o el wakame, o altas dosis de harina que le permitan asimilar los minerales al tiempo que le producen inflamación crónica, por mencionar algunas cosas, puede encontrar esos nutrientes en el mundo vegetal. Además, lo que no le dicen, que ya se lo digo yo, es que tendrá que hacer un master en combinación de alimentos de forma que cada día pueda ingerir la cantidad adecuada de aminoácidos esenciales y ácidos grasos esenciales, además de una combinación adecuada de vegetales que no solo le aporten los micronutrientes que necesita, sino que además no bloquee la absorción de alguno de ellos por ingerir otro. En definitiva, si disfruta de una vida sin problemas ni complicaciones, este es un camino directo para llenar su vida de ellos si es que los anhela.

Por último, en caso que esté barajando la idea de alimentar a sus hijos de manera vegetariana, decirle que la prestigiosa universidad norteamericana Tufts, de Boston, ampliamente reconocida en medicina, realizó un estudio y seguimiento a niños menores de 6 años que seguían dietas vegetarianas, descubriendo que su grado de crecimiento y desarrollo era inferior al de niños omnívoros que seguían dietas ricas en carnes y pescados. Además, algunos de estos niños sufrieron deficiencia crónica de Vitamina D y vitamina B12, visto lo cual emitió un informe desaconsejando directamente someter a los niños a este régimen alimenticio a menos que haya sido prescrito por un médico para el tratamiento de cualquier patología concreta.

Sólo hay dos formas de vivir la vida. Una es como si nada fuese un milagro. La otra es como si todo fuese un milagro.

Albert Einstein

LA GRAN MENTIRA DE LAS DIETAS MILAGRO

La palabra milagro la tenemos erróneamente asociada en muchas ocasiones con el concepto de imposible. De algún modo pensamos que si algo es muy difícil, casi imposible de realizar, no puede ocurrir, y por tanto sería milagroso que ocurriese, luego es verdaderamente imposible que ocurra. Lo cierto es que yo no lo veo de ese modo. He conocido a muchas personas que han hecho cosas asombrosas en su vida. En realidad, cualquiera de nosotros puede echar la vista atrás y encontrar momentos en nuestra vida en que hemos conseguido retos casi imposibles. Visto desde fuera, bien pudiera considerarse un milagro, pero en la mayoría de casos esos retos conseguidos son fruto del esfuerzo, del coraje y de la naturaleza humana.

Una de las frases que he leído en un libro que más profundamente me han hecho reflexionar y que más repito cuando hablamos de dificultades, adversidades, retos imposibles y circunstancias parecidas la leí originalmente en el libro El Alquimista, de Paulo Coelho. Luego la he visto repetida por todas partes y ciertamente se me ha quedado grabada a fuego en la memoria. Repetía Coelho en su libro: *"cuando realmente quieres que algo suceda, el universo entero conspira para que tu deseo se vuelva realidad"* y yo creo firmemente que eso es cierto.

También creo que tienen que darse una serie de circunstancias para que ocurra lo que uno persigue. Sentarse a esperar que algo ocurra por el simple hecho de desearlo con mucha fuerza es una necedad. Le cuento todo esto porque el tema que vamos a abordar ahora tiene que ver directamente con algunos de estos conceptos. Por un lado, tiene que ver con el concepto de milagro. Por otro tiene que ver con el concepto de fuerte deseo. Y por último, tiene que ver con la naturaleza humana, el espíritu de superación y la fuerza y el coraje para conseguir algo.

Una de las cosas más sorprendentes que he conseguido en mi vida es cambiar radicalmente mi estado de salud en tan sólo cuatro meses sin la intervención de la medicina, al menos de la medicina tradicional, la que le resumía antes como basada en la droga y el bisturí. En efecto, si me hubiesen preguntado antes de empezar si era posible lograr lo que logré, probablemente habría contestado que sería necesario un milagro para lograrlo. Sin embargo, echando la vista atrás retrospectivamente, puedo afirmar que lo que me ocurrió tiene poco o nada que ver con el concepto de milagro y mucho más con el deseo, la fuerza, el espíritu de superación y, sobre todo, la lógica aplastante.

En Abril de 2011 pesaba 113 Kg. Sufría crisis de ansiedad, taquicardias, dolores musculares, calambres, ardores constantes, reflujo gastroesofágico, dolores precordiales, y un sinfín de síntomas que hacían que mi vida, con sólo 38 años recién cumplidos, fuese bastante complicada. Mis analíticas eran bastante malas y tenía la glucosa alta, el ácido úrico alto, el colesterol muy bajo, y los triglicéridos altos también. Desde un punto de vista médico estaba bastante fastidiado. Tomaba mucha medicación todos los días y esto me estaba afectando también al hígado, que además era graso. Los médicos llegaron a temer incluso que tuviese hepatitis por el estado de mi hígado. Estaba claramente en el límite del síndrome metabólico y acercándome a pasos agigantados hacia la diabetes y la enfermedad cardiovascular.

Tan solo cuatro meses después, en Agosto de 2011, pesaba 78 kilos y todos mis problemas de salud habían desaparecido. Mis analíticas volvían a ser normales y no tomaba ninguna medicación de ningún tipo, ni tan siquiera un antiácido. Pasé de encontrarme en el peor estado de salud de mi vida a disfrutar de una salud de hierro y un estado físico espectacular en tan solo cuatro meses. ¿Ocurrió un milagro? ¿Fui ungido por la Virgen de Fátima? No, claro que no. Déjeme que le explique lo que ocurrió y le demuestre que el concepto de dieta milagro que nos inculcan es, en muchos casos, una gran mentira de proporciones desmesuradas.

En Abril de 2011, con tres hijos y bastantes responsabilidades, en un momento de lucidez, vi claramente que tenía que cambiar, y yo nunca he sido hombre de medias tintas. Cuando he querido algo siempre he apostado fuerte hasta que lo he conseguido. Después de visitar a bastantes especialistas –cada uno de los cuales incrementaba la dosis de fármacos que recibía para paliar los síntomas que tenía- acabé conociendo a un señor llamado Jaime Brugos que había desarrollado un plan nutricional al que había llamado La Isodieta. Lo que me llamó la atención de este señor fue su edad y su estado físico y mental. Con 70 años en aquella época lucía un físico envidiable y tenía una claridad mental propia de un joven de 25 años.

Investigué un poco acerca de Jaime Brugos y de La Isodieta, y lo que encontré me dejó perplejo. Por un lado, una legión de personas que se habían puesto bajo su control a perder peso y recuperar la salud hablaba maravillas de él y ofrecían testimonios espectaculares, algunos incluso tremendamente emotivos y agradecidos. Por otro lado, una serie de señores, expertos en nutrición, hablaban pestes de él. De hecho, La Isodieta estaba incluida –y creo que todavía lo está- en el listado de las llamadas dietas milagro que la Asociación Española de Dietistas-Nutricionistas publica a través de su Grupo de Revisión, Estudio y Posicionamiento (GREP), con el beneplácito y complicidad del Ministerio de Sanidad del Gobierno de España.

La lista de dietas milagro del Ministerio de Sanidad incluye, además de La Isodieta, otros planes nutricionales de los cuales probablemente habrá oído hablar como la dieta Montignac, la dieta Atkins o el método Dukan. He de reconocer que la lista también incluye estupideces como la dieta de la luna, la dieta de la sopa o la dieta para bajar un kilo en dos días. Lo cierto es que, según el Ministerio de Sanidad y la Asociación Española de Dietistas-Nutricionistas, todo lo que sea salirse de la obsoleta pirámide nutricional es una dieta milagro, y tengo que decirle que eso es una auténtica estafa para su salud, y se lo voy a demostrar.

En la web de la Estrategia NAOS[33] del Ministerio de Sanidad puede leerse, (en Agosto de 2014) textualmente: "La restricción de los hidratos de carbono de la dieta es inaceptable debido a que se trata del nutriente más importante para el ser humano representando el mayor aporte de energía diaria. Los alimentos ricos en carbohidratos contienen gran cantidad de vitaminas y minerales que también son considerados nutrientes esenciales para el cuerpo humano y cuyo déficit nos traerá diversas patologías en el futuro."

Mire, lo cierto es que la frase que le he subrayado constituye el mayor fraude nutricional que le puedan contar. Analicemos un alimento rico en carbohidratos para comprender mejor la realidad. Veamos el alimento más rico en carbohidratos que se me ocurre a bote pronto, el azúcar. La sacarosa, el azúcar blanco, contienen un 99,8% de carbohidratos. Digamos pues que el azúcar blanco más que rico en carbohidratos es prácticamente millonario. Pues

[33] La estrategia NAOS del Ministerio de Sanidad Español, basada en el principio ¡Come sano y muévete! persigue la reducción de la obesidad básicamente a través de la imposición de la realización de actividad física varias veces al día como muestra su pirámide NAOS.

bien, la sacarosa contiene exactamente cero vitaminas y prácticamente cero minerales. Esto es lo que ocurre cuando uno generaliza, que corre el riesgo de decir absolutas estupideces, como esa afirmación del Ministerio de Sanidad. El hecho de que un alimento sea rico en carbohidratos no significa que sea rico en micronutrientes. Es cierto que, por lo general, los alimentos ricos en carbohidratos suelen tener buenas dosis de vitaminas y minerales, o al menos debería tenerlos, pero es que resulta que los alimentos ricos en proteínas y grasas también pueden tenerlos. De hecho, hemos visto en los capítulos anteriores que hay algunas vitaminas y minerales que necesitamos ingerir a través de alimentos que no son ricos en carbohidratos, sino más bien ricos en proteínas y grasas.

Mire, ya le he contado que hace poco se publicó un estudio científico –no observacional- que analizaba diversas dietas populares en Estados Unidos y que, precisamente la dieta que más críticas ha levantado por su alto contenido en grasas, la dieta Atkins, se alzaba victoriosa de la comparativa, y eso que quien dirigía el estudio era un científico contrario a las grasas y proclive a la alimentación vegetariana, basada en carbohidratos. Robert C. Atkins, desarrollador de la dieta Atkins, Michelle Montignac, desarrollador de la dieta Montignac, Pierre Dukan, desarrollador del método Dukan y Jaime Brugos, desarrollador de La Isodieta, han contribuido a reducir la obesidad y mejorar la salud de millones de personas en todo el mundo, y lo vienen haciendo desde la década de 1970.

Si estas dietas son un fraude, como afirman los políticos y los nutricionistas de la Asociación Española, si son peligrosas, como he llegado a leer en diversos sitios, si sus principios –que son parecidos- son erróneos, yo me pregunto, ¿Por qué funcionan? ¿Por qué personas como yo perdemos mucho peso en muy poco tiempo y recuperamos la salud? ¿Dónde están los damnificados? ¿Cuántas personas han perdido su salud debido a estas dietas? ¿Cuántos han muerto? ¿A cuántos se les han estropeado los riñones de comer proteínas como algunos pregonan a los cuatro vientos? ¿Cuántos hemos perdido el cerebro por no ingerir carbohidratos ni azúcar que son supuestamente necesarios? ¿Cuántos hemos entrado en estrés metabólico? Déjeme que le conteste a estas preguntas, una por una, para que pueda comprender la realidad que se esconde detrás de la afirmación de que son dietas milagro. Tenga en cuenta además del hándicap que me supone contestar estas preguntas usando un cerebro decadente que no se alimenta de azúcar, así que disculpe si no llego a conseguir despejar todas sus dudas con mi verbo...

¿POR QUÉ FUNCIONAN ESTAS DIETAS?

Estas dietas, cada una con sus cosas mejores y peores, funcionan porque no son dietas milagro tal y como le quieren hacer creer. Si acaso, son dietas milagrosas porque obran resultados espectaculares con personas que estaban abocadas a una vida de obesidad, diabetes y enfermedades degenerativas, como yo. Funcionan porque parten de un principio básico y lógico de la nutrición que no se quiere aceptar por intereses comerciales y sociales, o por simple desconocimiento, pero que es la clave para entender el resto de principios, y es que el consumo disparatado de carbohidratos es nocivo para la salud. Tan nocivo como que nos hace engordar, nos lleva a la obesidad, a la diabetes, potencia la inflamación crónica y está detrás de un gran número de enfermedades degenerativas. Basta con repasar los estudios científicos y sus resultados para comprender este hecho.

Las recomendaciones oficiales de ingerir el 50, el 60 o incluso el 65 por ciento de carbohidratos en nuestra dieta solo beneficia a los agricultores, en especial a los agricultores norteamericanos, que son los que producen cereales y granos, para colmo con subsidios. Pensar que todos los carbohidratos son iguales es otro disparate y equiparar, como hacen casi todas estas pirámides, los cereales, las hortalizas, los tubérculos, las frutas y demás alimentos ricos en carbohidratos es el peor ejercicio de asociación de la historia. Despreciar el índice glucémico de los alimentos, como hacen las recomendaciones oficiales, es el mayor ejercicio de irresponsabilidad nutricional que se puede hacer, y afirmar que las grasas son el causante de los problemas de salud que padecemos es una oda al desconocimiento.

Suponer que una ración de fruta, de cualquier fruta al azar, porque las pirámides no diferencian entre una fruta y otra, tiene el mismo efecto en nuestro organismo que una ración de verduras, de cualquier tipo de verduras, cocinadas de cualquier modo, es irracional en pleno siglo XXI. Creo que sabemos mucho más como para afirmas cosas así.

¿POR QUÉ LAS PERSONAS QUE SIGUEN ESTAS DIETAS PIERDEN MUCHO PESO Y RECUPERAN SU SALUD?

Los motivos deberían ser obvios a estas alturas del libro, pero vamos a repasarlos brevemente. Reduciendo la ingesta de carbohidratos reducimos la glucosa en sangre. Esto conlleva una reducción de secreción de insulina, lo que posibilita que la grasa que tenemos acumulada se pueda utilizar como combustible, que es el motivo por el que el organismo la acumuló en primera instancia. Al utilizar la grasa como combustible, mediante un proceso llamado cetosis[34], reducimos la inflamación de los tejidos, mejoramos el perfil lipídico, reducimos los triglicéridos, y mejoramos la salud en general. Esto hace que desaparezcan los síntomas que estábamos sufriendo, lo que nos permite abandonar la medicación que estábamos tomando y, en última instancia, mejora nuevamente nuestra salud eliminando la necesidad de sobrecargar el hígado con fármacos. Y esto no es una suposición, es un hecho que se constata en cada estudio que se lleva a cabo, sin excepción. Supongo que desde ese punto de vista, es un auténtico milagro.

Adicionalmente, al eliminar nuestras reservas de grasa acumulada perdemos peso y, sobre todo, volumen, lo que potencia además de nuestra salud nuestra imagen exterior, contribuyendo a nuestra autoestima y mejorando significativamente nuestra salud mental. Por lo tanto, cometer el "pecado" de reducir drásticamente la ingesta de carbohidratos, sobre todo si se hace desde la lógica y el conocimiento, siguiendo un plan bien diseñado como La Isodieta, produce una cascada de resultados que a la vista del ingenuo pueden parecer milagrosos, pero que de milagro tienen poco y de ciencia mucho. Quizás si todos los nutricionistas aplicaran más ciencia y menos historia, otro gallo nos cantaría.

¿DÓNDE ESTÁN LOS DAMNIFICADOS POR ESTAS DIETAS? ¿CUÁNTOS HAN PERDIDO SU SALUD? ¿CUÁNTOS HAN MUERTO?

La dieta Atkins se publicó en 1970. Antes de esta, su predecesora, la dieta de Banting, se publicó en 1863. Si, ha leído bien, en 1863 ya había personas recomendando consumir más grasas y proteínas. El método Montignac se hizo popular en la década de 1990. La Isodieta, publicada originalmente como dieta IsoLipoProteica vio la luz en 1992. El método Dukan se publicó originalmente en el año 2000. En todos estos años, estas dietas han vendido decenas de millones de libros y han tenido otros tantos –o más- seguidores. Haciendo números rápidos, tenemos entre 15 y 20 millones de libros de Montignac, unos 15 millones de libros de Dukan, y una cantidad no publicada –pero bastante

---

[34] Nota del Autor: A diferencia de la glucólisis, que es metabolismo de la glucosa, de la que ya le he hablado anteriormente, la cetosis es el metabolismo de las grasas.

alta a tenor de sus cifras de negocio y seguidores- de libros de Atkins e Isodieta, no es difícil imaginarse que entre 50 y 100 millones de personas alrededor del mundo han seguido este tipo de planes nutricionales, o dietas milagro, como las llaman desde los organismos públicos y las asociaciones proteccionistas.

Pues bien, ¿dónde están los damnificados? Yo los he buscado por todos lados. No he encontrado ni a uno. Ni una sola persona –hasta donde yo sé- ha resultado damnificada por estas dietas supuestamente peligrosas. Ni una sola de un conjunto estimado de 100 millones o más de seguidores. Entonces, ¿a qué viene esta continua campaña de desprestigio que sufren estas personas? Robert Atkins falleció en Nueva York a raíz de una caída que sufrió al resbalar en el hielo y las heridas que se produjo en la cabeza como consecuencia del impacto con el hielo. Tras estar hospitalizado y en coma, ganó peso debido probablemente a las soluciones glucosadas que le administraron. Al fallecer, muchas personas se aprovecharon para decir que estaba obeso y que había muerto de un problema cardiovascular. Sus propios cardiólogos, que le trataban desde su juventud, tuvieron que salir a desmentir la información y explicar que su problema cardiovascular –que no tuvo nada que ver con su muerte- era genético y no relacionado con la nutrición.

Cuando Michelle Montignac falleció de cáncer de próstata en Agosto de 2010, también salieron voces a tratar de relacionar su muerte con su plan nutricional. Lógicamente, las afirmaciones no se sostuvieron. Afortunadamente, tanto Jaime Brugos como Pierre Dukan gozan de buena salud mientras escribo estas líneas y pueden continuar con su labor mientras se les trata de desprestigiar desde todos los sitios posibles. Primero dijeron que Dukan no era médico. Luego le expulsaron del colegio de médicos, que es todo un mérito si de verdad estaba colegiado sin ser médico. Lo cierto es que la expulsión de Dukan del colegio de médicos no tiene nada que ver con la validez o no de su plan nutricional, como muchos tratarán de hacerle creer. Se lo voy a explicar.

En Francia, la promoción comercial de la medicina está prohibida por el colegio médico y en este caso, Dukan fue encontrado culpable de promocionar comercialmente su método. La curiosidad, si uno se para a pensarlo, es que el propio colegio de médicos admitiría la validez de su plan nutricional si lo consideraba una terapia médica adecuada y por tanto no promocionable comercialmente. ¿Comprende que la consecuencia de la expulsión de Dukan del colegio de médico, lejos de desprestigiarle, a todas luces certifica la validez de su dieta? Sorprendente, ¿verdad?

De Brugos dijeron que no tenía titulación, pero lo cierto es que ejerce en uno de los países con leyes más férreas al respecto, Estados Unidos, y lo hace activamente desde su consulta en Miami pese a tener en estos momentos 74 años. Está visto que la falta de carbohidratos en su dieta no le ha arruinado el cerebro, ni siquiera con su edad, y desde luego no le ha mermado físicamente, pues luce una estupenda y musculosa figura. En cualquier caso, y suponiendo que su titulación no fuese válida, ¿qué tendría esto que ver con que su descubrimiento fuese correcto? ¿Dónde están los damnificados por esta teórica falta de titulación? No, claro que no existen.

Cabría esperar que con decenas –si no centenas- de millones de seguidores, alguno debería haber sufrido las terribles consecuencias que los organismos oficiales arropados por las asociaciones proteccionistas nos plantean acerca del peligro de las dietas milagro, ¿verdad? Y, de existir algún damnificado, los mismos que aprovecharon la muerte de Atkins o la de Montignac para arremeter contra sus métodos a buen seguro la hubiesen utilizado como arma arrojadiza contra cualquiera de ellos, o contra todos, pero esto no ha ocurrido y el motivo es el mismo: no puede haber damnificados, ni muertos, ni nadie afectado por planes nutricionales que son, en el peor de los casos, infinitamente mejores que las propuestas oficiales, si es que los evaluamos con los resultados en la mano y dejando de un lado las supersticiones y prejuicios.

Si me preguntan mi opinión, como ya expuse en mi libro *Adelgazar sin Milagros*, estos planes son mejorables, cada uno de un modo. ¡Es lógico! Conforme pasa el tiempo van apareciendo más estudios y vamos comprendiendo más cosas acerca de nuestro organismo y nuestra nutrición. También conocemos mejor como piensan los pacientes y cómo actúan. La pirámide sigue estancada –en España, porque en otros países la han quitado de la circulación- pero estos planes evolucionan. La dieta IsoLipoProteica se revisó y ahora se llama Isodieta y se ha matizado en un nuevo libro. La dieta Atkins también se revisó y ahora se llama La Nueva Dieta Atkins. Montignac revisó su plan antes de fallecer y Dukan no saltó a la fama hasta que publicó la revisión del suyo en 2010, diez años después de escribir el primero. Estos cuatro investigadores no son inamovibles en sus teorías. Al contrario, conforme el tiempo avanza van innovando, mejorando y depurando sus propuestas, demostrando interés en su trabajo y afán de superación, algo de lo que le hablé al principio del capítulo. Mientras tanto, el estamento oficial continúa anclado en la mentira, en la gran mentira de la pirámide nutricional, y le advierte de unos supuestos peligros de estas supuestas dietas milagro, pero, ¿cómo es posible que existiendo tales peligros no haya un solo caso de damnificados? Si, lo se, debe ser la "paradoja" de la dieta milagro.

En el capítulo anterior le hablé de la pareja vegana francesa condenada a 30 meses de cárcel por la muerte de su bebé de 11 meses y le dije que desafortunadamente no es el único caso. ¿Dónde están los casos de muerte por dieta Atkins, Montignac, Dukan o Isodieta? No se moleste en buscarlos, no los encontrará. Si los hubiese habido, no le quepa duda alguna que estas personas habrían acabado con sus huesos en la cárcel, amén de crucificadas –todavía más- por la opinión pública que suele estar guiada por un desastroso periodismo de investigación que busca el titular fácil y no la completa verdad.

¿A CUÁNTOS SE LES HAN ESTROPEADO LOS RIÑONES DE COMER PROTEÍNAS? ¿CUÁNTOS HEMOS PERDIDO EL CEREBRO POR NO INGERIR CARBOHIDRATOS NI AZÚCAR? ¿CUÁNTOS HEMOS ENTRADO EN ESTRÉS METABÓLICO?

Volvemos a lo mismo de antes. Es difícil –por no decir imposible- encontrar damnificados por estas propuestas nutricionales, ni siquiera en el caso de los tres típicos argumentos que le darán para que no siga ninguna de ellos. Hay ciertas personas que, en cuanto escuchan las palabras dietas y proteína juntas, sin saber de qué demonios están hablando, automáticamente recitan sus tres mantras nutricionales:

1. Las dietas hiperproteicas dañan el riñón
2. El cerebro necesita azúcar y/o carbohidratos para no morir
3. Las dietas basadas en la proteína producen estrés metabólico

Ninguno de estos tres argumentos es cierto, al menos no lo es científicamente hablando. La superstición es una cosa y la ciencia es justo lo contrario. He gastado horas escribiendo sobre estos temas y no me gustaría repetirme y parecer pesado en este libro, pero al menos le daré un dato de cada uno de esos principios equivocados para demostrarle que no tienen base científica alguna. Antes, sin embargo, debo decirle que estas cuatro propuestas nutricionales de las que le vengo hablando tienen un elemento en común, la drástica reducción de carbohidratos, pero en cuanto a las cantidades de proteína y grasa que deben consumirse, cada una postula unos valores distintos. Quizás la única que pueda considerarse, en ciertas etapas, una dieta hiperproteica sería la Dukan, que permite comer toda la carne que se quiera en ciertos momentos.

En cualquier caso, y dejando claro que en general no son dietas hiperproteicas, entremos a valorar estas afirmaciones una a una. En cuanto al daño renal, no hay un solo estudio científico reciente que pruebe que las proteínas dañan el riñón. Al contrario, lo que si existen son estudios que relacionan directamente la diabetes y la hipertensión con el daño renal. ¿Y quién es responsable de estas patologías? Lógicamente, tenemos que buscar el culpable en los azúcares y carbohidratos simples, no en la proteína. Si la proteína fuese dañina para el riñón, que no lo es, a las personas que les quitan un riñón les dirían que tienen que comer la mitad de proteínas, ¿no? Pues un estudio de seguimiento de donantes de riñón durante 20 años concluye que esto no es cierto. La única conclusión que saca, que para colmo es es positiva, es que el riñón que queda crece para hacerse cargo de todo el trabajo él solo. Voy a recordar, por si a alguien se le ha pasado por alto, que el filtrado de los desechos de la asimilación de proteínas no es, ni mucho menos, el único cometido del riñón. Por ahí se filtra todo lo que debemos excretar de la sangre por la orina, no solo los desechos de las proteínas.

En cuanto a las necesidades de azúcar y carbohidratos para el cerebro, y esa mentira que a veces nos dicen que el cerebro se muere sin azúcar, nada más lejos de la realidad. Lo que el cerebro necesita no es ni azúcar blanca (recordemos, glucosa + fructosa) ni carbohidratos. Lo que necesita el cerebro es concretamente glucosa, y además no necesita mucha. En circunstancias normales, unos 100 gramos al día. Si estamos en cetosis, mucho menos, entre 40 y 60 gramos. No se preocupe por no comer carbohidratos, su hígado es perfectamente capaz de suplir estas cantidades de glucosa incluso si usted no come absolutamente nada de carbohidratos, algo que por otro lado tampoco le recomiendo.

En el punto justo está la virtud. Eligiendo bien el tipo de carbohidratos, que preferiblemente deben ser los procedentes de verdura fresca- y tomando pequeñas raciones diarias, su cerebro funcionará mejor que si se atiborra de carbohidratos refinados. Se lo digo yo, se lo dice el famoso neurólogo David Perlmutter y se lo dice cada estudio científico serio que se publica al respecto.

La eficiencia de la energía durante la cetosis en el cerebro es mayor y produce menos calor. Y esto no es una superstición, sino un dato científico objetivo.

En cuanto a la tercera afirmación, la del estrés metabólico, aquí es donde todo parecido con la realidad es pura coincidencia. El estrés metabólico se define como la respuesta del organismo ante cualquier tipo de agresión. Asumir que el consumo de proteína y grasa, los alimentos ancestrales que han estado presentes en la dieta del ser humano durante millones de años, producen una agresión a nuestro organismo es de una falta de rigor científico que clama al cielo. El reputado cirujano británico Peter Cleave[35], como le dije anteriormente, testificó ante el senado de Estados Unidos y la comisión McGovern, de la que le he hablado antes, que no tenía sentido buscar al culpable de las enfermedades modernas en los alimentos ancestrales, sino que habría que buscarlos en los alimentos modernos, y apuntó directamente hacia los carbohidratos refinados como los causantes de la epidemia de enfermedad cardiovascular y obesidad. El popular nutricionista contemporáneo de Cleave, John Yudkin defendió igualmente ante esa comisión que el problema no estaba en la grasa, sino en el azúcar. El pobre Yudkin murió en 1995 tras décadas dedicadas a la investigación que hoy sirven de base para el desarrollo de la nutrición sin que se le reconociese ser la primera persona que puso directamente el dedo en la llaga.

En efecto, basta con entender ligeramente el índice glucémico, la respuesta que se genera en el organismo ante la ingesta de alimentos de alto índice glucémico y el estrés al que se somete al páncreas y al hígado para hacerse una idea más cercana a la realidad, que no es otra que si aparece estrés metabólico en el organismo por la alimentación la causa es sin duda el consumo indiscriminado de carbohidratos refinados y no precisamente la ausencia de su consumo.

EN CONCLUSIÓN

Lógicamente, la conclusión rápida que podemos sacar de evaluar algunas de las dietas que algunos consideran dietas milagro, como las cuatro de las que le he hablado en este capítulo, es que de milagrosas tienen poco. Al contrario, sólo aquellos que no quieren ver la realidad de la nutrición pueden considerar sus magníficos resultados como milagrosos. Para una persona, incluso sin

[35] Thomas Latimer "Peter" Cleave, (1906-1983).

estudios de nutrición, que sigue un poco la actualidad de los estudios que se van publicando, los resultados que se obtienen al seguir estas dietas son cualquier cosa menos milagrosos. Son resultados razonables y lógicos obtenidos por la aplicación del sentido común. Otra cosa es que estos planes sean mejorables, pero desde luego la base es correcta.

A veces tengo la impresión de que tanta incompetencia en los políticos y en los profesionales responsables de definir las pautas alimenticias de la población es imposible y en realidad los graves errores que cometen en sus recomendaciones y apreciaciones tienen que obedecer a intereses superiores. Lo que ocurre es que me parece tan absolutamente poco ético que acabo por desterrar la idea de mi mente. La simple idea de profesionales que han estudiado para contribuir a nuestra salud y nuestro bienestar siendo conscientes del engaño que realizan a diario a la población y de los problemas de salud que acaban creando en la sociedad siendo conscientes de ello me parece aterradora.

Por otro lado, me parece todavía más aterrador que después de haber gastado cuatro, cinco, seis o incluso siete años estudiando nutrición sean incapaces de entender los más básicos principios científicos que aparecen publicados prácticamente a diario en las publicaciones especializadas.

Hoy mismo, 3 de Septiembre de 2014, antes de escribir estas líneas he recibido un aviso de un artículo relacionado con este tema que ha salido publicado en el New York Times el día 1 del presente titulado *Una llamada a las dietas bajas en carbohidratos que adoran la grasa*[36]. Este es solo uno de los cientos o incluso miles de artículos que se publican cada año aportando datos de estudios científicos que muestran claramente que las dietas bajas en carbohidratos y ricas en grasa producen efectos beneficiosos para la salud, que van desde la pérdida de grasa corporal hasta la eliminación del síndrome metabólico, de la diabetes tipo II en ciertos casos y del retroceso o desaparición de un sinfín de patologías y enfermedades.

En este artículo en cuestión se habla de la publicación de un estudio llevado a cabo por el Instituto Nacional de la Salud, la agencia nacional gubernamental Estadounidense encargada de la investigación médica, cuyo eslogan es

---

[36] A call for a low-carb diet that embraces fat, Anahad O'Connor, The New York Times, 01/09/2014.
http://www.nytimes.com/2014/09/02/health/low-carb-vs-low-fat-diet.html

"elaborando estudios científicos que convierten descubrimientos en salud". En el estudio, el primero de este tipo en que se utiliza una población multirracial como base de seguimiento, ha quedado patente que los sujetos sometidos a dietas bajas en carbohidratos y ricas en grasa han mejorado ostensiblemente su salud en el período de un año, perdiendo grasa acumulada, ganando masa muscular, bajando los triglicéridos y subiendo la HDL, al compararse con los sujetos que siguieron una dieta baja en grasas y alta en carbohidratos, o sea, la dieta que nos recomiendan las autoridades y nutricionistas españoles cada día. ¿Acaso nuestras autoridades y los representantes de los nutricionistas españoles no saben leer? Quiero decir, si yo puedo recibir alertas en mi correo electrónico cuando se publican artículos sobre este tema, ellos también pueden. Sus herramientas y credenciales profesionales de las que yo carezco debería incluso darle acceso a estos informes y estudios antes incluso de que saliesen publicados en la prensa. Incluso si no entienden la lengua de Shakespeare, algo que ya me parecería lamentable para una persona en el campo de la ciencia y la investigación, siempre pueden utilizar cualquier servicio gratuito de traducción instantánea en Internet, que si no va a producir la redacción más limpia y depurada que realizaría un traductor humano, hará que por lo menos el texto sea inteligible en castellano.

Solo caben dos posibilidades, a cual más aterradora. La primera es que viven aislados de la realidad, de lo que se investiga y se publica alrededor del mundo, y son ajenos a la historia de Internet, que se creó básicamente en su versión civil para compartir conocimiento educativo y científico, y no solo para enviar chistes, fotos y videos de dudoso gusto. La segunda opción es que son conscientes de la realidad y, sin embargo, eligen ignorarla y seguir adoctrinando en unas ideas que son absolutamente erróneas, que han probado ser la causa de la obesidad, de la diabetes y de una larga lista de enfermedades degenerativas, quizás movidos por su arrogancia que les impide admitir su error o quizás movidos por intereses comerciales, de perpetuar a los pacientes en sus consultas y gabinetes. Lo cierto es que no tengo la respuesta a esta pregunta, pero sí que tengo claro que su ataque frontal a las dietas y planes nutricionales que funcionan mejorando la salud no puede obedecer a ninguna razón lógica que beneficie a la sociedad y merece una respuesta igualmente contundente, que en realidad, si lo analizamos fríamente, con decenas de millones de libros comprados y planes iniciados, respaldan estas propuestas que se mueven de la versión oficial, que lógicamente está obsoleta y no funciona.

El otro día veía un extracto de un video en el que el presidente de los nutricionistas españoles acusaba a Pierre Dukan de no tener suficientes estudios académicos para ser nutricionista en España y todo lo que podía argumentar para tirar por tierra su método nutricional era eso, que Dukan es España no podría ejercer como nutricionista. Dukan, perplejo, le contestaba que él era médico, no nutricionista, y que gracias a eso podía diagnosticarle a este señor que estaba obeso. Y es que si uno se para a pensarlo viendo las imágenes, resulta que es cierto que el señor estaba bien entrado en kilos, ¿será por seguir sus propios consejos nutricionales? Probablemente.

El doctor en Medicina y Cirugía, entre otras muchísimas titulaciones que exhibe en su web, Cidón Madrigal, es uno de los autores que más libros sobre dietas vende en nuestro país, entre ellos "El libro de oro de las dietas", "La Dieta Perfecta" o "La dieta del Doctor Cidón". Supongo que miles o millones de personas han leído sus libros y presumo que siguen sus consejos nutricionales. Lo que me deja absolutamente perplejo es que, o las personas que leen sus libros y siguen sus consejos son directamente ciegos o simplemente carecen de sentido común. ¡Este señor es obeso! No es que le sobren un par de kilos, es que le deben sobrar 15 o 20 kilos a tenor de las fotos y videos que él mismo publica en su web. ¿Le pediría usted consejo a un alcohólico para dejar el alcohol? ¿Le pediría usted consejo a un drogadicto para dejar las drogas? Entonces ¿por qué demonios hace caso de los consejos nutricionales de una persona obesa que obviamente no sabe cómo mantener su propio peso y su salud?

Me llama la atención que algunos de los señores de los que dicen que todas las dietas distintas a la que ellos promueven son dietas milagro tienen un sobrepeso pronunciado. En estos momentos, el presidente de la asociación de dietistas-nutricionistas, del que le he hablado antes, es un señor llamado Giuseppe Russolillo. Busque su foto en Internet y dígame si considera que este señor está capacitado para ponerle una dieta. Estoy convencido que tiene todas las titulaciones exigibles para ello, pero, ¿ha entendido algo de lo que ha estudiado? ¿Ha investigado algo por su cuenta más allá de lo que ponían los libros que estudió? Francamente, lo dudo. En cuanto a los profesionales que lo han escogido como presidente, ¿están todos ciegos o qué?

No quiero terminar este capítulo sin poner de manifiesto que conozco a bastantes nutricionistas –cada día más afortunadamente- que difieren de la versión oficial. No consideran que estas dietas bajas en carbohidratos sean dietas milagro y desde luego no comparten que conlleven un riesgo de ningún tipo para la salud. Son, en su mayoría, nutricionistas jóvenes que no tienen dificultad para comprender que una parte de lo que han estudiado en cuanto a la pérdida de peso no es cierto ni real. Son personas que incorporan conocimientos a diario a lo que originalmente estudiaron y ponen en práctica este tipo de planes nutricionales con sus pacientes, con resultados espectaculares.

Un buen amigo nutricionista me hablaba ayer de una paciente que había cogido con 140 kilos y aproximadamente 165 cm de estatura, con veintipocos años, y que las primeras semanas de seguir su plan nutricional bajo en hidratos de carbono le estaba perdiendo en torno a 4 o 5 kilos a la semana sin hacer ejercicio. Esto, para los nutricionistas tradicionales puede parecer un milagro o, peor todavía, una herejía. Para esta chica supone un seguro de vida, una oportunidad para llevar una vida normal, y el camino más rápido para alejarse de la obesidad y la diabetes, que aunque le quieran hacer creer lo contrario, es el mejor camino que pueda tomar.

Cuando alguien le diga que perder mucha grasa rápidamente no es bueno, no discuta, pregúntele porqué, y verá que no puede concretarle un sólo problema de salud asociado con la pérdida de grasa. Verá como le dice generalidades del tipo "no es bueno para la salud" o "no es bueno para el metabolismo", pero serán incapaces de detallarle porqué, de apuntar a un problema concreto o de explicarle de donde sale esa información más allá de la sabiduría popular que nos han enseñado desde pequeños.

No se engañe, perder grasa es sencillo, rápido y seguro... si se sigue una dieta adecuada. Si usted ha engordado, como hice yo, comiendo cereales y tubérculos, no espere adelgazar haciendo lo mismo. Como mucho, puede aspirar a perder peso haciendo mucho deporte, pero perder peso y perder grasa son cosas muy distintas, como le explicaré en el siguiente capítulo.

Si no quiere fiarse de mí, ni de Atkins, Montignac, Dukan o Brugos, fíese de Einstein, que afirmaba "si buscas resultados distintos, no hagas siempre lo mismo". No pretenda perder peso comiendo del mismo modo que lo ha ganado. No va a ocurrir.

Nunca engordo un solo kilo, ¿sabes?, porque mi ansiedad funciona como el aerobic.

Woody Allen

LA GRAN MENTIRA DEL DEPORTE EN LA NUTRICIÓN

Cuando en Estados Unidos fueron conscientes de que la pirámide nutricional que estaban usando, pintada en dos dimensiones y vista de frente, no daba buen resultado, tuvieron la genial idea de pintarla en tres dimensiones y añadirle un nuevo lado con escaleras y un dibujo de una persona subiendo las escaleras, que simboliza que es necesario tener una actividad física constante y diaria para tener un peso adecuado. Esta es la mentira más grande que le pueden decir acerca de la nutrición o de la pérdida de peso. Si usted necesita hacer deporte para adelgazar o para no engordar se debe a que está ingiriendo los nutrientes equivocados para su actividad física cotidiana. Si lo piensa fríamente, somos el único animal de la tierra que pasa horas diarias corriendo por gusto sin que le persiga un depredador, y esto es realmente absurdo, sobre todo si tenemos en cuenta que aun así sufrimos de sobrepeso. Bueno, a decir verdad, creo que compartimos ese gusto por correr sin ir a ninguna parte con el hámster, pero sospecho que nuestro código genético no debe ser muy parecido al del roedor y supongo que quizás si el hámster fuese consciente de que no acabará llegando a ningún sitio por más vueltas que dé en su rueda, como somos conscientes nosotros cuando pedaleamos en una bicicleta estática, no correría con tantas ganas.

La introducción del deporte en la nutrición, desde mi punto de vista, no tiene sentido, o al menos no lo tiene para el control del peso corporal. Pero el peso corporal y la masa corporal son dos cosas distintas. Una cosa es lo que pesamos y otra bien distinta nuestra composición, el tipo de masa corporal que tenemos. Dos personas de idéntica estatura podrían pesar exactamente lo mismo, estando una terriblemente obesa y la otra absolutamente libre de grasa. El músculo viene a pesar aproximadamente el doble que la grasa, por lo tanto una persona muy obesa tiene un relativo bajo peso –aunque pese mucho- con respecto a su volumen corporal. Por el contrario, una persona muy musculosa tiene un peso relativamente alto con respecto a la cantidad de masa corporal que tiene, porque esta masa está compuesta principalmente por músculos que pesan bastante más que la grasa.

La nutrición y el deporte tienen la capacidad no sólo de alterar nuestro peso, sino también de modificar nuestra masa corporal, esto es, la materia de la que estamos hechos. El ejercicio cardiovascular –correr o pedalear durante largos períodos de tiempo-, que es el tipo de deporte más popular entre las personas que quieren vigilar su peso, puede servirnos para perder peso, pero desgraciadamente no es especialmente efectivo haciéndonos perder grasa si nos atenemos a los resultados que leemos en los analizadores de composición corporal. En general, con el ejercicio cardiovascular continuado podemos eliminar mucho líquido, algo de grasa y probablemente bastante masa muscular.

A la hora de controlar nuestro peso, lo que debe obsesionarnos no es el número que aparece en la báscula, sino la composición corporal. Esto es algo que he vivido en primera persona y que muchas personas que he conocido desde que publiqué el libro *Adelgazar sin Milagros* me han confirmado. Se sorprendería saber la cantidad de personas que, siguiendo la misma dieta que seguí yo, la Isodieta, variaron relativamente poco su peso corporal perdiendo una cantidad espectacular de tallas de ropa, precisamente porque perdían grasa al tiempo que ganaban músculo, dos de las cosas más importantes que se pueden conseguir para mejorar la salud... ¡y la figura!

La recomendación oficial de tener una vida físicamente muy activa obedece a la necesidad de incrementar artificialmente nuestro consumo energético de manera que el exceso de calorías vacías que ingerimos a diario -las calorías procedentes de los carbohidratos- no acaben convirtiéndose en grasa. Esto es una de las mayores estupideces que cometemos como sociedad. Ingerimos más energía vacía de la que necesitamos solo para después ir a quemarla corriendo, pedaleando o en un gimnasio tratando de evitar que se acumule como grasa. Desde un punto de vista de la lógica cartesiana es absurdo, pero desde el punto de vista nutricional es peor que absurdo, es contraproducente.

Quizás se esté imaginando que soy una persona sedentaria que pasa los días tumbado frente al televisor, tratando de gastar la menor energía posible. Creo que ya se lo dije antes, pero se lo voy a repetir: todo lo contrario. Voy al gimnasio a diario y trato de practicar mis deportes favoritos que son el esquí y el motociclismo cuando puedo los fines de semana. Creo que comprenderá que el esquí alpino es un deporte que exige bastante físicamente en condiciones de poco oxígeno y quizás esté tentado a pensar que el motociclismo es pasearse en una moto y no tiene desgaste físico alguno, pero nada más lejos de la realidad. Cuando practico motociclismo acabo literalmente exhausto. He llegado a perder 3 Kg en un solo día en un circuito de velocidad. Lógicamente, son 3 Kg de líquido y músculo, no de grasa, pues se trata de una actividad eminentemente cardiovascular, en la que se trabaja a un alto ritmo cardiaco utilizando simultáneamente muchos músculos del cuerpo y ejerciendo mucha fuerza.

Ahora bien, si dejo de ir al gimnasio y dejo de practicar mis deportes de fin de semana, mi peso apenas varía. Esto es porque mi actividad deportiva no está diseñada para equilibrar mi consumo de nutrientes que aportan calorías vacías -los carbohidratos- que es muy reducido, sino para desarrollar y mantener al máximo mi masa muscular. Al contrario que la ingesta de carbohidratos, en mi experiencia el consumo de grasas antes de este tipo de entrenamiento mejora el rendimiento muscular cuando se trabaja de manera concentrada e intensiva, como recomienda Jaime Brugos en La Isodieta. Para ello, el entrenamiento diario que realizo en el gimnasio, ya sean las pesas tradicionales, HIIT[37] o cualquier otra modalidad de ejercicio concentrado, juega un papel importante para el desarrollo muscular y la activación de la quema de la grasa acumulada.

El profesor Izumi Tabata, de la Facultad de Ciencias Deportivas y de la Salud de la Universidad Ritsumeikan en Japón y antiguo investigador del Instituto Nacional de la Salud y la Nutrición, desarrolló en 1996 un protocolo deportivo que puso en práctica con éxito con el equipo olímpico japonés de patinaje de velocidad y del que antes le hable brevemente. Su protocolo fue diseñado para generar masa muscular y aumentar la capacidad anaeróbica, de la que pronto le hablaré. Probablemente le sorprenda aprender que el protocolo Tabata, que muchas personas siguen, está basado en un entrenamiento deportivo diario de sólo 4 minutos de duración, en el que se alternan 8 ciclos de 20 segundos de ejercicio muy intenso con otros 8 ciclos de 10 segundos de descanso. ¿Le parece poco? Busque un video en YouTube y pruébelo, a ver si consigue aguantar los 4 minutos a ese ritmo.

En las pruebas realizadas con dos grupos de patinadores, uno siguiendo el protocolo Tabata de sólo 4 minutos de entrenamiento diario 4 veces a la semana y el otro de siguiendo un entrenamiento tradicional 5 veces a la

---

[37] HIIT: High Intensity Interval Training es una modalidad de entrenamiento en la que los ejercicios se realizan con mucha intensidad (mucho peso o mucha dificultad) durante breves intervalos de tiempo, dejando pausa para recuperar entre ejercicio y ejercicio. Normalmente la pausa es dos o tres veces superior al tiempo de ejercicio.

semana, los resultados fueron prácticamente idénticos, observándose mayor capacidad anaeróbica en el grupo que seguía el protocolo Tabata. Le explico esto porque si es usted de los que argumenta que no tiene tiempo para hacer deporte, ahora sabe que con 4 minutos diarios es suficiente para obtener los mismos resultados que entrenando varias horas a la semana, en cuanto a resistencia anaeróbica y mantenimiento de la masa muscular se refiere.

Además del protocolo Tabata existen otros protocolos parecidos de ejercicios de alta intensidad y concentración, como el protocolo de Peter Coe, el régimen Cibala o el régimen Timmons. De modo que si no le convence el primero, puede investigar los otros tres por su cuenta.

La capacidad anaeróbica del organismo es la capacidad que tenemos para hacer funcionar los riñones y el hígado eficientemente al realizar actividades físicas de corta duración y alta intensidad, en presencia de poco oxígeno debido al esfuerzo y produciendo energía a través de transformaciones químicas, usando ATP y fosfocreatina durante los primeros 10 segundos aproximadamente y glucógeno durante los 50 segundos restantes.

El glucógeno es la forma de glucosa que almacenamos en el hígado y los músculos. Cuando somos capaces de movilizar la grasa del tejido adiposo para usarla como combustible, una parte se convierte en glucógeno en el hígado y si hacemos este tipo de deporte estaremos fomentando su utilización. De hecho, todo apunta a que el éxito del protocolo Tabata y protocolos similares radica en que, tras los breves minutos de entrenamiento, el organismo sigue quemando grasas durante largos períodos de tiempo que preceden al entrenamiento... siempre y cuando no se nos ocurra ingerir carbohidratos de asimilación rápida después del entrenamiento, lo que interrumpirá la destrucción y uso de la grasa acumulada. Por eso le dije antes que debe ingerir proteínas después del entrenamiento, no carbohidratos.

Pues bien, este concepto de utilización de la grasa acumulada incluso después del entrenamiento se conoce con el nombre de efecto térmico residual o EPOC en inglés. Básicamente, este efecto es el incremento del consumo de calorías sobre el normal metabolismo basal que se produce durante la recuperación del entrenamiento. Para inducir este efecto térmico residual lo único que hay que hacer es realizar ejercicios de máxima intensidad durante el entrenamiento o incluso al finalizar el entrenamiento, si este no ha sido de alta intensidad.

Por el contrario, el ejercicio aeróbico, también llamado cardiovascular, es el que se prolonga en el tiempo con una baja intensidad y hace uso de una gran cantidad de oxígeno, como por ejemplo correr, andar, nadar o montar en bicicleta. Con la práctica del ejercicio aeróbico también se usa la grasa como combustible, pero consumiendo al mismo tiempo parte del tejido muscular. La primera etapa de cualquier ejercicio, incluyendo el ejercicio cardiovascular, es anaeróbica. Por eso, hay personas que le recomiendan no realizar entrenamiento cardiovascular durante más de 20 o 30 minutos. Esto es debido a que tratan de minimizar el posible catabolismo muscular a sabiendas de que los primeros 20 minutos aproximadamente de su ejercicio cardiovascular serán netamente anaeróbicos y no contribuirán a la pérdida muscular y si a la movilización de grasas.

Sin embargo, las mayores pérdidas de peso con el ejercicio cardiovascular se consiguen justamente a partir de esos 20 o 30 minutos. Esto es debido a que el organismo comienza a utilizar el músculo como combustible y, como le he dicho antes, el músculo pesa bastante más que la grasa, por lo que la pérdida de peso se manifiesta de manera más acentuada en la báscula. También se debe en gran medida al incremento de la sudoración y del tiempo de sudoración, lo que maximiza la pérdida de líquidos y obviamente reduce el peso.

El problema es que perder peso atacando directamente a nuestra masa muscular tiene repercusiones en nuestra salud. Los músculos no son únicamente los tejidos que están pegados a los huesos y nos permiten movernos. Hay músculos repartidos por toda la piel. Los músculos forman parte también de las arterias y hasta el propio corazón está formado por fibras musculares. Lo miremos por donde lo miremos, reducir nuestra masa muscular para perder peso no es ninguna buena idea.

Por el contrario, nuestra máxima aspiración debe ser reducir al mínimo el porcentaje de grasa acumulada en el tejido adiposo y aumentar nuestro porcentaje de músculo. La diferencia entre los dos tipos de actividad física que acabamos de repasar, la actividad aeróbica y la anaeróbica, queda patente al examinar deportistas de élite, su morfología y la manera en que funcionan sus músculos. Por lo general, los deportistas que desarrollan capacidad anaeróbica tienen una musculatura potente y gozan de mucha explosividad en sus movimientos, como por ejemplo un corredor de 100 metros, que suele ser un atleta fuertemente musculado que es capaz de correr a gran velocidad durante un reducido período de tiempo.

En el lado opuesto tenemos al corredor de fondo, que tiene una musculatura mínima y es capaz de recorrer grandes distancias a un ritmo moderado. Para la salud cardiovascular, de la que tanto estamos hablando en este libro, el ejercicio anaeróbico es mucho más beneficioso que el ejercicio aeróbico o mal llamado cardiovascular. La prueba la tiene en que no creo que exista en la historia un deportista de práctica anaeróbica que haya sufrido un accidente cardiovascular practicando su deporte, mientras que casos de muertes por problemas cardiovasculares de los deportistas de resistencia aeróbica tenemos lamentablemente casi a diario.

Debo matizar que este tipo de accidentes también está muy relacionado con el ritmo cardiaco durante la práctica del deporte, pues se producen, además de por la duración del ejercicio, por el ritmo de trabajo del mismo. Si se trabaja en resistencia aeróbica por debajo del 75% de la capacidad cardíaca, no tiene porqué presentarse ningún problema incluso si la actividad se prolonga durante mucho tiempo, aunque incluso en estos casos el catabolismo del músculo es bastante probable. Piénselo por un momento. ¿Alguno de sus amigos de los que corren a diario y esporádicamente participan en una media maratón o en una maratón tiene la musculatura muy desarrollada o por el contrario tienen una masa muscular pequeña, incluso si está muy marcada por la ausencia de grasa?

Bueno, pues una vez visto por encima el efecto que el ejercicio tiene en nuestro organismo en cuanto al mantenimiento del peso y la masa muscular, no es difícil comprender que la mezcla que supone comer un exceso de carbohidratos y practicar deporte aeróbico, como le recomiendan a todas horas, no es la solución más adecuada, pues aunque se moviliza parte de la grasa que se produce, también se ataca directamente a la masa muscular, y esto no suele conllevar buenas consecuencias para el organismo. Incluso si admitiésemos, como algunos prometen, que el ejercicio cardiovascular no produce catabolismo muscular, sino que simplemente agota las reservas de glucógeno del músculo (que posteriormente se volverán a cargar), creo que de lo que no cabe duda alguna ni existe discusión al respecto es del hecho que para crear masa muscular el ejercicio cardiovascular no es el más apropiado, sino que por el contrario el crecimiento muscular se produce con ejercicio de alta intensidad, como las pesas o el entrenamiento HIIT.

Lo que muchos expertos recomiendan –que es lo que yo practico- es un consumo moderado de carbohidratos, usando exclusivamente carbohidratos complejos, como los que se encuentran en la mayoría de las verduras, huyendo de los simples como el azúcar o de los refinados como las harinas, para evitar acumular grasa y acompañar este tipo de alimentación con una práctica deportiva más anaeróbica, que fomente la utilización de las grasas acumuladas con anterioridad y el mantenimiento y conservación de una buena masa muscular.

Es precisamente por este motivo que si dejo de entrenar en el gimnasio puedo perder resistencia anaeróbica, algo de fuerza y no obtener el resto de beneficios que se obtienen de la práctica deportiva, pero mi peso no varía en cantidad significativa. Otra cosa a tener en cuenta cuando se realiza una práctica deportiva diaria, como hago yo, es la importancia que tiene la comida que hagamos antes de esa práctica y la que hagamos justo después.

Si en algún momento del día me permito ingerir un poco más de carbohidratos de lo habitual, o incremento ligeramente el consumo de grasa, es en la comida que realizo antes de ir al gimnasio. Habitualmente estoy en el gimnasio media hora después de haber comido y por eso puedo permitirme, si me apetece, tomar un poco más de carbohidratos en la comida que precede al entrenamiento, porque básicamente voy a utilizar la energía procedente de esos carbohidratos y esa grasa de manera casi inmediata y no voy a dar pie a que se acumulen en el tejido adiposo. Esto no quiere decir que no ingiera proteínas antes del entrenamiento, sino que no modifico la cantidad que ingiero, tomo más o menos las mismas que durante el resto de comidas del día.

Si la grasa y los carbohidratos son los nutrientes que me permito aumentar antes de entrenamiento, como ya le he adelantado, las proteínas son el nutriente que más potencio después de la práctica deportiva. Si se ha realizado un entrenamiento extremo, tipo Tabata o ejercicios con pesas de muy alta intensidad y concentración, se van a producir micro roturas musculares, que luego se manifestarán en forma de agujetas en los días posteriores. En la reparación de esas micro roturas el organismo genera más masa muscular y para ello es necesario que todos los aminoácidos se encuentren fácilmente disponibles en el torrente sanguíneo. La forma más fácil de asegurar que esto ocurre es tomar un buen batido de proteínas después de entrenar o, en su defecto, una comida que incorpore una buena cantidad de proteína completa, que tenga todos los aminoácidos esenciales en las cantidades que el organismo va a necesitar. Puede conseguir buenos resultados ingiriendo huevos, carnes y pescados, pero no logrará los mismos resultados ingiriendo proteína vegetal por los motivos que hemos visto con anterioridad.

Una de las cosas que comento en el libro *Adelgazar sin Milagros* y que me gustaría volver a comentar aquí para aquellos que no lo han leído, es la equivocada asociación que muchos profesionales realizan entre la falta de actividad física y el sobrepeso, que es la gran mentira que estamos descubriendo en este capítulo.

Haciendo un rápido repaso a algunos de los conceptos que hemos visto hasta ahora en este libro, tenemos una serie de principios básicos que deben estar presentes a la hora de evaluar las causas del sobrepeso y la dificultad para perder peso de un sujeto cualquiera. Piense en una persona con un sobrepeso pronunciado, alguien a quien podamos considerar obeso. No necesito que personalice en alguien que conoce, sino que puede imaginarse a una persona de esas características, con la morfología típica que presentan, con una pronunciada barriga y los miembros tanto inferiores como superiores desproporcionadamente hinchados de grasa. Piense en una persona a la que le cuesta trabajo subir escaleras, andar en pendiente o incluso moverse. Si ha visto fotos mías en mis blogs de cuando pesaba 113 kilos, llévelo un paso más allá, más cercano a la obesidad mórbida. Póngame, por ejemplo, en 140 kilos.

Yo conozco a unas pocas personas que están en esos pesos y con esas morfologías. Normalmente, no se llega a ese peso en unas semanas, sino que se trata de un proceso que dura años y del que es relativamente duro salir. No creo que sea complicado salir, más bien lo veo sencillo, pero duro en cualquier caso. La mayoría de esas personas, al igual que su personaje imaginario, han tratado de frenar ese sobrepeso y poner remedio a su problema de salud siguiendo los consejos tradicionales y, como es lógico, no lo han conseguido y se ven arrastrados hacia una peligrosa intervención quirúrgica para tratar subsanar su problema de salud. ¿Qué es exactamente lo que no les ha funcionado a la hora de perder peso? ¿Por qué llegan a acabar, con resultados cuestionables a largo plazo, tumbados en una mesa de quirófano para frenar su obesidad?

Pongámosle nombre a su obeso imaginario, por ejemplo Paco. Paco lleva años engordando y siguiendo los consejos nutricionales tradicionales. Quizás empezó a engordar porque comía más dulces de la cuenta y cometía demasiados excesos, pero llegó un momento en que tomó conciencia de su situación y trató de poner remedio. Paco comenzó a realizar dietas hipocalóricas tradicionales, y a acompañar esas dietas de la práctica deportiva.

En efecto, con cada dieta hipocalórica que hacía, a base de cereales, verduras y pequeñas raciones semanales de proteínas y grasas, acompañando la dieta con ejercicio cardiovascular, Paco obtenía resultados a corto plazo y perdía peso pero al poco tiempo volvía a recuperarlo y sufría el tan cacareado efecto rebote, que le llevaba a pesar más que antes de empezar con su nueva dieta hipocalórica.

Lo que le ocurría a Paco, básicamente, es que con sus seis o siete raciones diarias de carbohidratos refinados basados en los cereales y los azúcares en general, su resistencia a la insulina aumentaba. Cada vez comía más de estos alimentos que elevan la glucosa en sangre y, por ende, cada vez generaba más insulina. Paco acudía diariamente a su cita con la bicicleta o la cinta de correr, y trabajaba intensamente para quemar su grasa acumulada, pero su organismo no era capaz de quemar demasiada. El problema que tenía Paco, que se acrecentaba con el tiempo, es que la cantidad de insulina circulante que había en su organismo imposibilitaba que la grasa acumulada estuviese disponible para usarse como energía. La continua presencia de insulina en sangre evitaba que su tejido adiposo liberase grasas de vuelta al torrente sanguíneo para ser utilizadas como combustible.

Piénselo fríamente, si la teoría de la energía, de las calorías que entran y las calorías que salen, fuese correcta, lo único que tendría que hacer una persona para adelgazar sería dejar de comer por completo. Paco, con sus 140 kilos, de los cuales casi 80 eran de grasa, lo único que tendría que hacer para perder peso es comer muy poco o dejar de comer, ¿cierto? Lamentablemente no funciona así. Si suponemos que Paco tenía 80 kilos de grasa acumulada, y sabemos que cada gramo de grasa encierra unas 9 calorías, Paco tenía acumuladas unas 720.000 calorías. Teoría de la energía en mano –que por supuesto es errónea aunque le cuenten lo contrario- si Paco fuese capaz de tener un desgaste diario de 3.000 calorías a través del ejercicio cardiovascular, podría adelgazar fácilmente comiendo muy poco, ingiriendo sólo unos cuantos nutrientes esenciales, en 240 días (720.000 calorías acumuladas divididas entre 3.000 calorías usadas al día), unos ocho meses.

Sin embargo, pese a los esfuerzos de Paco por comer muy poco y hacer mucho ejercicio cardiovascular, eso no es lo que ocurre. ¿Por qué? Pues porque su organismo no es capaz de movilizar la grasa acumulada. En esencia, tiene una cantidad excesiva de insulina en la sangre y no tiene apenas glucagón, que es la hormona opuesta como hemos visto con anterioridad que contribuye a la movilización de la grasa acumulada para ser usada como energía. Sin embargo, los esfuerzos de Paco parecen tener cierto premio a corto plazo, porque Paco consigue perder peso al principio. Lo que ocurre que esto es un espejismo, porque lo que está Paco perdiendo en realidad no es grasa, sino una gran cantidad de masa muscular. Esto explica que cada día que pasa Paco se sienta más cansado y su cuerpo esté en general más flácido, con un mayor porcentaje de grasa y un menor porcentaje de músculo. A paco se le empieza a hacer cuesta arriba seguir con este plan porque se pasa el día arrastrándose por los rincones absolutamente falto de energía.

Para colmo, a Paco comienza a entrarle cada vez más hambre. Su organismo reacciona a la pérdida de músculo y reclama más nutrientes, pero el pobre Paco se limita a seguir la pirámide nutricional y come muy poca carne, muy poco pescado y casi ningún huevo. Al contrario, se alimenta con las cosas que considera sanas, la pasta, los cereales de desayuno, el pan, frutas y verduras. A excepción de algunas frutas y de las verduras en general, todos esos alimentos le producen picos de glucosa en sangre cuando los ingiere y, como es lógico, su páncreas no cesa de producir insulina que moviliza ese exceso de glucosa y la transporta al hígado para que sea convertida en grasa y posteriormente almacenada en el tejido adiposo.

Paco no da crédito a lo que le está ocurriendo. Cada vez tiene más hambre, menos fuerza para ir al gimnasio, y los kilos que con tanto esfuerzo había perdido al principio comienzan a regresar a toda velocidad, solo que en esta ocasión su báscula no se queda en 140 kilos, sino que se va a los 150 kilos de peso. Paco es consciente, por lo que marca su báscula y por lo que ve en el espejo, que tiene un problema, pero no es consciente de que ha desarrollado un síndrome metabólico, con resistencia a la insulina, que le acerca peligrosamente a la diabetes tipo II y que su hígado graso, al igual que su páncreas, empieza a dar muestras de agotamiento. Sus triglicéridos se disparan –por la constante movilización de grasas entre otras cosas- y su estado físico empieza a deteriorarse a ritmo vertiginoso.

En su visita al médico, Paco admite que ha dejado el deporte, que no tiene fuerza para seguir, y el médico culpa a Paco de su ganancia de peso por haber dejado el gimnasio. Le dice que tiene que hacer deporte y mantenerse en la dieta porque es imposible perder peso sin hacer deporte. De propina, le recorta todavía más la cantidad diaria de la dieta. Como Paco lleva 20 años escuchando la misma cantinela, vuelve a concienciarse, comienza una nueva dieta hipocalórica, en esta ocasión todavía más restrictiva con las grasas, y vuelve –arrastrándose- al gimnasio.

En esta ocasión, los resultados que obtiene no son tan buenos como los que obtuvo con la dieta anterior –entre otras cosas porque tiene menos masa muscular que perder- y además son efímeros. A la vuelta de unos pocos meses Paco está en 160 kilos. Todo apunta –dicen los nutricionistas- a que Paco tiene que tener una enfermedad subyacente que le hace engordar, porque sólo consume 1.000 calorías al día, gasta entre 2.000 y 3.000 y aun así, lejos de perder peso, lo está ganando. De modo que Paco, harto de hacer estas dietas y de hartarse de correr y montar en bicicleta, acaba tirando la toalla y se apunta la lista de espera para recibir una reducción de estómago. Ha decidido pasar por el quirófano.

Lo que Paco –y probablemente su médico- no se ha parado a pensar es que ya está consumiendo muy poco alimento, y reducir su estómago no es una solución que le pueda funcionar a largo plazo. Si Paco mantiene la misma pauta nutricional le costará mucho trabajo, por no decir que será imposible, que pierda su grasa y aumente su masa muscular. Paco y su médico están obsesionados con el total de calorías, por eso huyen de las grasas, debido a su mayor aporte calórico, pero no son conscientes que todo el problema de Paco no es de cantidad de energía, sino del tipo de energía.

Hay numerosos estudios comparativos de dietas bajas en grasa contra dietas bajas en carbohidratos, especialmente refinados y simples, y los resultados, una y otra vez, son los mismos. Las personas sometidas a dietas bajas en carbohidratos y ricas en grasa tienen más facilidad para perder grasa y mantener su masa muscular. A esto, muchos médicos, nutricionistas clásicos y asociaciones proteccionistas, como hemos visto en el capítulo anterior, le llaman dieta milagro. Les parece milagroso que aplicando conceptos distintos a los suyos los pacientes adelgacen y lo hagan mejorando su salud. Para las personas que no tenemos prejuicios y tenemos la mínima capacidad analítica que requiere comprender una serie de conceptos básicos y analizar los resultados de los estudios donde estos conceptos se ponen a prueba, lo único milagroso es que todavía haya una inmensa mayoría de personas que insistan en el obsoleto modelo de la pirámide nutricional que tan nefastos resultados ha producido y sigue produciendo.

Paco, nuestra estrella invitada en este capítulo, puede tener la suerte de aprender estos conceptos, como me pasó a mí, y recuperar un peso razonable y su salud casi de golpe, o por el contrario, seguir cautivo del binomio pirámide nutricional-ejercicio cardiovascular, y acabar en una mesa de operaciones o, en el mejor de los casos, asumiendo erróneamente que tiene que sufrir obesidad y enfermedades degenerativas durante el resto de su vida, que no será especialmente larga.

La práctica del deporte nos aporta tremendos beneficios para la salud. Estos beneficios no se limitan a la parte física, sino que también están intrínsecamente ligados a la salud mental. Cualquiera que tenga cierta perseverancia en la práctica deportiva encuentra placer en ella y, cuando se salta el entrenamiento por el motivo que sea, tiene una sensación mala al acabar el día. Es innegable que una vida sana está necesariamente ligada a la práctica deportiva y que esta costumbre mejora nuestro aspecto, nos hace sentirnos mejor y, en definitiva contribuye a que tengamos una vida mejor.

Ahora bien, pretender que la práctica deportiva es el remedio a la obesidad que inducimos con una alimentación descompensada es absolutamente erróneo, absurdo y grotesco. Lo que nos hace engordar y adelgazar no está escondido bajo el sillín de una bicicleta, ni en sus zapatillas de correr, ni en el interior de una pelota de tenis. Lo que nos hacer engordar y adelgazar está delante de sus narices varias veces al día, y es la comida. Si elegimos adecuadamente los alimentos que ingerimos en cada momento, no tendremos necesidad alguna de quemar una gran cantidad de calorías vacías, carentes de valor nutritivo, energía en estado puro, sino que podremos concentrar nuestra actividad física en el tipo de ejercicio que aporta más beneficios a nuestra salud, o incluso a una mezcla de ejercicio anaeróbico que nos proporcione fuerza y explosividad y un poco de ejercicio aeróbico de baja intensidad que nos proporcione resistencia y bienestar, ¿Por qué no?

Al principio del capítulo le conté que en Estados Unidos le añadieron un lado a la pirámide, pasándola de dos a tres dimensiones, y que ese lado simbolizaba el deporte diario. Pues bien, en España hemos ido un paso más allá y en lugar de añadir un nuevo lado, le hemos añadido una base más amplia, por debajo de la tradicional base de cereales y granos, que simboliza que tenemos que hacer tanto deporte como sea necesario para neutralizar los efectos del siguiente escalón de la pirámide, precisamente el que nos hace engordar. Y de propina le hemos añadido a ese nuevo escaló un montón de vasos de agua, vaya a ser que el pobre Paco se nos muera deshidratado de tanto ejercicio cardiovascular sin reponer líquidos.

En Estados Unidos se han dado cuenta de que esto tampoco funciona y como le conté con anterioridad sustituyeron la pirámide, su segunda versión con el ejercicio, por un nuevo gráfico en el que los granos y cereales tienen menos peso y en el que, de nuevo, la actividad física no está presente. Allí han comprendido que lo que se estropea por la boca no se arregla con las piernas. Aquí, como en tantas otras cosas vamos con cierto retraso y de momento ni quitamos la pirámide, ni moderamos el consumo de cereales y granos, ni dejamos de creernos la mentira de que la solución a la obesidad es una cuota mensual de gimnasio. Si tan barato fuese, no habría obesos, se lo garantizo, y menos al precio que están ahora los nuevos gimnasios low-cost que están apareciendo en todas las ciudades.

Si tiene un problema de peso o conoce a alguien que lo pueda tener, y especialmente si ya ha experimentado con varias dietas y el ejercicio cardiovascular que suelen llevar asociadas con resultados pobres, mi consejo es que no espere mucho más y procure aprender todo lo que pueda sobre los planes nutricionales bajos en carbohidratos y el ejercicio anaeróbico. En muy poco tiempo comprobará que los kilos de grasa desaparecen, como diría su médico o nutricionista tradicional, de manera sospechosamente milagrosa como para ser cierto. Pero si ha entendido lo que le he explicado, ya sabe que de milagroso tiene más bien poco y de científico bastante.

Me estaba comiendo un filete en un restaurante local anoche y una señora que no conocía de nada se me acercó y me dijo: "Sabe usted, estaría mucho mejor si fuese vegetariano." "¿Está usted loca?" le contesté, "Esta vaca era vegetariana y mire donde ha acabado".

Quentin R. Bufogle

LA GRAN MENTIRA DE LA DIETA ALCALINA

Uno de los conceptos más divertidos que nos han lanzado en los últimos años es el de la dieta alcalina. Es probable que lo haya visto en cualquier revista del corazón o en algún magazine de sobremesa en la televisión. Si los vegetarianos y veganos necesitaban un aliado en la defensa de sus ideales, creo sinceramente que la dieta alcalina es el abrazo del oso para ellos en este sentido.

La dieta alcalina, también conocida como la dieta del pH, es una de las grandes mentiras con la que nos bombardean, a veces incluso los propios profesionales de la salud. Me asombra que esta dieta, que no está basada en ningún principio científico real, no esté en la lista de dietas milagro de la Asociación de Dietistas-Nutricionistas ni en la del Ministerio de Sanidad. Bueno, en realidad no me asombra mucho porque representa la falta de rigor científico y coherencia que estos y otros organismos vienen demostrando en su historia a la hora de decirnos lo que es bueno y lo que es malo para nosotros en materia de nutrición.

Uno de los motivos –según argumentan- para entrar a formar parte del distinguido club de las dietas milagro es que el plan nutricional reduzca bruscamente o elimine algún alimento de la lista o lo considere un alimento malo. Por eso, Montignac, Atkins, Dukan e Isodieta están en la lista, porque consideran malos –con toda la razón del mundo- los carbohidratos simples y refinados y restringen su consumo. Sin embargo, no verá en la lista la dieta vegetariana ni la vegana, y mucho menos la alcalina, que es un poco más de lo mismo que las dos primeras, y esto se debe, como puede suponerse, a factores poderosamente científicos: está mal visto decir que una dieta basada en la fruta, la verdura y los cereales es una dieta milagro, no es políticamente correcto. Que estas dietas restrinjan el consumo de carne, e incluso el de pescado, huevos y lácteos, no es suficiente argumento científico –supongo- para que se incluyan en tan prestigiosa y objetiva lista. En fin, así nos va...

Pero volvamos al tema de la dieta alcalina que quiero explicarle. Como recordará del colegio, el pH es una escala que mide la acidez o alcalinidad de los elementos. Esta escala va del 0 al 14, siendo el cero lo más ácido posible y el

14 lo más alcalino, aunque técnicamente hay algunos elementos más ácidos que se salen de la escala y tienen valores negativos. Como en muchas otras escalas, a la mitad se le atribuye la virtud, pero esto no es del todo cierto, al menos con esta escala. El agua destilada tiene un pH neutro, o sea pH 7, pero no es la más adecuada para nuestra salud. En nuestro organismo, distintos elementos tienen distintos grados de pH. De este modo, el estómago tienen un pH que fluctúa –afortunadamente- entre 1.5 y 3.5, y eso nos permite no sólo descomponer alimentos sino acabar con ciertos patógenos que llegan al estómago y que pueden ser problemáticos para nuestra salud.

Por su parte, nuestra sangre es ligeramente alcalina, moviéndose en una estrecha horquilla que fluctúa entre el 7.35 y el 7.45 de pH. Pues bien, los defensores de la dieta alcalina sostienen –incorrectamente- que los alimentos que ingerimos tienen el poder de acidificar nuestra sangre o de alcalinizarla, y que de esta supuesta acidificación o alcalinización viene a depender casi todo. Según ellos, una dieta alcalina nos cura del cáncer, nos hace adelgazar, mejora nuestra forma física, nuestra salud mental y, en definitiva, sirve para todo lo que se le ocurra.

A cambio de seguir sus postulados, la dieta alcalina nos promete un incremento general de la salud dado que –dicen- es un medio alternativo, desintoxicante, purificador y depurativo. Así que, por si no lo sospechaba, que nuestro genoma tenga 3.200 millones de parejas de genes, en los cuales está codificado todo, incluso los métodos de desintoxicación, purificación y depuración de nuestra sangre, no sirve absolutamente para nada. Lo importante es mirar el pH de los alimentos antes de comérselos, ¿verdad? No, por supuesto que no.

El error de concepto es el suponer que los alimentos que ingerimos varían el pH de la sangre. El organismo tiene diversos mecanismos para regular el pH de la sangre y mantenerlo en la estrecha horquilla que le acabo de explicar. Si se produce un exceso de elementos acidificantes, que es lo que esta dieta trata de evitar, este exceso de ácido es excretados por la orina, que para eso tenemos riñones. Recuerde que hace poco le dije que los riñones servían para bastantes más cosas que para eliminar los productos sobrantes de la ingesta de proteínas. Aquí tiene un uso adicional: eliminan elementos ácidos de la sangre, procedan estos de la ingesta de proteínas o no.

Al eliminar los productos ácidos por la orina, esta se vuelve lógicamente ácida y este es el mantra que le repiten los seguidores de esta dieta: que si su orina está ácida su organismo está ácido, cuando realmente ocurre lo contrario, si su orina está ácida es porque sus riñones funcionan correctamente y el pH de su sangre se regula adecuadamente eliminando cualquier exceso de ácido.

¿Qué es lo que aconseja la dieta alcalina? Básicamente eliminar todos los elementos ácidos de la dieta y aumentar la ingesta de elementos neutros y, sobre todo, alcalinos. ¿Y cuáles son los elementos ácidos de nuestra dieta? Antes de nada los sospechosos habituales: la carne roja, el cerdo, el pollo, los huevos, los pescados, los mariscos, la sal y los lácteos. ¿Le suena? Parece una dieta vegana, ¿verdad? Pero espere, aquí es donde llega la sorpresa, además de eliminar esos elementos, tenemos que eliminar el café, los zumos de fruta azucarados (o sea, prácticamente todos), el té verde y el té negro, el chocolate, la mostaza, la miel, la mermelada, el vinagre, la levadura... y prácticamente todo lo que no sea hierba, vegetal súper básico, algas y demás. Francamente, a veces me sorprendo de estar vivo ¡comiendo lo que como! Debo ser algo así como el Anti-Cristo de los vegetarianos, veganos, alcalinos y demás grupos similares.

En efecto, si la sangre se llega a acidificar sufrimos un problema que se llama acidosis. Esto, por ejemplo, es algo que le puede ocurrir con relativa facilidad a los diabéticos tipo I, pues no tienen la capacidad de eliminar los cuerpos cetónicos sobrantes de su sangre, que son ácidos, y por tanto entran en un peligroso estado llamado cetoacidosis diabética, que no es lo mismo que la cetosis, aunque suene parecido y muchísimos profesionales de la salud tengan problemas reales para diferenciar una cosa de la otra.

Pero ocurre que si la sangre se vuelve alcalina tenemos un problema igual de importante, la alcalosis. Entonces, ¿por qué si comemos muchos alimentos ácidos tendremos acidosis y, por el contrario, si comemos muchos alimentos alcalinos no tendremos alcalosis? Con esta pregunta es cómo acaban en mi caso la mayoría de conversaciones con personas que defienden algo tan absurdo como esto. Ni ocurre una cosa ni ocurre otra porque el nivel de pH es una constante del cuerpo que se regula, salvo problema médico, a través de los riñones y del sistema respiratorio principalmente, de manera automática y eficiente.

Si la acidez de los alimentos fuese determinante en nuestra salud, creo que en la época de las glaciaciones y mini-glaciaciones nos habríamos extinguido por la falta de alimentos alcalinos. En las tablas de alimentos permitidos, prohibidos y con consumo moderado que circulan por todas partes acerca de la dieta alcalina, existen alimentos que están bien puestos en la lista de prohibidos, como el azúcar y los carbohidratos refinados, y otros que están realmente mal puestos, como la carne, el pescado, los huevos y los lácteos, pero el criterio de ordenación no obedece a ningún parámetro científico lógico. Acierta y falla por mera casualidad, de manera estadística. Sería exactamente igual de ilógico catalogar los alimentos por su color, su contenido en agua, su olor o su tiempo de conservación en la nevera.

La nutrición es, en esencia y desde mi punto de vista, más sencilla que estas complicadas tablas. Tenemos, como vimos al principio del libro, macronutrientes y micronutrientes, y la clave está en encontrar el equilibrio en la ingesta de estos alimentos para nuestra morfología, nuestra genética y nuestra actividad. A mí me llevó 38 años entender esto, así que tampoco es que yo sea un lumbrera, y por lo tanto cualquier persona a la que se le expliquen estos simples conceptos tiene la capacidad de tener el control de su vida sin necesidad de conocer la acidez, alcalinidad o el peso molecular de un alimento concreto.

Desmontar la teoría esta de la alcalinidad de la dieta es un trabajo muy sencillo y podría dedicar páginas de aburridas explicaciones para convencer a cualquiera, pero creo que basta un poco de sentido común para entender, con los tres o cuatro razonamientos que he expuesto, que no tiene sentido ni base científica alguna. Como vimos hace poco, las causas de las enfermedades modernas tienen que estar en los alimentos modernos, no en los alimentos ancestrales, porque de otro modo no hubiésemos sobrevivido y evolucionado, sino que nos habríamos extinguido.

Los expertos en tecnología de los alimentos estiman que aproximadamente el 80% de los alimentos que hay en un supermercado no existían hace 100 años. Fíjese que no le estoy hablando de la prehistoria, ni de los egipcios, ni siquiera de los griegos, de los romanos o de la edad media, le estoy hablando de hace 100 años, en los albores de la primera guerra mundial. Si de ese 20% restante de alimentos que sí existían quita usted los cárnicos, los pescados y los mariscos, los lácteos y los huevos, ¿qué es lo que le queda? Prácticamente nada. Quizás los ingredientes principales de los alimentos que tenemos hoy en el supermercado, de ese 80% de alimentos procesados, fuesen conocidos e incluso algunos usados en aquella época, pero desde luego no en las cantidades y con los procesos industriales con los que nos los encontramos hoy.

Buscar la solución a nuestros problemas nutricionales mirando en la acidez y la alcalinidad de los alimentos, con lo sencillo que es volver a los orígenes de nuestra alimentación, a lo que comíamos cuando la obesidad, la diabetes y la enfermedad cardiovascular eran rarezas, es cuando menos absurdo. Pero más absurdo es, y creo que a estas alturas me dará la razón, que desde los organismos adecuados no sean capaces de ver algo que, además de ser perfectamente lógico y razonable, está absolutamente documentado y científicamente probado.

Habrá notado que en este capítulo no le he hablado de ningún estudio científico acerca de la dieta alcalina. Como podrá suponer, no hay ninguno que atribuya a la alcalinidad o la acidez de la dieta beneficios o problemas de salud para las personas normales que no sufren de incapacidad para regular su pH en sangre.

El problema aparece cuando las cosas divertidas se convierten en un hábito. Y creo que eso es lo que ha pasado en nuestra cultura. La comida rápida se ha convertido en la comida diaria.

Michelle Obama

LA GRAN MENTIRA DE LOS FRITOS

Creo que sin duda el tema de los alimentos fritos es el punto que más nutricionistas tienen en común a la hora de recomendarle que no ingiera algo en concreto. Parece que todo el mundo coincide en que los alimentos fritos no son saludables. Bueno, todo el mundo no. Yo opino que por el simple hecho de que algo esté frito no tiene porqué ser malo para el organismo ni tiene porqué engordar. Veamos con detenimiento porqué es posible que las cosas no sean exactamente como parecen.

Vamos a empezar aportando algunos datos. Un estudio de la Universidad Autónoma de Madrid de 2012 sobre los fritos, que abarca el seguimiento de más de 40.000 personas a lo largo de 11 años, demuestra que a pesar de la afición de la sociedad Española por los productos fritos, tenemos menos riesgo de padecer enfermedades cardiovasculares. Nuevamente, una asociación positiva entre el consumo de grasa y la salud cardiovascular de la que ya he hablado extensamente en este libro. ¿Y si tengo razón después de todo?

En general, el consenso acerca de la supresión de los alimentos fritos en las dietas obedece a varias razones. La primera de ellas es el aporte calórico. Se asocia el consumo de alimentos fritos en grasas al incremento del consumo de grasa y, por ende, al incremento de las calorías ingeridas en la dieta, dado que como recordará la grasa aporta aproximadamente el doble de calorías que las proteínas y los carbohidratos por cada gramo de producto. Esto puede tener cierto sentido cuando no se fríe de la manera adecuada. La idea culinaria de freír se basa en el sellado inmediato del alimento al introducirlo en una grasa muy caliente, reteniendo los jugos del alimento en el interior y evitando que el aceite penetre en su interior. Para conseguir esto lo único que hace falta es utilizar aceite muy caliente, algo que no todo el mundo hace, quizás con cierto sentido también.

Los aceites vegetales sufren con la temperatura, se oxidan, que es lo que comúnmente conocemos con enranciamiento. Esto es lo que le ocurre a los aceites vegetales cuando se vuelven oscuros, amargos y huelen mal. De todos los aceites vegetales insaturados, el que tiene mayor resistencia a la temperatura es el aceite de oliva, que es una grasa predominantemente mono insaturada. Sin embargo, también se oxida con cierta facilidad, lo que explica que tengamos que cambiarlo con mucha frecuencia cuando lo usamos para freír pues se degrada fácilmente.

Por el contrario, las grasas saturadas, como las de origen animal o el aceite de coco, de origen vegetal, tienen mucho más aguante a la temperatura y no se oxidan con facilidad, incluso después de usarlos repetidamente para freír en ellos. Sin embargo, ¿quién quiere a estas alturas de la película que le frían sus alimentos en manteca de cerdo? Exacto, prácticamente nadie. No voy a discutir ahora el tema de la grasa de origen animal porque creo que ya dejé bastante claro este punto en el capítulo dedicado a la gran mentira de las grasas saturadas. Sin embargo, existe una alternativa "vegana" a la grasa animal que tiene similares o incluso mejores propiedades: el aceite de coco virgen.

El aceite de coco virgen es una grasa predominantemente saturada de origen vegetal con una gran resistencia a la temperatura. De hecho, esta es sólo una de las muchas virtudes de este aceite, que está compuesto principalmente por ácidos grasos de cadena media, altamente beneficiosos para la salud, entre los cuales destaca el ácido laúrico, precursor en nuestro organismo de la monolaurina, un potente agente antibacteriano, antimicrobiano y fungicida natural. El ácido laúrico solo está presente en la naturaleza de manera significativa en otro alimento además de en el aceite de coco virgen: la leche materna, que como recordará también está compuesta principalmente por grasas saturadas.

Pues bien, contra este primer problema de la absorción de grasa de los alimentos que podemos solucionar incrementando la temperatura de la fritura, y que tradicionalmente no se hace por miedo a estropear el aceite, podemos luchar utilizando aceites alternativos para freír como el aceite de coco virgen, si es que no queremos usar manteca animal. Yo llevo años utilizando el aceite de coco virgen en la cocina con estupendos resultados.

Muchas personas consideran un sacrilegio usar aceite de coco en la cocina, pero lo hacen principalmente porque creen que sustituye al siempre bien considerado aceite de oliva virgen. En mi caso esta afirmación no tiene sentido. Yo utilizo una cantidad más que considerable de aceite de oliva en la preparación de los alimentos, pero lo uso en aplicaciones que no requieren altas temperaturas, desde cocina en frío como el gazpacho o las ensaladas, hasta las aplicaciones que requieren de poca temperatura o poco tiempo de exposición a la temperatura. Sin embargo, cuando cocino con alta temperatura y sobre todo para freír, la elección correcta es el aceite de coco virgen. Friendo en aceite de coco virgen a muy alta temperatura, los alimentos quedan bien sellados, son jugosos y no absorben prácticamente aceite, algo que queda de manifiesto cuando después de ponerlos en un papel secante al retirarlos de la sartén no aparecen grandes manchas de aceite en el papel.

La segunda objeción a la fritura se basa en la idea generalizada de que la grasa es mala para el organismo y nos hace engordar. Creo que ya ha quedado suficientemente claro que consumir grasa tiene en general poco que ver con acumular grasa. Le puedo garantizar que muchos alimentos cocidos son infinitamente más peligrosos en este sentido que muchos fritos. Por ejemplo, y aunque le parezca mentira, el efecto de comerse un plato de zanahorias hervidas en su glucemia y por lo tanto en la facilidad que tiene para hacerle acumular grasa es infinitamente mayor que cuando se come un calamar frito, siempre y cuando esté correctamente frito y no tenga un exceso de harina. Lo mismo le puedo decir de las patatas asadas, cocidas o en puré y un filete empanado frito, especialmente si está empanado con salvado de trigo en lugar de con pan rallado, que sabe exactamente igual y no aporta ningún carbohidrato asimilable.

Como recordará de capítulos anteriores, las características más importantes de un alimento a la hora de determinar si tiene el potencial de hacernos engordar o no son la cantidad de carbohidratos que contiene y el índice glucémico de estos carbohidratos. Cuanto más altas sean ambas cifras en conjunto, más facilidad tienen para hacernos acumular grasa. Le especifico esto porque ciertos alimentos con un índice glucémico muy alto, como pueden ser la sandía o la calabaza, contienen pocos carbohidratos y, salvo que se coma una cantidad realmente alta de ellos, sus efectos sobre la glucemia serán más bien reducidos.

En el caso de la fritura, el aceite no juega un papel determinante en la glucemia porque las grasas, en general, no alteran la glucemia. Recuerde que las grasas aportan más calorías que los carbohidratos pero, en general, son de absorción más lenta que estos, por lo que no crean picos de azúcar en sangre. De hecho, ciertas grasas, como por ejemplo el aceite de coco virgen, no se metabolizan en glucosa sino que se convierten directamente en energía en el hígado. En realidad, no solo el aceite de coco virgen tiene esa propiedad, sino que son todos los ácidos grasos de cadena media[38] los que tienen esa particular propiedad y se convierten directamente en energía, por eso pronto comenzará a ver que los alimentos preparados incluyen –o al menos eso nos dicen- ácidos grasos de cadena media.

Otro aspecto que juega un papel determinante en la degradación del aceite y puede contribuir a su oxidación es sin duda la limpieza del mismo. Es fundamental limpiar el aceite adecuadamente después de usarlo para evitar que queden restos del alimento que hemos cocinado en él. El aceite de coco virgen, como le he dicho, no sufre prácticamente degradación con su uso como grasa para freír, pero si dejamos alimentos dentro del aceite después de haber frito con él, si es posible que estos alimentos se degraden y transfieran olor y sabor de alimento degradado al aceite.

En cuanto al peso corporal, en efecto, si se eliminan genéricamente los fritos de la dieta se pueden obtener ciertos resultados ayudando en ciertas dietas de adelgazamiento. Pero, si miramos un poco en detalle y le damos una vuelta al tema, es sencillo comprender el verdadero efecto que tiene la retirada de la fritura de la dieta. ¿Qué es lo que normalmente fríen las personas en sus casas? Pues patatas y alimentos precocinados. Eliminando la fritura eliminan de facto las patatas fritas y los alimentos procesados, habitualmente congelados, como las croquetas, los San Jacobos, los pescados empanados y demás alimentos procesados cargados de carbohidratos de asimilación rápida.

Por el contrario, si se utiliza la fritura para freír pescados y carnes frescos –incluso ligeramente empanados o rebozados- como hacemos en mi casa, estos fritos no tienen efecto alguno sobre la grasa que acumulamos en el tejido adiposo, principalmente porque al freír con aceite de coco virgen y rebozar con salvado de trigo fino nuestros fritos prácticamente no absorben grasa y por tanto no incrementan significativamente nuestra ingesta energética diaria. También freímos huevos, verduras y unas croquetas caseras que hacemos sin harina, entre otras cosas. Ni abusamos de la fritura ni huimos de ella, simplemente la usamos cuando nos apetece o el alimento que queremos comer lo requiere, como el pescado frito.

[38] Los ácidos grasos de cadena media también se conocen como triglicéridos de cadena media. Es común ver su abreviatura en inglés MCT (Medium Chain Triglycerides) o MCFA (Medium Chain Fatty Acids) en ciertos alimentos y suplementos nutricionales, especialmente los orientados a deportistas y a bebés.

La tercera objeción que puede haber con respecto al uso de la fritura puede venir originada en el tema de los radicales libres y del impacto que tienen en nuestra salud. Creo que esto se sale un poco del ámbito del libro, pero dedicaré unas líneas a explicarlo de manera sencilla y resumida. Los radicales libres son unas moléculas, que se pueden generar en nuestro cuerpo o que podemos ingerir con los alimentos, que algunos expertos indican que pueden ser muy perjudiciales para el organismo.

Pues bien, cuando un aceite se oxida o se enrancia, además de cambiar de olor y de sabor, genera una buena cantidad de radicales libres. Como es lógico, si comemos una fritura que está hecha con este aceite degradado, en especial si no se ha hecho con la temperatura adecuada y el alimento está muy impregnado del aceite, estaremos ingiriendo estos radicales libres en cantidades bastante significativas.

Según parece –y en esto no hay mucha unanimidad tampoco- los radicales libres podrían atacar la membrana celular y producir cambios genéticos en nuestras células, lo que podría en última instancia desatar reacciones altamente perjudiciales como el cáncer.

Sin embargo, como ya hemos visto, aquí tenemos varias opciones para evitar este problema. La primera solución es no usar jamás un aceite que se ha puesto rancio. Muchas personas utilizan aceite de oliva para freír y jamás lo reutilizan. Sin duda es una aproximación válida para solucionar el problema, pero ¿a qué coste para nuestro bolsillo y para el ecosistema? Si cada vez que freímos un huevo tiramos el aceite a la basura o, peor aún, por el fregadero, no creo que ecológicamente sea sostenible, incluso si nos sobra el dinero para pagar el aceite.

La segunda solución es utilizar una grasa o un aceite para freír que no sufra de esta oxidación, como puede ser la manteca de origen animal o el aceite de coco virgen, del que le acabo de hablar por encima. Si le interesa el tema del aceite de coco y quiere saber más al respecto, le recomiendo que visite la web www.aceitedecoco.org o, si quiere tener la documentación siempre a mano, eche un vistazo a mi libro *El Aceite de Coco, el Elixir de la Vida*, que está disponible en Amazon y algunas tiendas online, tanto en formato de papel como electrónico, en el que detallo toda la información de que dispongo acerca de este alimento milenario.

Aunque le parezca mentira creerlo, tanto la grasa saturada de origen animal como el aceite de coco virgen eran dos productos que se utilizaban con mucha frecuencia en la fritura industrial, tanto en restaurantes como en fábricas de alimentos. Se trata en ambos casos de productos caros, algo que para freír no es significativo puesto que pese a ser más caro que el aceite vegetal tradicional, gracias a poder usarse más veces su rendimiento es mayor y por tanto su coste de uso real menor. Lo que ocurrió, lamentablemente para nuestra salud, es que con la invención de las grasas vegetales hidrogenadas la industria sustituyó estas grasas saturadas naturales y caras por las grasas insaturadas artificiales y baratas, algo que ha hecho mella y de manera tremenda en nuestra salud en las últimas décadas.

A muchas personas les llama la atención una comparativa que suelo hacer para explicar la diferencia entre unos alimentos y otros y la percepción que tenemos de ellos. De entre los snacks favoritos de muchas personas, probablemente el más popular son las chips, las patatas fritas. Se trata de un producto caro que, si tenemos suerte se ha frito con aceite de oliva refinado y si no la tenemos se ha frito con otros aceites vegetales o incluso con grasas hidrogenadas. Su aporte nutricional es pésimo, pues están compuestas por grasas poco saludables, incluso en ciertos casos hidrogenadas como le he dicho, y una gran cantidad de carbohidratos de muy alto índice glucémico, que se convierten en glucosa en cuanto entran en su sistema digestivo, provocando picos de azúcar y por consiguiente la continua segregación de insulina, con los problemas de salud que esto conlleva y ya hemos repasado.

Sin embargo, si le pongo un paquete de patatas fritas, incluso de las que se anuncian como fritas en aceite de oliva, y un paquete de cortezas de cerdo fritas en grasa de cerdo, ¿Cuál me diría que es el más sano y nutritivo? Si he hecho un buen trabajo con este libro, es probable que a estas alturas tenga por lo menos ciertas dudas. Si no he sabido explicarle bien todo lo que le he contado hasta ahora, es probable que se decante por las patatas fritas.

Pues, como puede sospechar que le voy a contar, un paquete de cortezas de cerdo fritas en grasa animal es infinitamente más sano y nutritivo, pese a que en la cabeza de la mayoría de las personas se trata de un alimento grasiento y nocivo. En realidad, nutricionalmente hablando, se trata de un alimento muy rico en proteínas de alta calidad (hasta 70 gramos por cada 100 gramos de producto), que ha sido frito en una grasa que no se degrada ni se oxida, a muy alta temperatura y que por ello prácticamente no contiene grasa adherida al producto. Las marcas que compro yo vienen a tener unos 20 gramos de grasa por cada 100 gramos de producto, de las que menos de 7 gramos son saturadas, algunas procedentes del aceite y otras de la propia piel del cerdo.

Por el contrario, un paquete de patatas fritas habitual viene a contener en torno al doble de grasa, unos 40 gramos por cada 100 gramos de producto, todas ellas procedentes del aceite donde se han frito, porque la patata cruda no tiene ninguna cantidad de grasa significativa. En cuanto a la incidencia en la glucemia, mientras que las patatas fritas contienen entre un 40% y un 60% de carbohidratos, con muy alto índice glucémico como le he dicho antes, las cortezas de cerdo no contienen carbohidrato alguno, por lo que su impacto en la glucemia es nulo.

Pero aquí está el dato que conseguirá hacer que abra la boca o directamente se siente a recapacitar. Si las patatas fritas normales son problemáticas por los datos nutricionales que le acabo de ofrecer, las patatas fritas light o reducidas en grasas son todavía peores. Lo que ocurre es que esas patatas llevan en efecto menos grasas que las tradicionales. Incluso creo que hay algunas con 0% grasa. Pues bien, recordará que el capítulo dedicado a los alimentos 0% le dije que hay ciertos alimentos a los que le quitan la grasa y no se la sustituyen por nada, y por lo tanto suben los porcentajes del resto de macronutrientes en su composición. En efecto, las patatas fritas son uno de esos alimentos. ¿Qué ocurre entonces si eliminan la grasa de la patata? Pues lógicamente que en 100 gramos de producto hay todavía más carbohidratos de asimilación rápida que en 100 gramos de patatas fritas tradicionales, algo que tiene un impacto directo sobre la glucemia, sobre la conversión de energía sobrante en grasa y sobre la acumulación de esa grasa corporal. Le aconsejo que no coma muchas patatas fritas, pero desde luego le aconsejo que si lo hace no sean del tipo light, porque obviamente engordan mucho más.

Le pondré un ejemplo para explicarle esto mejor. Las patatas Lay's Artesanas fritas en Aceite de Oliva 100% contienen por cada 100 gramos de producto 6 gramos de proteína, 31 gramos de grasa y 48 gramos de carbohidratos[39]. Por otro lado, las patatas Lay's al Horno, que se anuncian como que contienen un "70% menos de grasa", contienen los mismos 6 gramos

---

[39] Datos de ambos productos obtenidos de la web del fabricante en España en Septiembre de 2014.

de proteína, menos de 10 gramos de grasa y, prepárese, casi 73 gramos de carbohidratos. Se lo traduzco rápidamente. Para ingerir un 70% menos de grasa tiene usted que ingerir un 35% más de carbohidratos que se convierten en azúcar, en glucosa, cuando entran en su organismo. ¿De verdad cree que merece la pena, incluso si estoy equivocado y las grasas son tan malas como le quieren hacer creer?

Como hemos visto, el problema de las frituras no son las frituras en sí, sino el tipo de grasa que se utiliza para hacer la fritura, la temperatura de la misma y, en última instancia, el alimento que se fríe. Del mismo modo que no podemos esperar que al cocer u hornear un alimento sus valores nutricionales mejoren, tampoco podemos esperar que algo así ocurra al freírlo. En general, debemos aspirar a comer alimentos que nos aporten más nutrientes y de mejor calidad, sin importarnos si estos alimentos están fritos, hervidos, horneados, crudos o hechos de cualquier otro modo. La cantidad de nutrientes existente en el alimento después de cocinarlo y la calidad de estos nutrientes, que es lo que de determina el aprovechamiento que podrá hacer nuestro organismo de dichos nutrientes tras la ingesta del alimento, es lo que debe guiarnos a la hora de decantarnos por un alimento o por otro, y no la forma en que está cocinado.

Es extraño que un encargado de producción sea más importante que el pediatra para la salud de mis hijos.

Meryl Streep

LA PEQUEÑA MENTIRA DE LOS ALIMENTOS ECOLÓGICOS

Como habrá visto, esta es la primera vez en el libro que me refiero a una de las mentiras de la nutrición como pequeña y no grande. Esto es debido a que aunque existe cierto engaño acerca de los alimentos presuntamente ecológicos, de momento no es algo que esté generalizado ni que sea mayoritario en el mercado. Pero incluso si todavía no se trata de un problema generalizado en el mercado ni tiene una repercusión directa en la salud, creo que es importante dedicarle unos párrafos para aclarar algunos conceptos y que la información fluya de este modo hasta el consumidor para que este pueda tomar decisiones acertadas a la hora de concretar su cesta de la compra.

Sin duda habrá notado que en los últimos tiempos han empezado a hacerse populares los alimentos ecológicos. Lo que empezó siendo una rareza en una esquina de los supermercados empieza a ser un fenómeno de masas que ya ocupa lineales completos en las tiendas y cada vez atrae a más consumidores. Muchos consumidores compran estos productos por motivos éticos que tienen que ver con el apoyo a la agricultura sostenible y las formas ancestrales de llevar a cabo esta actividad. Sin embargo, la gran mayoría lo hacen convencidos de que este tipo de alimentos mejorará su salud. ¿Qué es lo que hay de cierto en esto? Bueno, eso es precisamente lo que vamos a tratar de dilucidar en este capítulo.

La agricultura ecológica es un sistema de siembra, cuidado y recolección que no utiliza productos químicos ni pesticidas. Para proteger las cosechas, los agricultores de cultivos ecológicos utilizan técnicas tradicionales de protección de sus plantas. De este modo, utilizan por ejemplo la asociación de cultivos en las que unas plantas se siembran al lado de otras porque repelen a tal o cual plaga y por tanto protegen la planta principal. Este tipo de agricultura también es muy escrupulosa con los tiempos de siembra y con los abonos, utilizando únicamente fertilizantes naturales como los excrementos de cabra, vaca, oveja y similares productos naturales. Además, el producto se recolecta en su momento óptimo de maduración y no precisa de ningún agente químico para terminar de madurar en una cámara ni nada parecido. Como es lógico, todas estas prácticas y muchas otras que se aplican requieren que el producto vaya a mucha velocidad del huerto a la casa del cliente.

En general, la agricultura ecológica tiene más merma que la agricultura contemporánea, pues la protección al fruto es menor y los tiempos de maduración más cortos. Además, el producto final no tiene los tamaños estándar que estamos acostumbrados a ver en los cultivos de invernadero en que prácticamente cada tomate, cada lechuga y cada fruto en general es exactamente igual que el otro.

El beneficio atribuido al cultivo ecológico consiste en que al no usarse abonos artificiales, pesticidas ni productos químicos en general, estos no pasan al fruto, ni en su superficie ni en el interior, y por tanto no pasan a formar parte de nuestra cadena alimenticia. Además, al no utilizarse productos químicos en la tierra, los vegetales que se obtienen contienen mayores concentraciones de minerales, que es una de las cosas que le expliqué anteriormente que Ana María Lajusticia puso de manifiesto hace ya décadas, cuando denunció la falta de magnesio en nuestra dieta y los problemas de salud que nos estaba causando esta falta de minerales en general y de magnesio en particular debido a la proliferación de sustancias químicas en el suelo.

Pues hasta aquí es hasta donde científicamente podemos decir que la agricultura ecológica tiene sentido en cuanto a nuestra salud. Sin embargo, una vez más, la industria alimenticia ha encontrado lo que parece ser una nueva mina de oro y ha empezado a explotarla apoyada, como de costumbre, por la falta de información del consumidor y por la permisividad de las autoridades. De este modo, si se pasea por el lineal de productos ecológicos, podrá ver algunos productos curiosos con algunas supuestas características todavía más curiosas que ahora le explicaré para que le resulte sencillo diferenciar la realidad del mito y sobre todo, al verdadero productor orgánico del productor aprovechado.

Con todo lo que le he explicado hasta ahora acerca de los productos ecológicos, supongo que ha debido quedarle claro que se trata en cualquier caso de productos principalmente procedentes de agricultura, o sea, vegetales. De hecho, existe una normativa europea e incluso internacional acerca de lo que se considera agricultura ecológica y lo que no se considera agricultura ecológica. Es bastante aburrida, así que no voy a entrar a debatirla, pues como cualquier norma sujeta al control de las autoridades, esta incluye todo tipo de reglas, controles, procesos y demás cosas que no tienen nada que ver con el objetivo de este libro. Sin embargo, sí me quedo con la idea de que en la mayoría de los casos de lo que estamos hablando en ese lineal del supermercado que le he referenciado al principio del capítulo es de agricultura ecológica.

¿Tendría entonces sentido hablar de un filete de pescado ecológico o de una hamburguesa ecológica? Lógicamente no, pero a estas alturas ya habrá notado que la lógica y el mercado de la alimentación y la nutrición humana no tienen por qué ir de la mano y, de hecho, casi nunca pasean juntos. Como le decía, si se pasea por el lineal de productos ecológicos de su supermercado encontrará productos tan curiosos como una lata de atún supuestamente ecológico, una hamburguesa supuestamente ecológica, unas pechugas de pollo ecológicas o incluso un bote de leche ecológica. ¿Qué tiene que ver el atún, la hamburguesa, el pollo o la leche con la agricultura ecológica? Más bien poco, pero ese poquito que tiene que ver es exactamente donde se agarra la industria alimenticia para hacerle creer que ciertos productos –además de ser más caros que otros- son mejores.

En el caso del atún por ejemplo, como cabría esperar la denominación "ecológico" no hace referencia al atún que hay en la lata sino al aceite que acompaña al atún en la lata. De este modo, el fabricante nos está diciendo que el aceite que está usando para elaborar esta conserva procede de la agricultura ecológica. Pero, ¿nos está dando la información importante acerca del aceite? Creo que no, para nada. Mucho más importante sería otro tipo de información que quizás no aparezca en el empaquetado. Supongamos que se trata de aceite de oliva ecológico. Para conocer las características del aceite es de mucha más importancia saber si se trata de un aceite virgen o refinado. Cuando el aceite de oliva virgen se usa en la alimentación industrial es muy fácil identificarlo. El fabricante pone bien grande y por todos lados la denominación "virgen". Esto se debe a que ese es un tipo de aceite de oliva más caro que el refinado y cuyas propiedades son sin duda mejores, tanto aromáticas y gustosas, como nutritivas. Si además es virgen extra, ni le cuento, todavía mayor calidad, precio más alto y más esfuerzo de marketing para dejarlo claro en el envase.

Por el contrario, cuando un producto ponga en su envase "aceite de oliva", a secas, sin el término virgen o virgen extra, le puedo asegurar que casi sin excepción se trata de un aceite de oliva refinado cuyas características son distintas a las que cabría atribuirle al Aceite de Oliva Virgen Extra[40]. Por lo

---

[40] AOVE es la denominación que se está imponiendo para referirse al Aceite de Oliva Virgen Extra. El Aceite de Oliva Virgen es el único aceite vegetal virgen al

tanto, mucho más importante que conocer si el aceite de oliva que acompaña al atún es ecológico es saber si se trata de un aceite de oliva virgen o un AOVE.

En el caso del pollo y las aves en general, para mí que procedan del cultivo ecológico no es algo bueno sino todo lo contrario. Lo que el productor de pollo le quiere decir cuando le dice que su pollo es ecológico normalmente es que lo ha alimentado con cereales procedentes del cultivo ecológico. Aunque en efecto existe la avicultura ecológica, esta no es lo mismo que la avicultura alimentada con cereales de cultivo ecológico y aquí es donde está el engaño que me hace descartar este tipo de carne. En efecto la avicultura ecológica sostiene una serie de principios muy interesantes como el espacio del que disponen los animales, el tipo de alimentos que ingieren, la ausencia de productos químicos en toda la cadena y otra serie de virtudes que sin duda contribuyen a que el producto final sea de una calidad muy superior al producto convencional. Por el contrario, las aves alimentadas con cereales procedentes de la agricultura ecológica, que son la mayoría en su supermercado de confianza, pueden estar sometidas a condiciones de vida lamentables y engordadas artificialmente, eso sí, con cereales procedentes de la agricultura ecológica.

Algo que las personas parece que no tienen presente cuando compran carne de ave es que la mayoría de estas aves, como el pollo, no son herbívoras sino omnívoras. El pollo es un ave que come tanto vegetal como animal y si me apuran incluso mineral. Los pollos comen de manera natural picoteando en la tierra, y a veces picotean hierbas y vegetales, otras veces pequeños bichos e insectos y en ocasiones incluso pequeñas piedrecitas. Si ha visto alguna vez una planta de maíz en vivo habrá comprobado que las mazorcas no crecen a ras de suelo sino que más bien están posicionadas a cierta altura, fuera del alcance de los pollos. Como sabrá, los pollos no vuelan, así que en la dieta normal de un pollo el maíz pinta más bien poco, más allá de los granos de una mazorca silvestre que puedan acabar en el suelo al madurar y que un pollo se pueda encontrar por casualidad en su paseo en busca de comida. Sin embargo, el maíz y otros granos y cereales constituyen el principal alimento de estas aves en sus granjas, en las que no ingieren proteína animal. Eso sí, estos granos que no deberían estar en la dieta del pollo son de producción ecológica. ¿Le hace esto dormir mejor? A mí desde luego no.

---

que técnicamente se le puede aplicar el término Extra, que hace referencia a cualidades culinarias, como el sabor, la acidez y el aroma.

El problema de la alimentación de las aves con cereales y granos, sean estos ecológicos o no, no se limita a la carne de las aves, sino que se extiende también a sus huevos. Si tiene la suerte de comer de vez en cuando huevos de gallinas que se alimentan de manera natural habrá comprobado que sus huevos no tienen nada que ver con los huevos tradicionales ni con los de producción ecológica. De hecho, la única diferencia entre los huevos tradicionales y los de producción ecológica radica en que las gallinas comen granos y cereales normales o procedentes de agricultura ecológica, pero el color, consistencia y sabor de la yema y la clara difieren más bien poco. Sin embargo, en los huevos de producción natural, los que proceden de gallinas criadas en libertad controlada, que comen todo tipo de alimentos en su dieta, incluyendo además sobras que le ponen sus productores, la clara y la yema son absolutamente diferentes. La clara, que es donde se concentra la mayor parte de la proteína es mucho más compacta y densa. La clara de un huevo procedente de una gallina alimentada con cereales es mucho más líquida y cuando se fríe, por ejemplo, se expande mucho teniendo muy poca consistencia y formando mucha burbuja de poca densidad.

En cuanto a la yema, donde encontramos proteínas y grasas, la de los huevos procedentes de gallinas alimentadas con cereales, incluso si son cereales de producción ecológica, tiene un color amarillo oscuro apagado, casi anaranjado y un tamaño menor que la que encontramos en los huevos procedentes de gallinas que se alimentan de manera natural que, como dice una buena amiga mía, parecen yemas radioactivas, porque son, además de más grandes, de un amarillo mucho más claro y brillante, casi radioactivo. Además, es frecuente encontrar huevos con dos yemas en su interior y por lo tanto de mayor tamaño.

Por este motivo, lo recomendable a la hora de comprar carne de ave o sus huevos no es tanto comprobar que estas aves hayan estado alimentadas con cereales de producción ecológica, sino más bien todo lo contrario, que hayan estado alimentadas de manera tradicional, comiendo tanto vegetales como bichos e insectos de todo tipo, lo que contribuye a la riqueza de su dieta y por ende a la calidad del producto que obtenemos de ellas.

Algo parecido ocurre con los peces de piscifactoría. Ya he oído hablar – aunque aún no lo he visto en mi supermercado de confianza- de pescados ecológicos. Se trata de pescados que se han alimentado en piscifactorías con alimentos procedentes de la agricultura ecológica. Como supondrá, si un pollo pinta poco comiendo a base de maíz, una dorada o una lubina pintan menos todavía. De todos modos, teniendo en cuenta lo que utilizan en la actualidad para alimentar a los peces de piscifactoría, sería sensato plantearse incluso si puede ser interesante que los alimenten en su lugar con cereales de producción ecológica. Otro de los alimentos que no entran en mi casa son los pescados de piscifactoría, quizás por la cercanía a las piscifactorías y lo poco que me gusta lo que veo cuando paso cerca de ellas.

Por su parte, la producción ganadera ecológica es una iniciativa tan interesante o más que la avicultura ecológica, pero, una vez más, una cosa es la producción ganadera ecológica y otra muy distinta es engordar al ganado con cereales de producción ecológica. Como ya vimos con anterioridad, lo que los rumiantes esperan genéticamente que constituya la base de su dieta no es una cantidad desorbitada de cereales y leguminosas, sino pastos y hierbas. Como resultado, cuando se cría ganado de manera verdaderamente ecológica, dejándolo pastar libremente en los prados, tanto su leche como su carne es muy superior en calidad a la que produce el ganado cebado con cereales, incluso si son cereales de producción ecológica. Si le gusta la carne roja sabrá perfectamente de lo que le estoy hablando. La carne de animales que se han criado pastando es mucho más tierna, tiene mucha más veta de grasa y su grasa, que tiene un sabor muy agradable, es muy tierna y se derrite con facilidad en lugar de quedarse hecha un bloque maloliente al cocinar la carne.

Lo que tenemos que descubrir cuando compremos carnes o leche procedente de ganado que lleve la etiqueta de ecológico, es si la propia ganadería era de producción ecológica alimentada en libertad, sin la utilización de productos químicos de ningún tipo y sin someter a los animales al tratamiento con antibióticos y todo tipo de medicinas, que sería lo idóneo, o si por el contrario se trata simplemente de ganado alimentado con cereales procedentes de agricultura ecológica, en cuyo caso no podemos esperar grandes diferencias con respecto al ganado alimentado con cereales convencionales.

La imaginación de la industria alimenticia no parece tener freno en este sentido. De este modo, he visto algún yogur en un supermercado que parecía que era "ecológico" a tenor del etiquetado, cuando lo cierto es que, tras examinar con detalle todo el etiquetado resulta que no era yogur procedente de ganadería ecológica, sino que incluía cereales de producción ecológica en su composición... ¡además de mucho azúcar! Por lo tanto, una vez más, no se deje engañar por las letras grandes de los envases, examine la letra pequeña, la composición y, si no lo tiene claro, descártelo. En general, cuando algo no está muy claro en el etiquetado o en el envase de un producto, esto solo obedece a que el fabricante no tiene interés en que esté muy claro y, lo que usted debe suponer siempre es que si el fabricante no tiene interés en que usted comprenda con facilidad la naturaleza de su producto, este no debe ser muy bueno para usted o, incluso siendo bueno, no justifica el precio que tiene por haberse atribuido características que realmente no tiene, como una difusa procedencia ecológica.

Volviendo a los vegetales, en concreto a la fruta y la verdura, también quiero aclararle que el hecho de que los productos vegetales procedan de cultivos ecológicos no garantiza ni su sabor, ni su textura, ni en general su calidad culinaria. Esto es una de las cosas que el consumidor de productos ecológicos confunde con más frecuencia. Lo que realmente le garantiza el hecho de que un vegetal sea de producción ecológica es que no se han usado productos químicos, pesticidas y demás agentes en su producción, que ha seguido un sistema tradicional de siembra, cuidado y recolección. Sin embargo, la ausencia de productos químicos en la producción agrícola, contrariamente a lo que muchas personas piensan, tiene poco que ver con el sabor, la textura o la calidad de un vegetal. La genética manda. Si las semillas proceden de una planta que tenía buen sabor, buen olor, buena textura y, en general, buena calidad culinaria, el fruto tendrá unas cualidades similares. Si, por el contrario, las semillas proceden de una planta mediocre, por muy orgánica que sea su producción, seguirá siendo una planta mediocre. He utilizado el término orgánica en lugar de ecológico porque en inglés, se denomina Organic Agriculture a la agricultura ecológica y es cada vez más normal encontrar en nuestras tiendas productos que proceden de fuera de nuestras fronteras con las denominaciones Organic, BIO o incluso ECO, que es otra forma de referirse a la agricultura ecológica. Fíjese que ahora le estoy hablando, sobre todo, de características culinarias, no nutricionales. No me cabe duda de que, nutricionalmente hablando, los vegetales de producción ecológica tienen mejores valores que los de producción convencional. Pero esto no quiere decir que tengan que saber u oler mejor.

Durante años tuve un pequeño huerto en mi casa. Este huerto era de producción absolutamente ecológica, entre otras cosas porque jamás nos planteamos utilizar fertilizantes ni plaguicidas. Si se picaban los tomates, pues se tiraban las plantas y se acabó, sin tomates hasta el año siguiente. Algunos años, sobre todo al principio, la producción del huerto era estupenda, con lechugas, acelgas, pepinos, berenjenas, calabacines, tomates y pimientos de gran calidad, extraordinario sabor y exquisita textura. Recuerdo en concreto un año que dos plantas de pepino se volvieron literalmente locas y dieron una cantidad descomunal de pepinos de gran calidad. Teníamos que recoger pepinos prácticamente a diario para que no crecieran más de la cuenta y las semillas se hicieran demasiado grandes arruinando el fruto.

Sin embargo, otros años, las verduras que rendía el huerto eran de muy baja calidad, con poca producción y tamaño contenido. Además, los tomates no sabían a nada, las berenjenas no llegaron a florecer y las plantas de pepino dieron un puñado de pepinos cada una. Donde yo vivo, en Málaga, la temporada de primavera y verano en que los huertos ofrecen su rendimiento máximo, es bastante estándar de un año a otro. En cuanto al sol y el agua, no hay excesiva variación, y menos todavía en mi casa que tengo instalado riego por goteo. La única diferencia entre un año y el otro que justifique ese cambio en el rendimiento y calidad del huerto radica en la calidad de la planta utilizada. Cuando alguna vez obteníamos frutos muy buenos, ya fuese un tomate de gran sabor o aroma, una buena cebolla o cualquier otro vegetal, los mayores nos decían que guardásemos las semillas de un fruto para el año siguiente. Nosotros, en nuestro desconocimiento e ignorancia jamás lo hicimos. Pensábamos que el motivo de la buena calidad de esos frutos radicaba en el tipo de agricultura que estábamos practicando, libre de pesticidas, absolutamente natural y orientada a la pequeña producción para autoabastecimiento en la que solo recolectábamos los frutos en su momento óptimo de maduración minutos antes de comérnoslos en muchos casos. La cruda realidad nos golpeó en la cara, o más bien en el paladar, el primer año que utilizamos unas plantas que resultaron ser peores y los frutos que recogimos, en la misma tierra, con el mismo sol, con el mismo riego y con el mismo abono de estiércol de cabra que habíamos usado en años anteriores, resultaron ser de mucha peor calidad y de infinito peor sabor.

Como le dije al principio, sin estar generalizado todavía, ya tenemos algunos fabricantes de alimentos industriales que utilizan algunas artimañas para confundir al consumidor a propósito de iniciativas tan interesantes como la agricultura ecológica, la avicultura ecológica o la ganadería ecológica, haciendo una mezcla subjetiva de conceptos que solo persigue confundir al consumidor para encarecer sus productos, obtener mayores márgenes comerciales y en definitiva utilizar la picaresca para hacer que su negocio prospere.

Como en el resto de ejemplos que hemos visto a lo largo de este libro, le recomiendo que examine meticulosamente el etiquetado de los productos que encuentre en la zona de alimentos ecológicos de su supermercado, pues es posible que mezclado con los productos genuinamente ecológicos encuentre productos que están específicamente diseñados para sacarle el dinero y confundirle.

Internet facilita la información adecuada, en el momento adecuado, para el propósito adecuado.

Bill Gates

RECAPITULANDO

Ahora que nos acercamos al final de esta lectura quiero tomarme unos minutos para explicarle con un poco más de detalle algunas de las motivaciones que me han llevado a escribir este libro y los objetivos que perseguía. Como habrá comprobado, no he tenido inconveniente en mencionar organismos, personas, marcas comerciales o fabricantes de productos alimenticios. Espero que comprenda que no tengo nada personal contra nadie, contra ningún producto en concreto ni contra ningún fabricante de manera específica, ni en cualquier caso he dicho nada que usted no pueda descubrir leyendo las etiquetas se sus productos o investigando en las hemerotecas de los diarios. En general, pienso que todos tienen cosas buenas y cosas malas. A fin de cuentas son empresas y hasta cierto punto es comprensible que jueguen en la línea de las reglas del juego para mantener su competitividad.

He mencionado los que he creído más relevantes en cada momento para estar seguro que los ejemplos que he puesto tenían sentido para la mayor parte posible de los lectores. La única forma de conseguir esto creo que es utilizar las marcas que todos conocemos y los fabricantes que todos podemos identificar en el supermercado. Como le dije en uno de los primeros ejemplos, estos no son los únicos fabricantes que realizan este tipo de marketing con sus productos y probablemente ni siquiera sean los peores, pero ni podía mencionarlos a todos –al menos sin que este libro se convirtiese en una enciclopedia de marcas y fabricantes- ni puedo ejemplificar lo que quiero transmitir sin mencionar a ninguno.

Considero que el consumidor está cada vez más concienciado con el principio de que la salud comienza por la nutrición. Creo que afortunadamente este es un mensaje que por fin está calando de manera mayoritaria en la sociedad. Sin embargo, también considero que falta información y, sobre todo, formación. De nada sirve que los fabricantes de alimentos incluyan en sus productos las tablas de valores nutricionales ni las listas de ingredientes si el consumidor medio no es capaz de analizarlas hasta el punto de comprender los efectos que esos nutrientes o esos ingredientes tendrán en su organismo. Por otro lado, viendo lo que estudian mis propios hijos en el colegio con respecto a la nutrición, mis esperanzas no están depositadas desde luego en el sistema educativo infantil. No puede ni imaginarse lo que nos cuentan, asombrados, cuando escuchan algunas cosas acerca de los alimentos en el colegio.

Afortunadamente, son prudentes y no entran en polémicas con los profesores, pero me enorgullece oírles razonar por la noche cuando vuelven y me cuentas como su profesor se ha equivocado en tal o cual tema acerca de los alimentos. Esto me impulsa a recordarle que la educación comienza en casa y es posible aplicarla con resultados muy gratificantes.

Este libro representa mi aportación a la transmisión de la información que creo relevante para la mayoría de consumidores concienciados. En ningún momento he tratado de escribir un tratado de nutrición, ni una enciclopedia de bioquímica, ni mucho menos un libro de tecnología de los alimentos. Para eso ya hay muchas obras disponibles que cualquiera puede comprar o consultar en Internet. Lo que yo he pretendido en todo momento es explicar las cosas en un lenguaje natural, sin profundizar en tecnicismos, con el objeto de no abrumar al lector con nomenclatura compleja, nombres difíciles de pronunciar e interminables definiciones de química orgánica. Creo que al consumidor medio no le es necesario conocer -y mucho menos aprender- todos esos nombres y conceptos. Los conceptos generales son suficientes para ilustrar una idea y transmitir la información importante de manera adecuada. No puedo aspirar a que el consumidor medio se aprenda nomenclatura bioquímica que en ocasiones a mí me cuesta pronunciar.

Soy consciente que no entrar en excesivo detalle en ocasiones produce una limitación importante en cuanto a la cantidad de información que se transmite, y que hay cosas que explico que pueden ser analizadas con mucha más profundidad y desarrolladas extensamente con otro tipo de consecuencias. Sin embargo, creo que eso se escapa del ámbito de un libro que está básicamente orientado al consumidor final, tenga este la formación académica que tenga o deje de tener.

Como marido y padre de tres hijos, no hay nada más importante para mí que la salud y bienestar de mi familia, absolutamente nada. Cuando pude comprobar por experiencia propia la importancia que tiene para la salud una correcta nutrición, sentí una atracción inmediata hacia este campo. Como he dicho y repetido en innumerables ocasiones, ni soy médico, ni nutricionista, ni nada parecido. Mis limitados conocimientos los he adquirido leyendo, investigando y probando en primera persona la mayoría de las cosas que le he contado en este libro. No le he recomendado que haga nada que yo personalmente no haya hecho antes sin obtener buenos resultados y, desde luego, no le he recomendado que haga nada que no fomente en el ámbito de mi propia familia, con mi mujer y mis hijos.

Como sabe, el cuerpo humano es una máquina muy compleja y en ocasiones hace falta mucho esfuerzo para romper esta máquina. Quizás no es hasta que cumplimos los cuarenta que somos conscientes del daño que hemos infringido a nuestro organismo en las cuatro décadas precedentes. Por eso, supongo que hay muchas personas que son muy permisivas con la alimentación y nutrición de sus hijos, porque no aprecian cambios aparentes entre que consuman mucha azúcar o no la consuman, entre que coman proteína de calidad o no la coman. En un niño, además de la obesidad, cuando las cantidades de nutrientes no están bien ajustadas, las consecuencias de llevar una mala nutrición pueden llegar a manifestarse décadas después. Por eso considero que conocer algunos de los conceptos que le he contado en este libro y aplicarlos en la alimentación de sus hijos es el mejor regalo que les puede hacer para el futuro, si bien no discuto que es probable que en ciertos aspectos no note ningún cambio de manera inmediata, estoy convencido de que a largo plazo, los resultados son beneficiosos.

El hecho de que el cuerpo humano sea una máquina tan compleja suele jugar a nuestro favor. Si bien le he dicho que se trata de una máquina muy difícil de estropear, no es menos cierto que una vez estropeada, la reparación puede ser tan sencilla y rápida como cambiar nuestros hábitos alimenticios. Como recordará, yo pude solucionar mis problemas de salud y sobrepeso acumulados durante casi cuarenta años en tan solo cuatro meses y considero que cualquiera que quiera puede conseguir similares resultados. Sin embargo, esa intrínseca complejidad del cuerpo humano produce que no siempre podamos identificar con claridad la causa de una patología o la solución a aplicar, o que incluso a similitud de patología, dos pacientes evolucionen de forma distinta a un mismo tratamiento. Mis padres, médicos los dos, siempre me inculcaron que la medicina es una ciencia inexacta y además eso es algo que he vivido en diversas ocasiones en mi vida con los distintos casos que han ido surgiendo a mí alrededor con diversos resultados.

Al igual que las plantas de mi huerto de las que le acabo de hablar en el capítulo anterior, cada persona tiene una carga genética completa –y compleja- que la hace más propensa o menos a sufrir un tipo de patología u otra. En general, la genética determina nuestra predisposición, pero nuestra carga genética no se trata de un libro que esté escrito y cuyo final sea inamovible. Es evidente que, incluso si mi tendencia natural es engordar y acumular kilos de grasa, con el suficiente conocimiento y disciplina, puedo revertir esa predisposición y disfrutar de un peso y salud razonables, esquivando un futuro genético que me deparaba obesidad, diabetes y enfermedades degenerativas.

Mi mujer, por el contrario, tiene una carga genética que le permite comer prácticamente lo que quiera sin apenas engordar. He leído bastante sobre el tema y este encierra una complejidad enorme, mucho más allá de la estúpida teoría de que todo es un recuento de calorías, las que entran menos las que salen. Aquí entran en juego una cantidad enorme de factores, algunos genéticos, otros hormonales y otros tantos psicológicos y neurológicos. Por ello, la mezcla concreta de todos estos factores, muchos de ellos probablemente desconocidos todavía, es la que permite a mi mujer comer lo que quiera sin engordar –al menos de momento- y me hace a mí engordar a la menor oportunidad.

Sin embargo, esta predisposición genética, física, psicológica y neurológica, no impide a mi mujer tratar de comer adecuadamente, porque incluso a sabiendas que su alimentación no tiene una incidencia directa significativa en su peso, que oscila más con factores como el estrés, lo que sí ha podido constatar es que la correcta nutrición le hace tener una mejor composición corporal –más músculo y menos grasa- y una salud y vitalidad mucho más robusta. Este es el motivo por el que recomiendo a todo el mundo, incluso los que tienen un peso óptimo, que vigilen su nutrición. Si bien es cierto que el sobrepeso es la antesala de un gran número de enfermedades y patologías, este no es el único factor de riesgo para desarrollar estas u otras patologías. Al contrario, todo apunta a que la obesidad puede ser más un síntoma de otros problemas de salud que un problemas en sí mismo. La teoría de que la obesidad puede manifestarse como un síntoma de problemas más graves coge fuerza en muchas áreas de investigación.

Todo apunta a que el exceso de calorías vacías, de carbohidratos simples y refinados, es una entrada de lujo hacia el desagradable espectáculo de una enfermedad degenerativa en la vejez, venga esta de la mano del sobrepeso o no. El hecho de que usted pueda consumir una gran cantidad de carbohidratos sin apenas engordar no quiere decir que su sistema cardiovascular y su sistema neurológico no estén sufriendo ya las consecuencias de esos excesos en su alimentación. La prevención de la enfermedad degenerativa no es un sprint, sino una carrera de fondo. Recuerde que le dije que, de acuerdo con los expertos, cuando el Alzheimer se manifiesta es probable que lleve más de dos décadas desarrollándose en silencio en su organismo, así que no se confíe si puede comer cualquier cosa sin engordar significativamente, puede que la procesión, lejos de manifestarse por fuera, vaya por dentro.

Espero sinceramente que este libro le haya ayudado a comprender algunas nociones básicas sobre la nutrición. Es más que probable que no esté de acuerdo con mi visión de alguno de los temas que he tratado en este libro, pero creo es igualmente probable que haya aprendido algo al respecto de otros temas y que, al poner en práctica lo aprendido, contribuya a mejorar su salud o, cuando menos, a mantenerla.

No quiero despedirme sin agradecerle de corazón que se haya tomado el tiempo de leerse este libro. Incluso si no comparte mis planteamientos y no piensa poner nada de lo que le he dicho en práctica, el simple hecho de que haya llegado hasta estas líneas dice mucho de usted y de su capacidad para leer acerca de todos los puntos de vista, y por ello merece mi reconocimiento. No espero tener razón en todo lo que digo en mi vida y siempre acepto de buen grado una discusión con una persona que opina de manera distinta a la mía. En la mayoría de casos, estos debates suelen acabar con ambas personas investigando más y aprendiendo más acerca de los planteamientos de la parte contraria. Creo que este libro, cuando menos, será un catalizador de ese efecto en muchas personas, les hará investigar más y consolidar sus posturas o por el contrario abandonarlas y cambiar sus hábitos. Con el tiempo también he aprendido que a veces no todo es blanco ni negro, y en nutrición es posible que algunos conceptos no sean ni verde vegetal ni rojo animal, sino más bien una proporción idónea de colores. Esto es algo que iremos desvelando en las siguientes décadas.

¿Recuerda que le hablé de Christopher Gardner, un profesor vegetariano que había llegado a la conclusión que las dietas pobres en grasa, como la vegetariana que él mismo seguía, eran peores que las dietas ricas en grasa como la Dieta Atkins, muy a pesar de sus creencias? Pues bien, quiero contarle que este señor no ha dejado de ser vegetariano después de sus descubrimientos. Sin embargo, sí que ha modificado sustancialmente su dieta vegetariana, incluyendo más productos grasos como el aguacate, más aceite de oliva, muchos menos cereales y granos, que ya prácticamente no toma, menos fruta y más verduras de temporada. Básicamente, su investigación le ha hecho acomodar su estilo de vida y mejorar la nutrición todo lo que ha podido dentro de lo que sus principios le han permitido, pues como le dije, es vegetariano principalmente por motivos éticos y no culinarios. Simplemente, está en contra de matar animales para comer. Por lo tanto, además de una tremenda integridad profesional que le permite afirmar que su elección nutricional puede no ser la más adecuada, la segunda enseñanza que nos ha dejado y que a mí personalmente me impacta es que, incluso sin cambiar sus creencias, ha sido capaz de amoldar su dieta en un intento claro de conservar e incluso mejorar su salud. En otras palabras, ha hecho todo lo que está al alcance de su mano para mejorar sus hábitos sin abandonar sus principios. Todo un ejemplo.

Por último, quiero decirle que el hecho que yo no compre o coma ciertos productos no quiere decir que desprecie o piense mal de quién lo hace. Al contrario, trabajo a diario en mis blogs y con mis libros para tratar de que muchas personas que no entienden los motivos que me llevan a seguir el tipo de alimentación que sigo puedan comprender lo que se esconde detrás de mis elecciones, y siempre me queda la esperanza de que más personas, al entender estos motivos, opten por este mismo tipo de alimentación, que considero que es el más adecuado para nuestra especie. Muchos de los productos que no como los he sometido a reducidos experimentos en primera persona. He probado en mi cuerpo, y sigo probando continuamente, muchas de las cosas de las que le hablo y de las que previamente he leído y aprendido. Si no menciono los resultados de los experimentos que hago con mi propia alimentación no es porque los resultados no sean beneficiosos para mis conclusiones, más bien al contrario, sino porque asumo que el resultado de un experimento en el que hay un solo sujeto, que para colmo es el promotor del experimento, carece de rigor científico alguno y tiene nulo valor estadístico. Ahora bien, a mí me permite hablar con firmeza de lo que hablo y dormir tranquilo pensando que no hablo de oídas, sino de experiencias propias, que ya le he advertido que pueden no ser replicables por cada sujeto en función de una cantidad enorme de variables.

Si con este libro le he convencido de mis postulados, ¡bienvenido a esta nueva forma de alimentarse! Estoy seguro que comenzará a observar resultados muy pronto y que, una vez lo pruebe, no habrá vuelta atrás. Su cuerpo se lo pedirá y su mente se lo agradecerá. Si no he sido capaz de convencerle, si prefiere seguir la pirámide nutricional convencional y demás cosas contrarias a lo que pienso, no se preocupe, las puertas estarán siempre abiertas. Cada vez somos más los que optamos por aplicar estos principios que le he expuesto en el libro y que nos aportan resultados maravillosos. Quizás con mi próximo libro, entrada de blog o artículo le logre convencer. Hasta que volvamos a encontrarnos en ese momento, le agradezco su tiempo y atención.

32012837R00160

Made in the USA
San Bernardino, CA
10 April 2019